高等院校早期教育（0—3岁）专业系列教材

中国学前教育研究会教师发展专业委员会
上海市人口早期发展协会 联合组织编写

婴幼儿营养与健康家庭教育指导

高淑云　曾云皓　主编

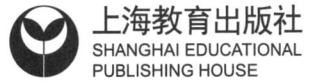

丛书编委会

主　任　郭亦勤　马　梅　缪宏才

副主任　贺永琴　蒋振声　袁　彬

编　委（按姓氏笔画排列）

于　喜　王玉舒　王爱军　王海东　方　玥　叶平枝

任　杰　刘　国　刘金华　孙彩瑕　苏睿先　李春玉

李鹂桦　张　静　张凤敏　张立华　张会艳　张克顺

张明红　陈穗清　郑健成　赵凤鸣　徐　健　黄国荣

康松玲　董　放　蒋高烈　韩映红

本书编委会

主　编　高淑云　曾云皓

编　委（按姓氏笔画排列）

　　　　王倩雯　王淑贞　高淑云　曾云皓

总 序

我国"三孩"政策和相应配套与支持措施的实施,必然带来新生人口的增长。在我国学前教育已经取得显著成果之时,人们对 0—3 岁婴幼儿早期教育的需求与期待明显增强。

中国学前教育研究会教师发展专业委员会针对我国托育事业发展状况与趋势,充分认识到国家、社会、家庭对婴幼儿照护的重视与需求必然推进托育事业的大发展,而婴幼儿照护专业人才的培养、培训,建立一支有素质、专业化的早期教育师资队伍就势必成为关键问题。针对我国高专、高职院校 2009 年开始设置早期教育(0—3 岁)专业,并在 2010 年产生第一个早期教育专业点,随之一些高专、高职院校根据社会需求,迅速开办并推进早期教育专业点建设的情况,教师发展专业委员会于 2015 年、2016 年先后召开了早期教育专业建设研讨会、早期教育课程与教材建设推进会,积极组织全国有关专家学者,与已经开设和准备开设早期教育专业的高专、高职院校相关负责人共同深入研究并制定了早期教育(0—3 岁)人才培养方案,组织华东师范大学、北京师范大学、广州大学、天津师范大学、哈尔滨幼儿师范高等专科学校、福建幼儿师范高等专科学校、贵阳幼儿师范高等专科学校等院校和国家卫生健康委员会(原国家卫计委)有关部门的专业人士及学者,组成了早期教育专业课程与教材建设专家委员会,建立了由部分幼高专和卫生、保健、营养等专业人员组成的早期教育专业教材编写委员会领导小组。2017 年开始组织专家、学者、专业人士围绕早期教育(0—3 岁)专业核心课程进行研究,并编写了系列教材,目前已经由上海科技教育出版社出版发行十余本。

2019 年以来,国家加大了对托育事业与婴幼儿照护专业队伍建设的指导与规范。2019 年 5 月《国务院办公厅关于促进 3 岁以下婴幼儿照护服务发展的指导意见》(国办发〔2019〕15 号)颁发。紧接着在 2019 年 5 月 10 日,国务院以"促进 3 岁以下婴幼儿照护服务发展"为主题,召开了政策例行吹风会。教育部办公厅等七部门在《关于教育支持社会服务产业发展提高紧缺人才培养培训质量的意见》中提出,每个省份至少有 1 所本科高校开设托育服务相关专业。2020 年 5 月,国家卫健委出台《婴幼儿辅食添加营养指南》;10 月,中国疾病预防控制中心就婴幼儿喂养有关问题作讲解;同月,教育部回应政协委员关于早期教育和托育人才培养如何破局,提出在中职增设幼儿保育专业、幼儿发展与健康管理专业,指出将继续推动有条件的院校设置早教专业,扩大人才培养规模,推进"1+X"证书制度试点。国务院办公厅

2020年12月印发《关于促进养老托育服务健康发展的意见》。国家卫健委在2020年10月12日公开向社会征求《托育机构保育指导大纲（试行）》意见的基础上，于2021年1月12日印发了《托育机构保育指导大纲（试行）》（国卫人口发〔2021〕2号）。各省市也纷纷出台了落实《国务院办公厅关于促进3岁以下婴幼儿照护服务发展的指导意见》的实施细则或办法。这些政策与措施极大地推进了我国托育事业和早期教育师资队伍建设。至2019年，全国高专、高职早期教育专业点有100多个，学前教育专业点约700个，幼儿发展与健康管理专业点约250个。

针对全国院校早期教育专业迫切需要进一步加强专业课程与教材建设的呼声，中国学前教育研究会教师发展专业委员会在早期教育专业启动编写第一批核心课程系列教材并已陆续出版发行的基础上，于2019年组织已经开设早期教育类专业的高等院校教师、研究人员，联合国家卫健委系统的卫生、营养、保健、护理、艺术等专业人士，共同启动了早期教育专业第二批实践、操作类和艺术类教材的编写，由上海教育出版社出版发行。

此次出版的系列教材提供给已经或即将开办早期教育专业的高专、高职院校师生使用，也适用于托育机构教师、早教领域、社区早教管理和工作人员使用，早教类相关专业（如保育、营养与保健、健康管理等）也可以参考和选择使用，同时也为高校本科、中职与早教相关专业提供参考。由于全国早期教育专业建设与发展存在不平衡，师资队伍力量不均衡，建议根据本院校、本地区实际情况，在早期教育专业人才培养方案的指导下，合理选择确定必修课、必选课、任选课的课程与教材。

从全国来讲，早期教育类专业起步至今仅十余年时间，无论是理论还是实践上，与一些成熟专业相比都存在较大差距。虽然我们从教师发展专业委员会角度力求整合全国最强的力量，给院校早期教育专业建设与发展提供更科学与实用的教材，但是由于教材的一些编者研究深度不够，实践经验不足，能力和水平有限，一些教材不可避免地在某些方面存在问题，请读者批评指正。非常期望在我们推出这两批早期教育专业系列教材的基础上，能有更高水平的专业教材不断产生。

这批教材的主编由高等院校骨干教师和部分省市的骨干医生承担，编者多来自开办或准备开办早期教育专业的高等院校。在此对他们付出的辛勤劳动与贡献表示衷心感谢！对提供各种支持与帮助的领导、老师、朋友们致以诚挚的谢意！

中国学前教育研究会教师发展专业委员会

叶平枝

2021年5月于广州大学

前　言

本书是在中国学前教育研究会教师发展专业委员会和上海教育出版社统一组织、指导下,以落实国家婴幼儿早期发展的相关政策为指导思想编写的。本书倡导最新的营养、健康理念,依据《中国居民膳食指南(2016)》,为0—3岁婴幼儿健康成长提供有针对性的营养及膳食指导,力争理论与实践相结合,通俗易懂,易于操作。本书主要以高校早期教育、学前教育专业的学生,早教机构、幼儿园的保教人员以及婴幼儿家长为阅读对象。

本书共七章,包括:婴幼儿营养与健康的关系,婴幼儿的营养需要,常见食物的营养价值与选择技巧,婴幼儿的科学喂养,婴幼儿家庭膳食管理,婴幼儿膳食评价,婴幼儿常见疾病的膳食指导。既有满足一般婴幼儿科学喂养的内容,也有对患病婴幼儿的饮食调理的具体指导。

本书由高淑云、曾云皓担任主编。大纲的编写、框架体例的设计、策划分工、统稿、加工、修改与完善由高淑云完成。各章节编写具体分工:第一、四、六章和附录由天津师范大学学前教育学院高淑云编写,第二章由山东聊城幼儿师范学校王淑贞编写,第三章由宁夏幼儿师范高等专科学校王倩雯编写,第五章第一、二节中的食谱推荐与制作部分和第四节由中国福利会托儿所曾云皓编写,第五章第一、二节剩余部分与第三、五节由天津师范大学学前教育学院高淑云编写,第七章由宁夏幼儿师范高等专科学校王倩雯编写。

天津师范大学学前教育学院(天津市幼儿师范学校)

高淑云

2021年5月

目 录

1　第一章　婴幼儿营养与健康的关系
1　第一节　现代健康观
2　第二节　婴幼儿健康的概念
2　第三节　婴幼儿健康的标志
3　第四节　营养与婴幼儿健康的关系

6　第二章　婴幼儿的营养需要
6　第一节　蛋白质
9　第二节　脂肪
14　第三节　碳水化合物
16　第四节　维生素
24　第五节　矿物质
31　第六节　水
33　第七节　能量

37　第三章　常见食物的营养价值与选择技巧
37　第一节　谷类
39　第二节　蔬菜水果类
42　第三节　豆类
44　第四节　坚果类

45	第五节	乳类
49	第六节	蛋类
51	第七节	鱼虾禽畜类
53	第八节	油脂类
54	第九节	调味品类

57	**第四章**	**婴幼儿的科学喂养**
57	第一节	母乳喂养
69	第二节	人工喂养与混合喂养
78	第三节	婴幼儿辅食

89	**第五章**	**婴幼儿家庭膳食管理**
89	第一节	不同年龄阶段的膳食指导
120	第二节	零食与保健品
127	第三节	婴幼儿良好饮食行为习惯的培养
134	第四节	婴幼儿四季食谱推荐
157	第五节	婴幼儿食谱编制

164	**第六章**	**婴幼儿膳食评价**
164	第一节	体格指标评价法
170	第二节	营养生化指标评价法
171	第三节	营养测算评价法

175	**第七章**	**婴幼儿常见疾病的膳食指导**
175	第一节	营养不良
179	第二节	单纯性肥胖
184	第三节	贫血
187	第四节	佝偻病
190	第五节	便秘
192	第六节	食物过敏

195	第七节	呼吸系统感染
197	第八节	腹泻

附录

200	附录一	儿童生长曲线
214	附录二	中国居民不同人群平衡膳食宝塔(2016)
217	附录三	《中国居民膳食营养参考摄入量(2013)》0—3岁婴幼儿及乳母膳食营养参考摄入量
222	附录四	能量和食物一般营养成分表(以每100克可食部计)(标准版第6版)
264	附录五	国家卫生健康委员会《托育机构保育指导大纲(试行)》
271	附录六	食品安全国家标准婴儿配方食品(GB 10765-2021)
279	附录七	食品安全国家标准较大婴儿配方食品(GB 10766-2021)
287	附录八	食品安全国家标准幼儿配方食品(GB 10767-2021)
292	附录九	食品安全国家标准膨化食品(GB 17401-2014)
293	附录十	食品安全国家标准保健食品(GB 16740-2014)
295	附录十一	食品安全国家标准坚果与籽类食品(GB 19300-2014)

参考文献

299

第一章 婴幼儿营养与健康的关系

健康是人类生存和生活的基本前提。2019年7月,国务院颁布《国务院关于实施健康中国行动的意见》,指出"全方位全周期保障人民健康"。0—3岁早期阶段是个体生命的开始,是全方位全周期保障健康的首要环节,婴幼儿的健康照护与教育对个体发展有着重要的基础性作用,更关乎每个家庭的健康福祉。2021年1月国家卫生健康委发布的《托育机构保育指导大纲(试行)》明确指出:"要最大限度地保护婴幼儿的安全和健康,切实做好托育机构的安全防护、营养膳食、疾病防控等工作。""保育的重点应包括营养、动作、睡眠、语言、认知、情感和社会性、生活卫生习惯等。"作为婴幼儿的养育者、早期教育工作者,其健康观念、健康知识以及对待健康的态度等会在一定程度上影响保教质量,进而直接或间接地影响婴幼儿的身心健康。

什么是健康呢?人们一直认为"无病无痛就是健康",把"健康"理解为"无病、无残、无伤"。随着社会的进步、医学的发展,人们对健康的认识也逐渐深入。

第一节 现代健康观

1948年,世界卫生组织提出:健康是指生理、心理和社会适应的完好状态,而不仅仅是没有疾病或虚弱。生理的完好状态指各项生理指标正常,整体功能良好,没有疾病、残疾,没有持续的身体不适或虚弱,生理需要能得到基本满足。心理的完好状态是指内心没有严重的矛盾冲突,情绪稳定愉快,能自如应对各种紧张状态,没有不良的行为方式和生活习惯,没有明显的精神活动异常。社会适应的完好状态是指个体具有良好的人际交往和社会适应能力,能够适应社会生活的要求,对生活环境变化做出适当反应。

1989年,世界卫生组织又把道德因素加入健康概念,道德健康是指个体具有辨别真伪、善恶、美丑、荣辱、是非的能力,在参与社会活动中能够保持积极向上的精神,具有较高的道德品质,不损人利己,能遵守社会公德与文化准则。

现代健康观包括了生理、心理、社会适应和道德四个方面,它们之间密切相关、相互影响。

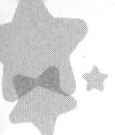

第二节 婴幼儿健康的概念

《中国儿童保健杂志》2020年9月第28卷第9期发表了朱宗涵的文章《养育照护是促进婴幼儿健康成长的重要保障》,文章说:儿童健康是一个综合的概念,应该包括三个层次,即没有疾病和伤残;身体和心理状态良好;发育潜力的充分发展。

对于正处在生长发育阶段的婴幼儿而言,道德认知发展水平较低,没有道德判断能力,因此,衡量婴幼儿的健康时不宜包括现代健康观中的道德指标。由于心理状态和社会适应能力均属于心理健康的范畴,因此,婴幼儿的健康状况应以生理和心理健康两个维度为主要依据。生理健康是心理健康的基础,心理健康又是生理健康的必要条件,两者密切关联、相互影响。

生理健康主要通过生长发育水平和生理功能来衡量。心理健康主要通过智力、情绪、人际交往能力、行为、气质、性格等来衡量。

婴幼儿的生理、心理状况处于不断变化之中,因此要定期对婴幼儿健康状况进行评估,一般年龄越小,评估频率越高。

此外,婴幼儿生长发育水平与速度具有明显的个体差异性,一般只要个体发育水平与多数同龄婴幼儿相符就应该是健康正常的。

第三节 婴幼儿健康的标志

婴幼儿健康的标志是婴幼儿理想的发展方向。身体健康方面主要表现在生长发育良好,体型正常,身姿端正;机体对内外环境具有一定的适应能力;体能发展良好。心理健康方面主要表现在智力发展正常;具有良好的情绪特征;个性特征良好;有良好的社会适应能力;具有良好的生活态度、生活方式和行为;无明显的心理问题或心理障碍。

世界卫生组织认为一个健康的人应具有10个主要标志:

1. 有充沛的精力,能从容不迫地应付日常生活和学习压力,而不感到过分紧张。
2. 处事乐观,态度积极,乐于承担责任,不挑剔。
3. 善于休息,睡眠良好。
4. 应变能力强,能适应环境的各种变化。

5. 能抵抗一般感冒和传染病。

6. 体重和身高在正常范围,身体匀称;站立时,头、肩、臂位置协调。

7. 眼睛明亮,反应敏锐,眼睑不易发炎。

8. 牙齿清洁,无龋齿,不疼痛,齿龈色泽正常,无出血现象。

9. 头发有光泽,无头屑。

10. 肌肉丰满,皮肤有弹性,走路感到轻松。

人的健康具有动态的特点。每个人的健康状况与特点并非完全相同,而是因人而异的;即使同一个人,在不同的年龄阶段,不同的时期,甚至是在每天每时,其健康指标也是有一定变化的。婴幼儿更是如此,他们处在身体和心理不断发展的过程中。因此,在评价和衡量婴幼儿是否健康的时候,不能简单地依据上述特征来进行判断,而应该充分考虑婴幼儿在发展过程中的特点及个体差异,从培养和发展的角度出发,明确每个婴幼儿的发展方向,积极地创造条件,努力使得每个婴幼儿都能向身心健康的目标发展。

影响健康的因素有很多,如机体自身因素、环境因素、生活方式与卫生保健设施因素等。世界卫生组织提出了健康四大基石:合理营养、适量运动、戒烟限酒、心理平衡。合理营养被列在四大基石之首。营养是生命的物质基础,没有营养,生命就无法存在。生命首先在于营养。因此,营养状况也是一项积极的健康指标。

第四节　营养与婴幼儿健康的关系

营养一般是指机体为了维持生命和健康,保证身体生长发育、体力活动和学习思维的需要,不断从食物中摄取必需的物质。对婴幼儿而言,良好的营养不仅涉及食物的种类、数量及合理搭配,而且涉及餐食分配、食物加工、喂养方式、就餐环境、进食过程等。正确的哺喂方式和良好的进食习惯有利于婴幼儿养成健康的个性和生活习惯。哺喂和培养饮食习惯的过程也是发展婴幼儿认知、情感、动作、语言和行为的过程。

营养与健康关系密切。营养是保证婴幼儿生长发育的物质基础。合理的营养可以促进个体的生长发育和智力发育,增强抵抗力,提高劳动能力,维持良好工作状态,延长寿命,从而提高国民整体素质。因此,改善国民营养已成为国家战略。

一、营养与生理健康

营养是健康的物质基础,合理的营养是保证人体健康的关键因素之一。蛋白质、脂肪、碳水化合物、水、无机盐都是构成机体的重要物质，维生素虽然不构成机体组织，但对生理功能起着重要的调节作用。蛋白质可以构成和修护机体组织，促进身体生长；制造酶及激素，促进身体各种功能；制造抗体，加强免疫力，抵抗细菌和感染；具有抗疲劳等作用。脂肪也是机体的重要成分，如必需脂肪酸中的二十二碳六烯酸（DHA）和二十碳四烯酸（ARA）是脑、神经组织及视网膜中含量较高的脂肪酸，对脑和视觉功能发育有重要作用。

饮食习惯是指在日常生活中反复进行的饮食行为。饮食习惯是对饮食条件所产生的生理和心理的适应性行动，在人类发展过程和个体发育各个阶段中形成。婴幼儿时期是培养良好饮食习惯的最佳阶段，家长要鼓励婴幼儿尝试多种食物，增加各种体验和认知，促进婴幼儿良好膳食习惯的养成。不良饮食习惯存在不科学、不规律、不合理等特点，如长期挑食和偏食会造成食物摄入单调，导致人体营养不足或缺乏。对婴幼儿而言，不良饮食习惯会严重影响其正常的生长发育，对健康造成危害。

生命早期营养对婴幼儿的体格生长、免疫功能等会产生至关重要的影响。大量资料表明，弱视可能与人体微量元素的缺乏或比例失调有关。和免疫功能有关的营养素如铁、锌、铜、硒、钙、镁的缺乏会导致一些营养性疾病的发生：铁和维生素 C 的缺乏会引发缺铁性贫血，维生素 B_{12} 和叶酸的缺乏会引发巨幼红细胞性贫血，钙和维生素 D 的缺乏会引发佝偻病。当然，营养过剩或不平衡导致的肥胖，同样也会影响婴幼儿的生长发育。目前，我国单纯性肥胖儿童在逐年增加，形势十分严峻。

二、营养与心理健康

心理是人脑对客观现实的反映。脑的正常发育是健康心理的前提与保证。营养状况不仅对体格生长至关重要，而且也对神经系统的发育影响较大。以必需脂肪酸中的 DHA 为例，它大量存在于人脑细胞中，约占大脑脂肪酸的 25%～33%，约占细胞膜脂肪的二分之一；它与胆碱、磷脂等构成大脑皮质神经细胞膜，是脑细胞储存和处理信息的重要物质结构，对脑细胞的分裂、神经传导等有着极为重要的作用。DHA 在提高人类生命质量，尤其在提高婴幼儿智商方面具有重要作用。婴幼儿如缺乏必需脂肪酸，可导致认知功能下降，大脑发育延缓。

研究表明，早期营养对婴幼儿的智力发展具有决定性的影响。尤其是生命的头三年，如果营养摄入不足，会明显影响神经系统的发育及脑功能，将会进一步影响婴幼儿的智力水平与能力的发展，造成智能发育障碍，甚至出现多种心理行为的异常。蛋白质、能量不足，铁、碘等矿物质缺乏，以及维生素 B 族缺乏，会导致婴幼儿的认知受损。

胎儿期以及出生后的两年内,是个体脑神经迅速发育的时期,出现营养问题的时间越早、阶段越长,对婴幼儿神经系统的危害越大。脑科学研究发现,缺乏营养的儿童,记忆力差,缺乏好奇心与探索精神。由于营养问题所造成的智能发育落后、心理行为问题会长期持续,甚至影响终身。因此,要特别注意孕产妇和婴幼儿摄取的营养合理、充足。

第二章　婴幼儿的营养需要

营养是指机体摄取、消化、吸收和利用食物的整个过程。营养素是指食物中所含的、能够维持生命和健康并促进机体生长发育的化学物质，是保证人体健康的物质基础。目前，已知的人体必需的营养素有40多种，归纳起来可分为六大类，即蛋白质、脂肪、碳水化合物、无机盐、维生素和水。其中，蛋白质、脂肪和碳水化合物均可在体内产生热量供给机体的需要，故被称为产热营养素。无机盐、维生素和水又称为非产热营养素。

第一节　蛋　白　质

蛋白质由碳、氢、氧、氮四种元素组成，是一切生命的物质基础，是细胞中含量最丰富、功能最多的高分子物质。蛋白质与人体的生长发育和健康有着密切关系，在人体内不仅参与构成各种组织、器官和组成体液，而且是保证生命运行的各类重要生命活性物质的核心成分。

一、蛋白质的组成

食物中的蛋白质必须经过胃肠道消化，分解成氨基酸才能被人体吸收利用，氨基酸是蛋白质的基本组成单位。人体对蛋白质的需要实际就是对氨基酸的需要。人体吸收氨基酸后再合成自身需要的蛋白质。目前，已经发现的氨基酸有20余种，可以分为必需氨基酸和非必需氨基酸。

凡在人体内可以合成的氨基酸，称为非必需氨基酸。非必需氨基酸并非人体内不需要，它们只是可以靠人体自身合成，也可以由其他氨基酸转化而来，食物中缺少了这类氨基酸对机体也没有妨碍。

人体自身无法合成，必须由食物提供的氨基酸称为必需氨基酸。对婴幼儿来说，由于合成氨基酸的功能尚处于发育和完善过程中，必需氨基酸比成人多1种，有9种，即赖氨酸、色氨酸、蛋氨酸、苯丙氨酸、亮氨酸、异亮氨酸、苏氨酸、缬氨酸与组氨酸。其中，组氨酸在婴幼儿这一阶段为必需氨基酸,在成人阶段为非必需氨基酸。当人体内必需氨基酸供应不足时,便不能合成新生和修补机体组织所需的蛋白质,会导致蛋白质营养不良。

二、蛋白质的生理功能

蛋白质主要有以下生理功能:

(一) 维持新陈代谢,构成和修补机体组织

蛋白质是构成机体组织、器官的重要成分,肌肉和神经组织中的蛋白质成分最多。在人体的组成成分中,蛋白质含量仅次于水,约占体重的16%～20%。人体内的蛋白质处于不断合成和分解的过程,旧的组织需要不断更新和修补。婴幼儿和成人相比,不仅更需要蛋白质补充损耗,而且还要满足生长发育的需求,所以婴幼儿需要的蛋白质数量相对较多。

(二) 构成酶、激素和抗体

蛋白质是构成体内的酶、激素、抗体等重要活性物质的基本原料,这些物质具有参与机体调节的生理功能。

(三) 维持体内环境稳定

蛋白质能促进某些无机盐和维生素的吸收和利用,调节细胞内、外液渗透压和体液的酸碱平衡。

(四) 供给热量

蛋白质作为三大产能营养素之一,可以为人体提供热量。每克蛋白质在人体内氧化可释放约4千卡热量。但是,蛋白质并不是人体内热量的主要来源,只有在体内碳水化合物和脂肪供给量不足时,蛋白质才通过分解供给热量。

三、蛋白质的营养价值

评价食物营养价值的高低主要看其蛋白质的含量及所含必需氨基酸的种类和数量。食物中蛋白质含量高,所含必需氨基酸的种类齐全、比例适当,就是营养价值较高的优质蛋白质。

植物性蛋白质相对缺乏赖氨酸、蛋氨酸、苏氨酸和色氨酸,营养价值较低。可以把两种或两种以上食物蛋白质混合食用,充分发挥氨基酸的互补作用,进而提高其营养价值。为改

善膳食中的蛋白质质量,应注意食物的多样化,在膳食中保证有一定数量的优质蛋白质。常见食物蛋白质含量及常见食物必需氨基酸含量请如表2-1-1和表2-1-2所示。

表2-1-1 常见食物蛋白质含量(克/100克可食部)

食物名称	黄豆	腐竹	豆腐干（香干）	赤小豆	小麦粉（代表值）	稻米（代表值）	玉米面（黄）	纯牛奶（代表值）	全脂奶粉（代表值）	酸奶（代表值,全脂）	鸡（代表值）
含量	35	44.6	15.8	20.2	12.4	7.9	8.5	3.3	19.9	2.8	20.3
食物名称	鸭（代表值）	羊肉（代表值）	牛肉（代表值）	猪肉（代表值）	鸡蛋	香菇（干）	鲑鱼	海虾	河蟹	苹果（代表值）	梨（代表值）
含量	15.5	18.5	20.0	15.1	13.1	20.0	17.2	16.8	13.8	0.4	0.3

（数据来源：《中国食物成分表标准版第6版/第一册》《中国食物成分表标准版第6版/第二册》）

表2-1-2 常见食物必需氨基酸含量(占氨基酸总量的百分比)

食物	鸡蛋	鸡	牛肉	猪肉	牛乳	鸭	红小豆（干）	鲑鱼	基围虾	羊肉
百分比(%)	42.4	40.1	39.6	39.6	39.4	39.3	39.1	39.0	38.8	38.8
食物	奶粉	绿豆（干）	河蟹	黄豆	籼米	豆腐	小麦粉	海参（水浸）		
百分比(%)	38.8	37.1	36.4	36.1	34.9	32.1	27.6	21.6		

（数据来源：《中国食物成分表标准版第6版/第二册》）

四、蛋白质的食物来源

蛋白质的食物来源可分为植物性蛋白质和动物性蛋白质两大类。植物性蛋白质中,谷类含蛋白质量不高,但因能量需要,一般是膳食蛋白质的主要来源。豆类含有丰富的蛋白质,其中大豆含蛋白质高达35％～40％,氨基酸组成也比较合理,利用率也较高,是植物性蛋白质中的优质蛋白质。

蛋类含蛋白质11％～14％,是优质蛋白质的重要来源。鸡蛋因其氨基酸组成与人体蛋白质氨基酸模式最为接近,被称为理想蛋白质。奶类是婴幼儿除母乳外蛋白质的最佳来源。肉类包括禽、畜和鱼。新鲜肉类含蛋白质15％～22％,也是人体优质蛋白质的来源。

五、蛋白质摄入异常对婴幼儿的影响

由于蛋白质对人体有着重要的作用,当婴幼儿体内蛋白质不足时,会导致某些缺乏症,主要有以下方面：消化吸收不良,腹泻；抵抗力下降；肌肉蛋白合成不足,会使身高体重增加缓慢；肌肉松弛,甚至出现肌肉萎缩；容易疲劳；胶原合成发生障碍,使伤口不易愈合；影响大脑发育,造成智力发育障碍；营养不良性水肿等。

饮食中蛋白质过多,易导致便秘及食欲减退,大量的蛋白质代谢产物还会增加肝脏、肾脏的负担。所以并非蛋白质摄入越多越好。

六、婴幼儿对蛋白质的需要量

人体对蛋白质的需要与年龄、性别、活动量(或劳动强度)、所处环境等因素有关。对婴幼儿来说,生长发育所需是最为重要的因素,年龄越小,生长发育越快,所需的蛋白质量相对越多。由蛋白质所供给的热能占能量的比重至少达到8%,不超过15%。其中优质蛋白质应占所需蛋白质总量的50%。

根据中国营养学会《中国居民膳食营养素参考摄入量(2013版)》,0—6岁婴幼儿每日蛋白质的推荐摄入量如表2-1-3所示。

表2-1-3　0—6岁婴幼儿蛋白质参考摄入量(克/天)

年龄(岁)	0—	0.5—	1—	2—	3—	4—	5—	6—
推荐营养素摄入量(RNI)	9[适宜摄入量(AI)]	20	25	25	30	30	30	35
平均需要量(EAR)	—		15	20	20	25	25	25	25

第二节　脂　肪

脂类俗称"油脂",是油、脂肪和类脂(包括胆固醇和磷脂等)的总称,由碳、氢、氧三种元素组成。脂肪氧化是体内产热的主要形式之一,1克脂肪氧化约产生9千卡热能,是等量碳水化合物或蛋白质产生热量的2倍,是产热最高的营养素。

一、脂肪的组成

脂肪分解后生成的脂肪酸具有很强的生物活性,是脂肪发挥各种生理功能的重要成分,脂肪的性质和特点主要取决于脂肪酸。自然界有40多种脂肪酸,包括饱和脂肪酸与不饱和脂肪酸两种,不含不饱和双键的脂肪酸称饱和脂肪酸,含有双键的脂肪酸称不饱和脂肪酸。不饱和脂肪酸又分为单不饱和脂肪酸及多不饱和脂肪酸,其中的部分脂肪酸如亚麻酸和亚油酸等无法在人体内合成,要靠食物提供,称为必需脂肪酸。

二、脂肪的生理功能

脂肪主要有以下生理功能:

（一）构成人体组织

脂肪是细胞膜的必需成分，一切人体组织都含有脂肪，尤以脑细胞和神经细胞中含量较多。一些固醇则是制造体内固醇类激素的必需物质，如肾上腺皮质激素和性激素等。

（二）提供并储备热量

脂肪产生的热量是人体能量的重要来源。除供生理代谢及人体活动所需能量外，多余的部分可转化为组织脂肪，储存于皮下及体内各组织之间，在必要（如饥饿）时可为身体提供能量。当摄入热量过多时，人体以脂肪的形式储存能量，人就会发胖。

（三）供给必需脂肪酸

人体的必需脂肪酸是靠食物脂肪提供的。必需脂肪酸的功能有很多，能保持皮肤微血管正常通透性，对精子形成、前列腺素的合成等方面起到了一定作用。缺乏必需脂肪酸会影响婴幼儿的生长发育，表现为皮肤角化不全，伤口愈合不良，心肌收缩力降低，免疫功能发生障碍，血小板凝聚，生长发育迟缓等。

（四）促进脂溶性维生素的吸收

维生素 A、维生素 D、维生素 E、维生素 K 是脂溶性维生素。食用油脂是脂溶性维生素的重要来源，如鱼肝油中含有丰富的维生素 A 和维生素 D；植物油富含维生素 E 和维生素 K。脂肪不仅含有丰富的脂溶性维生素，还可刺激胆汁分泌，促进脂溶性维生素的吸收和利用。幼儿若长期油脂或动物脂肪摄入不足或消化吸收不良，均可导致脂溶性维生素的缺乏，从而使机体生理功能发生异常。

（五）改善食物滋味，增加饱腹感

富含脂肪的食物经烹饪后，味道和口感更好，食物的色、香、味等感官性质得到改善，能促进幼儿的食欲。同时，脂肪在消化道内停留的时间较长，可以增加饱腹感，不容易饥饿。

（六）保护内脏，维持体温

脂肪不易导热，皮下脂肪有减少体热散失的作用。人的腹腔内有大量的脂肪，是脏器周围的脂肪垫，有固定、保护和缓冲脏器的作用。

三、脂肪的营养价值

评价油脂类食物营养价值的高低主要看食物中所含不饱和脂肪酸的量，适当考虑胆固醇的含量。不饱和脂肪酸含量多的食物营养价值高。胆固醇虽然是人类必需的营养素，但每日需要量少,根据我国居民饮食习惯,摄入量较高,而高胆固醇饮食是引起动脉硬化的重要诱因。所以,食物中含胆固醇量较高不是正确的选择。

四、脂肪的食物来源

(一)动物性脂肪

猪油、肥肉、牛油、羊油等都是动物性脂肪,含饱和脂肪酸较多,营养价值较低。只有鱼类脂肪含不饱和脂肪酸较多,营养价值较高。

(二)植物性脂肪

植物性脂肪即植物油,如豆油、花生油、玉米油、菜籽油、橄榄油等。植物油中含胆固醇较少,消化吸收率较高,含不饱和脂肪酸、必需脂肪酸较多(椰子油、棕榈油、可可油除外),是人类必需脂肪酸的最好来源,营养价值较高。

常见食物中的脂肪含量,常用植物油的主要脂肪酸构成,常见动物类脂肪酸的构成如表2-2-1、表2-2-2和表2-2-3所示。

表2-2-1 常见食物中的脂肪含量(克/100克可食部)

食物名称	奶油	黄油	酥油	猪肉(肥)	猪肉(猪脖)	鸭肢片	酱汁肉	母麻鸭	凤尾鱼	奶皮子
含量	98.0	97.0	94.4	88.6	60.5	56.1	50.4	44.8	43.0	42.9
食物名称	鸭蛋黄	鸡蛋黄	鹅蛋黄	核桃(干)	葵花籽仁	开心果(熟)	榛子仁(熟)	杏仁(原味)	芝麻子(黑)	
含量	33.8	28.2	26.4	58.8	53.4	53	52.9	50.6	46.1	

(数据来源:《中国食物成分表标准版第6版/第一册》《中国食物成分表标准版第6版/第二册》)

表2-2-2 常用植物油的主要脂肪酸构成(占总脂肪酸质量的百分比)

	饱和脂肪酸百分比(%)	单不饱和脂肪酸百分比(%)	多不饱和脂肪酸百分比(%)
菜籽油	7.3	64.0	26.8
核桃油	7.6	19.6	72.6
亚麻籽油	8.5	19.5	70.8
红花籽油	8.6	14.3	77.0
油茶籽油	9.2	80.8	9.2
葡萄籽油	11.3	13.1	72.4
葵花籽油	11.4	31.6	53.9
橄榄油	14.1	78.6	7.1
芝麻油	14.6	39.6	43.9
玉米油	14.6	30.6	52.4

续 表

	饱和脂肪酸百分比(%)	单不饱和脂肪酸百分比(%)	多不饱和脂肪酸百分比(%)
调和油	14.8	28.2	53.7
大豆油	15.6	23.8	58.0
稻米油	18.4	42.7	37.0
米糠油	18.5	42.0	35.7
花生油	19.3	44.5	34.5
类可可脂	45.9	43.1	10.9
棕榈仁油	64.9	32.3	2.8
椰子油	91.4	6.9	1.7

（数据来源：《中国食物成分表标准版第6版/第一册》）

表2-2-3 常见动物类脂肪酸的构成（占总脂肪酸质量的百分比）

	饱和脂肪酸百分比(%)	单不饱和脂肪酸百分比(%)	多不饱和脂肪酸百分比(%)
基围虾	26.3	28.3	40.0
鹅	29.3	54.0	16.4
鸭	30.2	50.0	19.5
鸡	34.6	41.3	24.9
鸭蛋	34.9	51.7	10.2
鹅蛋	35.0	55.8	7.6
人乳（成熟乳）	35.7	35.4	28.4
草鱼	36.7	47.9	14.9
对虾	37.3	26.6	30.2
猪肉	40.4	49.9	7.9
兔肉	40.9	26.2	32.7
鹌鹑蛋	44.1	44.1	11.1
墨鱼	44.6	9.6	42.7
带鱼	44.9	37.2	12.8
牛肉	51.7	44.3	3.7
黄油	56.2	36.7	6.3
羊肉	56.8	32.5	10.7
奶酪（干酪）	58.0	33.5	8.4
全脂奶粉	59.5	30.8	5.3
鸡蛋	64.8	27.0	7.3
牛奶（全脂）	65.0	28.8	3.5
羊乳	66.0	24.3	4.0

（数据来源：《中国食物成分表标准版第6版/第二册》）

资料链接

无处不在的反式脂肪酸

反式脂肪酸是人工合成的氢化植物油,俗称奶精、人造奶油,是普通植物油在一定温度和压力下加氢催化的产物。氢化过程使植物油饱和,使顺式脂肪酸变为反式脂肪酸。

不饱和脂肪酸中的不饱和增加了它的可塑性,一旦加热时油温过高,或者反复煎炸,不饱和键被强制加氢,不饱和脂肪会变成一直被医学家诟病的反式脂肪酸,之前的优点迅即变成致命的缺陷。"变节"后的不饱和脂肪酸对人体的伤害,远远超过饱和脂肪酸。在我们热油炒菜的过程中,越是不饱和脂肪酸含量高的油,越有生成反式脂肪酸的空间,越有被"人造"的可能。

膳食中反式脂肪酸的增加可使人们患心脑血管疾病的风险上升。长期大量食用,可以使人产生过早衰老的症状。如果配料表中出现"氢化植物油""植物奶油""植物黄油""植物脂肪""植脂末""起酥油""植物奶精""麦淇淋"等,可以知道,这些都可能包含反式脂肪酸。

五、脂肪摄入异常对婴幼儿的影响

婴幼儿脂肪的摄入量一定要适宜,摄入过少会导致营养不良、脂溶性维生素缺乏、生长发育落后。摄入过多会加重肝脏、胰腺、小肠等的负担,造成肥胖。同时还要讲究科学摄入,肥肉尽量熬成油,炒菜吃;每次量要少,但要经常吃。为了防止动脉硬化,还要适当控制胆固醇的摄入量,少吃胆固醇含量高的食物,如动物内脏、奶油等。

六、婴幼儿对脂肪的需要量

根据中国营养学会《中国居民膳食营养素参考摄入量(2013版)》,0—6岁婴幼儿每日脂肪的参考摄入量如表2-2-4所示。其中必需脂肪酸提供的热量应不少于总热量的3%。

表2-2-4　0—6岁婴幼儿每日脂肪的参考摄入量(克/天)

年龄(岁)	0—	0.5—	1—3	4—6
适宜摄入量(AI)	48	40	35	20—30

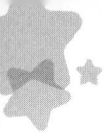

第三节　碳水化合物

碳水化合物是自然界存在最多、具有广谱化学结构和生物功能的有机化合物。富含碳水化合物的食品，一般价格比较低廉，食用较多也不易引起油腻感，在人体内又能较快释放出热量，是为人体提供热量的三种主要营养素中最经济的营养素。

一、碳水化合物的组成与分类

碳水化合物由碳、氢和氧三种元素组成，由于它所含氢氧的比例为二比一，和水一样，故称为碳水化合物。根据其分子结构，可分为单糖、双糖和多糖三种。

（一）单糖

单糖是碳水化合物的最简单形式，在进入人体消化道后不必经过消化液的作用即可被消化道吸收，如葡萄糖、果糖、半乳糖、甘露糖等。

（二）双糖

食物中的双糖是由两个分子的单糖经缩合后形成的，当进入人体消化道后，在酸性环境及消化酶作用下可分解成两个分子的单糖，如蔗糖、麦芽糖、乳糖等。

（三）多糖

多糖是由多个葡萄糖分子组成的糖类。在营养学上具有重要作用的多糖有三种，即糖原、淀粉和不被人体消化的膳食纤维。糖原也称动物淀粉，为含有许多葡萄糖分子和支链的动物多糖，分别由肝脏和肌肉合成、储存。淀粉是由许多葡萄糖组成的能被人体消化吸收的植物多糖，是人类碳水化合物的主要食物来源。膳食纤维是不能被人体吸收的多糖的总称，包括纤维素和果胶，它没有营养功能，但具有降低血液胆固醇和甘油三酯，控制体重，降低成年糖尿病患者的血糖，预防和治疗便秘，预防某些癌症如肠癌的生理功能。很多营养学家把膳食纤维列为第七类营养素。

二、碳水化合物的生理功能

人体内碳水化合物，如葡萄糖、糖原和含糖的复合物，有三种存在形式，其功能与其存在形式有关。

(一) 储存和提供能量

糖原是肌肉和肝脏内碳水化合物的储存形式,肝脏约储存机体内 1/3 的糖原。一旦机体需要,肝脏中的糖原分解为葡萄糖进入血液循环,提供机体尤其是红细胞、脑和神经组织对能量的需要。肌肉中的糖原只供自身的能量需要。体内的糖原储存只能维持数小时,必须从膳食中不断得到补充。产妇体内合成的乳糖是乳汁中的主要碳水化合物,是 0—6 个月婴儿的主要热量来源。

(二) 构成机体的重要成分

碳水化合物同样也是机体重要的构成成分之一,人体内每个细胞都有碳水化合物,其含量为 2%~10%,主要以糖脂、糖蛋白和蛋白多糖的形式存在,分布在细胞膜、细胞器膜、细胞质以及细胞间质中。

(三) 节约蛋白质作用

食物中碳水化合物不足时,机体通过糖原异生作用产生葡萄糖,主要动用体内蛋白质,甚至是器官中的蛋白质,如肌肉、肝、肾、心脏中的蛋白质来满足机体活动所需的能量,这将影响机体合成新的蛋白质和组织更新,对人体及各器官造成损害。另外,即使不动用机体内的蛋白质,动用食物中消化吸收的蛋白质来转变成能量也是不合理甚至有害的。当摄入足够的碳水化合物时,可以防止体内和膳食中的蛋白质转变为葡萄糖,这就是所谓的节约蛋白质作用。

(四) 抗生酮作用

脂肪在体内彻底被代谢分解,需要葡萄糖的协同作用。当人体缺乏糖类时,可分解脂类供能,脂肪酸不能被彻底氧化而产生酮体,尽管肌肉和其他组织可利用酮体产生能量,但过多的酮体则可引起酮血症,影响机体的酸碱平衡。而体内充足的碳水化合物就可以起到抗生酮作用。人体每天至少需要 50—100 克碳水化合物才可防止酮血症的产生。

(五) 维持脑细胞的正常功能

人体大脑只以碳水化合物为能源。葡萄糖是维持大脑正常功能的必需营养素,当血糖浓度下降时,脑细胞可因缺乏能源而功能受损,造成脑组织功能障碍,并出现头晕、心悸、出冷汗,甚至昏迷等症状。

三、碳水化合物的食物来源

膳食中碳水化合物的主要来源是植物性食物,包括谷类(如水稻、小麦、玉米、大麦、燕麦、高粱等）、薯类（如土豆、地瓜、紫薯等）、根茎类蔬菜和豆类食物，它们含有大量的淀粉和少量的单糖或双糖。此外，食用糖类也是碳水化合物的来源，如蔗糖、麦芽糖、蜜糖、果糖、含糖饮料、甜点、甜味水果等。蔬菜、水果是纤维素和果胶的主要来源。常见食物中碳水化合物的含量如表2-3-1所示。

表2-3-1 常见食物中碳水化合物的含量（克/100克可食部）

食物名称	酸奶软糖	藕粉	淀粉（大米）	牛奶糖	玉米面（黄）	小米面	燕麦	稻米（代表值）	高粱米	小麦粉（代表值）	薏米	马铃薯（土豆）
含量	97.3	93.0	89.3	88.2	78.4	77.7	77.4	77.2	74.7	74.1	71.1	17.8

（数据来源：《中国食物成分表标准版第6版/第一册》）

四、碳水化合物摄入异常对婴幼儿的影响

碳水化合物摄入不足会造成B族维生素的缺乏，导致代谢紊乱。婴幼儿如果摄入碳水化合物不足，可造成膳食蛋白质浪费，组织蛋白质和脂肪分解增强以及阳离子的丢失等，从而出现体重减轻、生长发育缓慢等现象。

如果婴幼儿摄入碳水化合物过多，会转变成脂肪，在体内储存起来，使得体重增长过快。

五、婴幼儿对碳水化合物的需要量

碳水化合物是最容易获得的能源物质。食物中碳水化合物的来源与主副食结构、饮食习惯及消费水平等因素有关，因而婴幼儿所摄入的碳水化合物的量可有较大差别。在日常膳食条件下，碳水化合物的摄入量以其所产生的能量占当日总能量的百分数值来表示。根据中国营养学会《中国居民膳食营养素参考摄入量（2013）》，0—6岁婴幼儿每日总碳水化合物的摄入占其总能量的百分比可接受范围为50%～65%，每天平均碳水化合物摄入量约120克。

第四节 维 生 素

维生素又名维他命，是维持人体生命活动必需的一类有机物质，也是保持人体健康的重要活性物质。维生素是个庞大的家族，现阶段所知的维生素有几十种，它们化学结构差别大，生理功能各异，但都具有以下共同特点：维生素均以维生素原的形式存在于食物中，被人体摄取后在体内转化为维生素；维生素不是机体组织和细胞的组成成分，也不会产生能量，它的作用主要是参与机体代谢的调节；大多数的维生素，机体不能合成或合成量不足，不能

满足机体的需要,必须经常通过食物获得;人体对维生素的需要量很小,日需要量常以毫克或微克计算,但一旦缺乏就会引发相应的维生素缺乏症,对人体健康造成损害,呈现特有的病患状态。

维生素大致可分为脂溶性和水溶性两大类。

一、脂溶性维生素

脂溶性维生素包括维生素 A、维生素 D、维生素 E、维生素 K,其特点是溶解于脂肪及脂肪溶剂而不溶解于水,吸收后可储存于体内,排泄率较低,缺乏后症状出现较迟,但摄入过量会在体内存积,并产生有害影响,引起中毒。

(一) 维生素 A

1. 主要生理功能

维生素 A 又名视黄醇,能保持组织或器官表层的健康,调节上皮组织细胞的生长,维持上皮组织的正常形态与功能,保持皮肤湿润,防止皮肤黏膜干燥角质化,不易受细菌伤害,有助于对粉刺、脓包、疥疮、皮肤表面溃疡等症的治疗。视黄醇也具有相当于类固醇激素的作用,可促进糖蛋白的合成。维生素 A 还能促进生长发育,强壮骨骼,维护头发、牙齿和牙床的健康。

2. 食物来源

维生素 A 主要存在于动物性食物中,如动物肝脏、鱼肝油、蛋黄等。植物性食物中的胡萝卜素进入人体后,在小肠壁及肝脏中经胡萝卜素双氧化酶的作用转变成维生素 A,故胡萝卜素也被称为维生素 A 原。橙黄色或深绿色蔬菜、水果中胡萝卜素含量较高,如胡萝卜、南瓜、柑橘、芒果、杏等。常见食物中维生素 A 和胡萝卜素的含量如表 2-4-1 与表 2-4-2 所示。

表 2-4-1 常见食物中总维生素 A 的含量(微克视黄醇当量/100 克可食部)

名称	羊肝	牛肝	鸡肝	猪肝	鹅肝	鸭蛋黄	鹅蛋黄	鸭肝	鸡蛋黄
含量	20 972	20 220	10 414	6 502	6 100	1 980	1 977	1 040	438

(数据来源:《中国食物成分表标准版第 6 版/第二册》)

表 2-4-2 常见食物中胡萝卜素的含量(微克/100 克可食部)

名称	蒿蓿菜(竹节草)	冬寒菜(冬葵)	白薯叶(甘薯叶)	早橘	羽衣甘蓝	胡萝卜	甜菜叶	豌豆尖	蜜橘	油菜(小)	辣椒(红小)	韭菜
含量	9 550	6 950	5 968	5 140	4 368	4 107	3 660	2 710	1 660	1 460	1 390	1 590

(数据来源:《中国食物成分表标准版第 6 版/第一册》)

3. 维生素 A 摄入异常对婴幼儿的影响

维生素 A 是眼睛的感光物质视紫红质的主要成分,供给不足会妨碍视紫红质的合成,导致视觉的暗适应能力下降,出现夜盲症。缺乏维生素 A,会还使上皮细胞的功能减退,导致皮肤弹性下降,干燥粗糙,失去光泽。

维生素 A 摄入过多可致中毒。中毒常因家长给婴幼儿服用过多浓缩鱼肝油或维生素 A 制剂所致,表现为食欲减退、烦躁、呕吐、颅内压增高,皮肤干燥,四肢疼痛,生长发育停滞。膳食中胡萝卜素过多,将导致胡萝卜素血症,出现皮肤发黄,尤以手掌、足底表现明显。

4. 婴幼儿对维生素 A 的需要量

根据中国营养学会《中国居民膳食营养素参考摄入量(2013 版)》,0—6 岁婴幼儿每日维生素 A 参考摄入量如表 2-4-3 所示。

表 2-4-3　0—6 岁婴幼儿维生素 A 参考摄入量(微克视黄醇当量/天)

年龄(岁)	0—	0.5—	1—3	4—6
推荐摄入量	300(适宜摄入量)	350(适宜摄入量)	310	360
平均需要量	—	—	220	260
可耐受最高摄入量	600	600	700	900

(二) 维生素 D

维生素 D 与动物骨骼的钙化有关,故又称为钙化醇。它具有抗佝偻病的作用,也叫抗佝偻病维生素。

1. 主要生理功能

维生素 D 能够促进小肠对钙、磷的吸收与利用,刺激破骨细胞的形成和活性,所以是骨骼及牙齿正常发育所必需的。

2. 维生素 D 的来源

(1) 麦角钙化醇(D_2)

植物油或酵母中所含的麦角固醇,经紫外线激活后可转化为维生素 D_2,被称作维生素 D_2 原。

(2) 胆钙化醇(D_3)

在动物皮下的 7-脱氢胆固醇,经紫外线照射可以转化为维生素 D_3。因此,人体中维生素 D 的合成和晒太阳有关,适当的光照有利健康。

(3) 食物中的维生素 D

主要存在于动物性食物中。富含维生素 D 的食物有动物的肝脏、奶油、禽蛋等,奶类、瘦肉及植物性食物中的含量均偏低。常见食物中维生素 D 的含量如表 2-4-4 所示。

表 2-4-4　常见食物中维生素 D 的含量(微克/100 克可食部)

食物	奶酪	蛋黄(生鲜)	香菇(干)	猪油	全蛋(生鲜)	黄油	奶油	牛肉干
含量	7.4	5.4	3.9	2.3	2.0	1.4	0.7	0.5

(数据来源:《中国居民膳食营养素参考摄入量(2013 版)》)

3. 维生素 D 摄入异常对婴幼儿的影响

如果婴幼儿维生素 D 摄入不足,则血中钙、磷低于正常值,会使骨骼生长受阻,发生维生素 D 缺乏性佝偻病及手足搐搦症;成人则表现为骨质软化症或骨质疏松症。

如果过量摄入维生素 D 制剂易引起维生素 D 中毒,表现为食欲不振、恶心、血钙过高,严重者发生肾及其他脏器钙盐沉着,使肾功能受到损害。

4. 婴幼儿对维生素 D 的需要量

经常接受阳光照射的成人一般不会发生维生素 D 缺乏症,处于生长发育中的婴幼儿和其他特殊人群(如孕妇、哺乳期妇女和老年人),要注意多晒太阳,并从膳食中补充维生素 D。

根据中国营养学会《中国居民膳食营养素参考摄入量(2013 版)》,0—6 岁婴幼儿每日维生素 D 参考摄入量如表 2-4-5 所示。

表 2-4-5　0—6 岁婴幼儿维生素 D 参考摄入量(微克/天)

年龄(岁)	0—	0.5—	1—3	4—6
推荐摄入量	10(适宜摄入量)	10(适宜摄入量)	10	10
平均需要量	—	—	8	8
可耐受最高摄入量	20	20	20	30

二、水溶性维生素

水溶性维生素包括 B 族维生素(维生素 B_1、维生素 B_2、维生素 B_6、维生素 B_{12}、叶酸、烟酸等)和维生素 C 等。水溶性维生素溶解于水,排泄率较高,体内仅有少量储存,大量使用不会产生毒副作用,但极大量摄入时也可出现不良反应;如果摄入过少,可较快出现缺乏症状。

(一) 维生素 B_1

维生素 B_1 因其分子中含有硫及氨基,故称为硫胺素,又称抗脚气病维生素。维生素 B_1 是最早被人们提纯的维生素,易溶于水,在碱性溶液中加热极易被破坏。

1. 主要生理功能

硫胺素参与碳水化合物在体内的代谢。神经系统所需要的能量主要依靠糖类供应,因

此维生素 B_1 缺乏时,神经传导受到影响,可造成胃肠蠕动缓慢,消化道分泌减少,食欲不振、消化不良等障碍。所以,它的生理功能主要是增进食欲,维持人体的正常新陈代谢以及神经正常活动,缺乏会致脚气病、神经性皮炎等。

2. 食物来源

维生素 B_1 存在于酵母、谷类、豆类、坚果类、肉类中,在谷类外皮及胚芽中含量最高。谷类加工越精细,损失维生素 B_1 越多。维生素 B_1 易在食物清洗过程中随水大量流失,经加热后蔬菜中维生素 B_1 主要存在于汤中。如果蔬菜加工过细、烹调不当或制成罐头食品,会大量丢失或破坏,应注意减少烹调中的损失。常见食物维生素 B_1 的含量如表 2-4-6 所示。

表 2-4-6　常见食物维生素 B_1 的含量(毫克/100 克可食部)

食物	小麦胚粉	猪大排	猪肉(瘦)	开心果(熟)	黄豆(大豆)	松子(生)	小麦	糙米	波罗蜜
含量	3.50	0.80	0.54	0.45	0.41	0.41	0.40	0.38	0.31

(数据来源:《中国食物成分表标准版第 6 版/第一册》《中国食物成分表标准版第 6 版/第二册》)

3. 维生素 B_1 摄入异常对婴幼儿的影响

维生素 B_1 缺乏会引发脚气病,伴有乏力、四肢无力、肌肉萎缩、感觉迟钝,甚至心力衰竭。婴儿脚气病多发生在出生数月的婴儿,表现为食欲不振、呕吐、兴奋、腹泻、便秘、水肿、心跳加快、呼吸急促或呼吸困难、吮吸困难、颈肌和四肢无力,严重时可发生心力衰竭、抽搐、昏迷甚至猝死。

尽管大剂量非胃肠道途径进入体内有毒性表现,但没有经口摄入维生素 B_1 中毒的证据。

4. 婴幼儿对维生素 B_1 的需要量

根据中国营养学会《中国居民膳食营养素参考摄入量(2013 版)》,0—6 岁婴幼儿每日维生素 B_1 参考摄入量如表 2-4-7 所示。

表 2-4-7　0—6 岁婴幼儿维生素 B_1 参考摄入量(毫克/天)

年龄(岁)	0—	0.5—	1—3	4—6
推荐摄入量	0.1(适宜摄入量)	0.3(适宜摄入量)	0.6	0.8
平均需要量	—	—	0.5	0.6

(二) 维生素 B_2

维生素 B_2 又名核黄素,溶于水,耐热、耐酸,不易被氧化,在碱性加热或光照条件下极易分解。

1. 主要生理功能

维生素 B_2 与能量的产生直接有关,在蛋白质、脂肪和碳水化合物的代谢中起着重要的作用。维生素 B_2 是机体多种辅酶的组成成分,这些酶与特定的蛋白质结合形成黄素蛋白,是细胞呼吸不可缺少的物质。

2. 食物来源

一般动物性食物中维生素 B_2 的含量比植物性食物的含量高。动物内脏、鸡蛋、乳类、瘦肉、鱼等含有丰富的维生素 B_2,豆类和绿色蔬菜中也较丰富。常见食物维生素 B_2 的含量如表 2-4-8 所示。

表 2-4-8 常见食物维生素 B_2 的含量(毫克/100 克可食部)

食物	猪肝	羊肝	全脂羊奶粉	猪肾	牛肝	鸡肝	奶酪(干酪)	鸡蛋	鲑鱼(三文鱼)	牛肉(前腱)
含量	2.02	1.75	1.60	1.18	1.3	1.10	0.91	0.20	0.18	0.18
食物	小麦胚粉	杏仁	黑豆(干大豆)	豌豆苗	波罗蜜	小麦	油菜薹	韭菜	彩椒	南瓜(鲜)
含量	0.79	0.56	0.33	0.16	0.16	0.10	0.06	0.05	0.05	0.04

(数据来源:《中国食物成分表标准版第 6 版/第一册》《中国食物成分表标准版第 6 版/第二册》)

3. 维生素 B_2 摄入异常对婴幼儿的影响

缺少维生素 B_2 可导致口角糜烂、口腔炎、阴囊或会阴发炎、角膜溃疡,长期缺乏还可导致婴幼儿生长迟缓、轻中度缺铁性贫血。目前尚无因维生素 B_2 摄入过量产生毒性的报告。

4. 婴幼儿对维生素 B_2 的需要量

根据中国营养学会《中国居民膳食营养素参考摄入量(2013 版)》,0—6 岁婴幼儿每日维生素 B_2 参考摄入量如表 2-4-9 所示。

表 2-4-9 0—6 岁婴幼儿维生素 B_2 参考摄入量(毫克/天)

年龄(岁)	0—	0.5—	1—3	4—6
推荐摄入量	0.4(适宜摄入量)	0.5(适宜摄入量)	0.6	0.7
平均需要量	—	—	0.5	0.6

(三) 维生素 B_{12}

维生素 B_{12},即抗恶性贫血维生素,又称钴胺素,含有金属元素钴,是维生素中唯一含有金属元素的。维生素 B_{12} 对热稳定,易被光和强酸或碱性溶液破坏。

1. 主要生理功能

维生素 B_{12} 对骨髓造血器官的正常作用、神经系统的健康都是必需的并参与碳水化合物、蛋白质、脂肪的代谢。它的化学性质稳定,用于红细胞的形成,是人体造血不可缺少的物质。

维生素 B_{12} 和叶酸的作用常互相关联,它可以增加叶酸的利用率来影响核酸与蛋白质生物合成,从而促进红细胞的发育和成熟。

2. 主要食物来源

维生素 B_{12} 主要存在于动物性食物中,其中动物的肝脏、肾和心脏含量丰富,此外,瘦肉、鱼、贝蟹类、蛋类也是维生素 B_{12} 的重要来源。牛奶及乳制品中含量较少。常见食物维生素 B_{12} 的含量如表 2-4-10 所示。

表 2-4-10 常见食物维生素 B_{12} 的含量(微克/100 克可食部)

食物	牛肝	羊肝	猪肝	鸡肝	沙丁鱼	牡蛎	鸭蛋	青鱼	全脂奶粉	乳酪
含量	87.0	81.1	26.0	16.8	9.0	8.7	5.4	4.2	4.0	3.8
食物	蟹	鲑鱼	牛肉	羊肉	鳕鱼	鸡蛋黄	鸡蛋	猪肉	虾	酸奶
含量	3.3	3.2	2.8	2.6	2.1	1.9	1.1	0.9	0.7	0.4

〔数据来源:《中国居民膳食参考摄入量》(2013 版)〕

3. 维生素 B_{12} 摄入异常对婴幼儿的影响

由于维生素 B_{12} 参与红细胞的核酸代谢,为造血过程所必需,缺少时会诱发巨幼红细胞性贫血。目前尚无摄入过量有害人体健康的报告。

4. 婴幼儿对维生素 B_{12} 的需要量

根据中国营养学会《中国居民膳食营养素参考摄入量(2013 版)》,0—6 岁婴幼儿每日维生素 B_{12} 参考摄入量如表 2-4-11 所示。

表 2-4-11 0—6 岁婴幼儿维生素 B_{12} 参考摄入量(微克/天)

年龄(岁)	0—	0.5—	1—3	4—6
推荐摄入量	0.3(适宜摄入量)	0.6(适宜摄入量)	1.0	1.2
平均需要量	—	—	0.8	1.0

(四) 叶酸

叶酸就是维生素 B_9,是 B 族维生素的一种,微溶于水,易被光、酸、热破坏,在烹调时易被破坏。

1. 主要生理功能

叶酸参与细胞增生、生殖、血红素合成等,对血球的分化成熟,胎儿的发育(血球增生与胎儿神经发育)有重大的影响。叶酸可以避免同型半胱胺酸堆积,保护心脏血管,还可能降低老年痴呆症的发生风险。

2. 主要食物来源

叶酸广泛存在于食物中,一般不会缺乏。良好的食物来源有酵母、绿叶蔬菜、肝脏、豆类等,但乳类中缺乏。常见食物叶酸含量如表 2-4-12 所示。

表 2-4-12　常见食物叶酸含量(微克/100克可食部)

食物名称	黄豆(大豆)	腐竹	绿豆	蒜苗	菠菜(赤根菜)	绿苋菜	鸡肝	猪肝	羊肝
含量	210.1	147.6	286.2	90.9	169.4	330.6	1 172.2	353.4	226.5

(数据来源:《中国食物成分表标准版第6版/第一册》《中国食物成分表标准版第6版/第二册》)

3. 叶酸摄入异常对婴幼儿的影响

婴幼儿缺乏叶酸可发生巨幼红细胞贫血,表现为头晕、乏力、精神萎靡、面色苍白,并可出现舌炎、食欲下降以及腹泻等消化系统症状。孕早期缺乏叶酸可导致胎儿神经管发育畸形。

天然食物中的叶酸不存在摄入过量问题。但长期摄入大量合成叶酸会干扰锌的吸收,掩盖维生素 B_{12} 缺乏的早期表现。

4. 婴幼儿对叶酸的需要量

根据中国营养学会《中国居民膳食营养素参考摄入量(2013版)》,0—6岁婴幼儿每日叶酸参考摄入量如表2-4-13所示。

表 2-4-13　0—6岁婴幼儿叶酸参考摄入量(微克膳食叶酸当量/天)

年龄(岁)	0—	0.5—	1—3	4—6
推荐摄入量	65(适宜摄入量)	100(适宜摄入量)	160	190
平均需要量	—	—	130	150
可耐受最高摄入量	—	—	300	400

(五) 维生素C

维生素C是水溶性维生素,易溶于水,极不稳定。在氧化、高温、接触碱类和铜器的情况下,易被破坏。因其能够治疗坏血病并且具有酸性,所以称作抗坏血酸。

1. 主要生理功能

维生素C与胶原的正常合成、体内酪氨酸代谢有直接关系。可以维护血管、肌肉、骨骼的正常生理功能,促进伤口的愈合;在体内氧化和还原反应中,促进铁的吸收和叶酸代谢,对缺铁性贫血和巨幼红细胞性贫血有一定治疗作用;有利于钙的吸收,能提高机体免疫力。

2. 食物来源

新鲜蔬菜和水果中维生素C含量丰富,其中柠檬、橘子、山楂、猕猴桃、柑橘、枣、番茄、辣椒中的含量特别丰富。维生素C是最不稳定的一种维生素,由于它容易被氧化,在食物贮藏或烹调过程中,甚至切碎新鲜蔬菜时都能被破坏。微量的铜、铁离子还会加快破坏的速度。

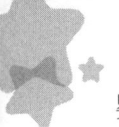

因此,新鲜的蔬菜、水果或生拌菜才是维生素 C 的丰富来源。常见食物维生素 C 含量如表 2-4-14 所示。

表 2-4-14 常见食物维生素 C 含量(毫克/100 克可食部)

食物	刺梨（木梨子）	枣(鲜)	沙棘	蒿蓄菜（竹节草）	辣椒（红,小）	甜椒（柿子椒）	酢浆草（酸酸草）	彩椒	
含量	2 585.0	243.0	204.0	158.0	144.0	130.0	127.0	104.0	
食物	油菜薹（菜薹）	小白菜（青菜）	羽衣甘蓝	中华猕猴桃	西蓝花（绿菜花）	蜜枣	红果（山里红）	草莓	柿
含量	65.0	64.0	63.0	62.0	56.0	55.0	53.0	47.0	30.0

(数据来源:《中国食物成分表标准版第 6 版/第一册》)

3. 维生素 C 摄入异常对婴幼儿的影响

维生素 C 缺乏会导致坏血病,毛细血管通透性增大,皮下、黏膜、肌肉、牙龈等处易出血、易感染,伤口愈合缓慢;毛细血管壁脆性增加;骨质疏松;机体的抵抗力下降。只要经常食用足够的新鲜蔬菜和水果,并注意科学的烹饪方法,人体一般不会缺乏维生素 C。

维生素 C 的毒性很小,但过量服用会使代谢产物之一的草酸盐排泄量增加而导致泌尿系统结石。

4. 婴幼儿对维生素 C 的需要量

根据中国营养学会《中国居民膳食营养素参考摄入量(2013 版)》,0—6 岁婴幼儿每日维生素 C 参考摄入量如表 2-4-15 所示。

表 2-4-15 0—6 岁婴幼儿维生素 C 参考摄入量(毫克/天)

年龄(岁)	0—	0.5—	1—3	4—6
推荐摄入量	40(适宜摄入量)	40(适宜摄入量)	40	50
平均摄入量	—	—	35	40
可耐受最高摄入量	—	—	400	600

第五节 矿 物 质

人体中含有的各种元素,除了碳、氧、氢、氮等主要以有机物的形式存在以外,其余的元素统称为矿物质(也叫无机盐),其中 21 种为人体所必需。钙、镁、钾、钠、磷、硫、氯 7 种元素含量较多,称为宏量元素。铁、铜、碘、锌、锰、硒、钼、钴、铬、锡、钒、硅、镍、氟 14 种,在机体内含量少于 0.01%～0.005%,被称为微量元素。

虽然矿物质在人体内的总量不及体重的5%,也不能提供能量,可是它们在体内不能自行合成,必须由外界环境供给,并且在人体组织的生理作用中发挥重要的功能。如钙、磷,主要存在于骨骼和牙齿中;铁集中在细胞中,是血红蛋白及细胞色素酶的重要组成成分;酸性(氯、硫、磷)和碱性(钾、钠、镁)矿物质适当配合,维持着机体的酸碱平衡;矿物质与蛋白质一起维持组织细胞的渗透压,缺乏铁、钠、碘、磷可能会引起疲劳等;铁、铜、硒、锰、锌、钼等都是金属酶的必需成分,钙是凝血酶的活化剂,锌是多种酶的组成成分;钾、钠、钙、镁是维持神经肌肉兴奋性和细胞膜通透性的必需成分。

一、钙

钙是人体中含量最多的无机盐组成元素。对人体而言,肌肉、神经、体液和骨骼中,都有由钙离子结合的蛋白质。钙是人类骨、齿的主要无机成分,也是神经传递、肌肉收缩、血液凝结、激素释放和乳汁分泌等所必需的元素。

(一) 钙的生理功能

1. 构成骨骼和牙齿

99%的钙以骨盐形式存在于骨骼和牙齿中。骨是钙沉积的主要部位,所以有"钙库"之称。骨骼通过不断成骨和溶骨作用使骨钙与血钙保持动态平衡。钙对保证骨骼的正常生长发育和维持骨健康起着至关重要的作用。

2. 维持神经肌肉的正常活动

神经递质的释放、神经肌肉的兴奋、神经冲动的传导、激素的分泌、血液的凝固、细胞黏附、肌肉收缩等活动都需要钙的参与。婴幼儿血液中钙离子水平下降时,可引起肌肉兴奋性增强,造成搐搦症。

3. 参与凝血过程

钙可以直接作为凝血复合因子,促进凝血过程,还可以直接促进血小板的释放,促进血小板介导的凝血过程。

4. 钙是多种酶的激活剂

钙能促进体内某些酶的活动,是多种酶的激活剂。

5. 保持细胞膜的正常通透性

钙可降低毛细血管的通透性,防止液体经血管壁渗出,控制炎症与水肿。很多过敏性疾病,如哮喘、荨麻疹、湿疹等都与缺钙有关。

(二) 钙的吸收

膳食中存在多种因素影响钙的吸收和利用。

1. 有利于钙吸收的因素

维生素D能促进钙在小肠内的吸收；乳糖也有利于钙的吸收；膳食中的蛋白质充足，氨基酸能够与钙结合，形成可溶性的钙化合物，有利于钙的吸收。

2. 不利于钙吸收的因素

膳食中某些蔬菜含有的草酸、谷类及豆类外皮中的植酸，可与钙结合形成不溶性草酸钙和植酸钙，不利于钙的吸收；摄入过多脂肪或脂肪消化不良会降低钙的吸收率；水果、蔬菜和谷类中的膳食纤维摄入过多会影响钙的吸收。

(三) 钙的食物来源

钙的来源以牛奶及乳制品为最佳，乳类不但含钙丰富，且吸收率高，是钙的良好来源。植物性食物中大豆类制品、坚果类食物（如花生仁、核桃仁）含钙较高。海产品如鱼类、虾皮、海带、紫菜，带刺骨制成的鱼松、肉松中含钙较多。蔬菜中的金针菜、萝卜、香菇、木耳、西蓝花、芥蓝、苋菜、菠菜等钙含量都比较高。常见食物钙含量如表2-5-1所示。

表2-5-1 常见食物钙含量(毫克/100克可食部)

食物	豆腐干（小香干）	全脂奶粉	芝麻子（黑）	油菜薹	油菜	杏仁（炒）	酸奶	调制乳(全脂,强化VA,VD)
含量	1 019	930	780	156	148	141	140	140
食物	芥蓝（甘蓝菜）	鲜牛奶（全脂）	小白菜（青菜）	纯牛奶（代表值,全脂）	菠菜（赤根菜）	结球甘蓝（紫圆白菜）	西蓝花（绿菜花）	
含量	121	114	117	107	66	65	50	

（数据来源：《中国食物成分表标准版第6版/第一册》《中国食物成分表标准版第6版/第二册》）

(四) 钙摄入异常对婴幼儿的影响

钙和磷是构成牙齿的主要原料，不论是婴幼儿还是青少年，如果膳食中的钙不能满足需要，或摄入体内的钙因种种原因不能被机体吸收利用都会影响牙齿的坚固。婴幼儿长期缺钙会导致骨骼钙化不良、生长迟缓、新骨结构异常，严重者出现骨骼变形和佝偻病。

钙摄入过量也会带来不良后果，干扰铁、锌等的吸收，引起便秘、肾结石以及儿童骨骼钙化提前等。

(五) 婴幼儿对钙的需要量

根据中国营养学会《中国居民膳食营养素参考摄入量(2013版)》，0—6岁婴幼儿每日钙参考摄入量如表2-5-2所示。

表2-5-2 0—6岁婴幼儿钙参考摄入量(毫克/天)

年龄(岁)	0—	0.5—	1—3	4—6
推荐摄入量	200(适宜摄入量)	250(适宜摄入量)	600	800
平均摄入量	—	—	500	650
可耐受最高摄入量	1 000	1 500	1 500	2 000

二、铁

铁是人体含量最多的微量元素。根据在体内的作用,铁可分为功能性铁和储存铁两部分。功能性铁存在于血红蛋白、肌红蛋白和一些酶中,约占体内总铁量的70%。其余30%为储存铁,主要储存在肝、脾和骨髓中。

(一) 铁的生理功能

铁是合成血红蛋白的主要原料之一,参与体内氧的运输和组织呼吸过程。铁还是体内参与氧化还原反应的一些酶和电子传递体的组成成分,如过氧化氢酶和细胞色素酶中都含有铁。铁对维持正常造血功能具有重要作用,红细胞中铁的含量约占机体总铁量的2/3。铁还能促进抗体的产生,增强机体免疫力。

(二) 铁的吸收

1. 有利于铁吸收的因素

动物性食物中的铁,因与血红蛋白、肌红蛋白结合,可被肠黏膜直接吸收,吸收利用率较高;维生素C可以促进三价铁还原成二价铁而利于铁的吸收。

2. 不利于铁吸收的因素

植物性食物中的铁多以三价铁的形式存在,这种形式的铁需要在酸性介质,如胃酸及食物有机酸的作用下,被还原成二价铁之后,才能被肠黏膜吸收,所以,植物性食物中的铁吸收率较低;谷类外皮中的植酸、某些蔬菜中的草酸能够与铁结合,不利于铁的吸收;茶叶中所含的鞣酸及咖啡中的多酚类物质也会抑制铁的吸收,所以,贫血的患者应注意食物的选择及烹调方法,不宜饮茶及咖啡。

(三) 铁的食物来源

动物性食物(肝脏、瘦肉等)和动物血,不仅含铁丰富而且吸收率很高,是补铁的最佳食品。但乳类和鸡蛋等食品含铁较少,以乳类为主食的婴儿要注意补充铁。植物性食物,

如黑木耳、发菜、紫菜、小油菜、芹菜、萝卜缨、芥菜等铁的含量较高。常见食物铁含量如表2-5-3所示。

表2-5-3 常见食物铁含量(毫克/100克可食部)

食物	苔菜（干,苔条）	普中红蘑（干）	珍珠白蘑（干）	香杏片口蘑（干）	黑木耳（干）	螺旋藻（干）	松蘑（干,松茸）	黄菇（干）
含量	283.7	235.1	189.8	137.5	97.4	88.0	86.0	22.5
食物	鸭血(母麻鸭)	鸡血	猪肝	羊血	鸡肝	猪血	羊肝	猪瘦肉
含量	39.6	25.0	23.2	18.3	12.0	8.7	7.5	3.0

(数据来源:《中国食物成分表标准版第6版/第一册》《中国食物成分表标准版第6版/第二册》)

(四)铁摄入异常对婴幼儿的影响

机体缺铁严重会造成缺铁性贫血。2岁以下婴幼儿体内铁缺乏,可损害其认知能力,即使补充铁后也难以恢复。婴儿期的铁缺乏更可导致不可逆的神经发育损伤,这一影响可持续至成年。长期缺铁还可影响细胞介导的免疫功能,导致机体抗感染能力下降。

服用大剂量的治疗铁可能会发生急性铁中毒。如长期服用铁剂或从食物中摄铁过多也会造成体内过量铁积累而引起慢性铁中毒。

(五)婴幼儿对铁的需要量

根据中国营养学会《中国居民膳食营养素参考摄入量(2013版)》,0—6岁婴幼儿每日铁参考摄入量如表2-5-4所示。

表2-5-4 0—6岁婴幼儿铁参考摄入量(毫克/天)

年龄(岁)	0—	0.5—	1—3	4—6
推荐摄入量	0.3(适宜摄入量)	10	9	10
平均摄入量	—	7	6	7
可耐受最高摄入量	—	—	25	30

三、锌

锌是人体内重要的必需微量元素之一。锌在人体内分布广泛,对维持婴幼儿正常生长发育、正常免疫功能、正常物质代谢等具有重要作用。

(一)锌的生理功能

1. 维持正常机体代谢

锌参与体内多种酶的合成,许多酶都参与蛋白质、脂肪、碳水化合物的代谢,对维持机体正常代谢起着重要作用。

2. 促进机体的生长发育和组织再生

锌参与核酸及蛋白质的合成,细胞的生长、分裂和分化等过程,促进机体的生长发育。

3. 维持人体正常食欲

锌能改善味觉,增强食欲。

4. 增强人体免疫力

锌是免疫器官胸腺发育的营养素,只有锌量充足才能有效保证胸腺发育,正常分化T淋巴细胞,完善细胞免疫功能。

5. 对皮肤和视力有保护作用

锌对眼睛健康有益,因为锌有促进维生素A吸收的作用。维生素A平时储存在肝脏中,当人体需要时,维生素A会被输送到血液中,这个过程是靠锌来完成"动员"工作的。

(二) 锌的食物来源

锌的食物来源广泛,不论动物性还是植物性的食物都含有锌,但食物中的锌含量差别很大,吸收利用率也不相同。一般来说,贝壳类海产品、红色肉类、动物内脏等都是锌的极好来源;干果类、谷类胚芽和麦麸也富含锌。一般植物性食物含锌量较低。常见食物锌的含量如表2-5-5所示。

表2-5-5 常见食物锌的含量(毫克/100克可食部)

食物	牛角江珧蛤(鲜)	生蚝	黄菇鱼(鲜)	海蚌(鲜)	扇贝(鲜)	泥蚶(血蚶)	山羊肉(生)	螺蛳
含量	114.11	71.20	19.43	17.41	11.69	11.59	10.42	10.27
食物	小麦胚粉	羊肚菌(干)	口蘑(白蘑)	松子(生)	茶树菇(干)	栗子(板栗)	蛹虫草(干)	黄蘑(干)
含量	23.40	12.11	9.04	9.02	8.38	8.00	7.85	7.04

(数据来源:《中国食物成分表标准版第6版/第一册》《中国食物成分表标准版第6版/第二册》)

(三) 锌摄入异常对婴幼儿的影响

婴幼儿缺锌会导致味觉减退、偏食、厌食或异食;生长发育不良,身材矮小、瘦弱,腹泻;皮肤干燥,皮疹,伤口愈合不良,反复性口腔溃疡;免疫力减退,反复感染。锌严重缺乏时,会导致"侏儒症"和智力发育不良。一般来说,人体不易发生锌中毒,因此锌也被认为对人体相对无毒。

(四) 婴幼儿对锌的需要量

根据中国营养学会《中国居民膳食营养素参考摄入量(2013版)》,0—6岁婴幼儿每日锌参考摄入量如表2-5-6所示。

表 2-5-6　0—6 岁婴幼儿锌参考摄入量(毫克/天)

年龄(岁)	0—	0.5—	1—3	4—6
推荐摄入量	2.0(适宜摄入量)	3.5	4.0	5.5
平均摄入量	—	2.8	3.2	4.6
可耐受最高摄入量	—	—	8	12

四、碘

碘与人类的健康息息相关,是人体的必需微量元素之一,有"智力元素"之称。健康成人体内碘的总量约为 30 毫克,其中 70%～80% 的碘存在于甲状腺。

(一) 碘的生理功能

碘是合成甲状腺素的原料,其生理功能主要表现在甲状腺素的生理作用。甲状腺素是一种重要的激素,在促进蛋白合成和神经系统发育、加速生长发育特别是智力发育、促进维生素的吸收和利用、保持正常新陈代谢等方面都具有重要作用。

(二) 碘的食物来源

人们主要从饮水、粮食、蔬菜和周围环境中获取碘。很多海产品如海带、海鱼、海虾和海菜中富含碘,经常食用有补碘的作用。常见食物碘的含量如表 2-5-7 所示。

表 2-5-7　常见食物碘的含量(微克/100 克可食部)

食物	紫菜(干)	螺旋藻	海苔	海带(鲜)	豆腐	绿豆面	柿子椒(青椒)	小麦粉	丝瓜
含量	171 000	3 830	2 430	1 140	36.9	12.7	9.6	2.9	1.4

(数据来源:《中国食物成分表标准版第 6 版/第一册》)

在各类补碘的措施中,食用碘盐是最为经济实惠的群防群治措施。盐是人们生活中的必需品,碘盐的色、味均与普通的食盐完全相同,在缺碘的地区,碘盐要坚持长年食用,如果连续 3 至 6 个月不食用碘盐,就会发生缺碘的危害。

(三) 碘摄入异常对婴幼儿影响

如果饮用水、粮食和周围环境中缺乏碘,长期生活在那里的人们就会因碘的摄入不足而产生碘缺乏病,如地方性甲状腺肿大,俗称"大脖子病"。如果孕妇、乳母缺碘,会导致胎儿和婴幼儿全身严重发育不良,身体矮小,智力低下,称为"呆小症"。

虽然碘是"智力元素",但过多食用碘并不能增进人的健康,提高智力水平,反而有害。有调查发现,碘摄入过多,甲状腺功能减退症的发病率明显升高。

(四) 婴幼儿对碘的需要量

根据中国营养学会《中国居民膳食营养素参考摄入量(2013版)》,0—6岁婴幼儿每日碘参考摄入量如表2-5-8所示。

表2-5-8　0—6岁婴幼儿碘参考摄入量(微克/天)

年龄(岁)	0—	0.5—	1—3	4—6
推荐摄入量	85(适宜摄入量)	115(适宜摄入量)	90	90
平均摄入量	—	—	65	65
可耐受最高摄入量	—	—	—	200

第六节　水

水对人体非常重要,它是珍贵的独一无二的万能溶剂,可以参与生命运动、排除有害毒素、帮助新陈代谢、维持有氧呼吸等,对人类生存的重要性仅次于空气。

一、水的生理功能

(一) 构成机体成分

水是保持细胞形状及构成人体体液必需的物质。水广泛分布在组织中,以血液中含量最多,脂肪组织中较少。

(二) 帮助消化

食物吃进嘴里,经牙齿咀嚼和唾液润湿后,从食管到胃肠、完成消化并被吸收的消化过程,都要水分来参与,以加速消化液对营养成分的溶解。

(三) 排泄废物

身体的代谢产物要通过出汗、呼吸及排泄的方式排出体外,这几种不同的排泄方式都需要在水分的帮助下才能实现。

(四) 润滑作用

水是体内自备的润滑剂,眼泪、唾液、关节囊内的润滑液和浆膜腔液都是相应器官的润滑剂。

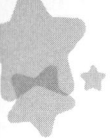

（五）调节体温

当环境温度低于体温时,为了维持身体温度保证正常生理活动,体内水分会因缩小的毛孔减少蒸发而保留在体内;当环境温度高于体温时,体内水分就会通过扩张的毛细血管呼吸孔排出体外,降低体温。

（六）保护细胞

水能促进细胞新陈代谢,维持细胞的正常形态;保持皮肤的湿润和弹性。

（七）平衡血液

水能改善血液、组织液的循环,并有助于平衡血液的黏稠度和酸碱度。

二、水的来源

水的来源主要是饮水及食物中的水。其中饮水为白开水与饮料的饮用量之和。对婴幼儿来说,理想的水源是符合卫生标准的饮用白开水。白开水不含热量,不用消化就能为人体直接吸收利用,一般建议喝30℃以下的温开水,这样不会过度刺激胃肠道的蠕动,不易造成血管收缩。含糖饮料会减缓肠胃道吸收水分的速度,长期大量喝饮料,对人体的新陈代谢会产生不良影响。

食物水来自主食、菜、汤以及水果等。常见含水较多的食物主要有液态奶、豆浆、蔬菜类、水果类以及汤和粥等。

三、水摄入异常对婴幼儿影响

水摄入不足会对健康造成危害。有文献表明,水摄入不足会对人的认知能力和体能产生影响。失水达到体重的1%时,人体会出现口渴感,失水达到体重的4%～8%时,除感到口渴、尿少外,还会出现极度口渴、皮肤干燥、唇裂、声音嘶哑、无力、头晕、头痛、心率加快等现象,严重时还会出现发热、烦躁不安等精神症状。当人体失水达到体重的10%时,很多生理功能会受到影响,甚至危及生命。失水达到体重的20%时,生命就难以维持。

与成人相比,婴幼儿更容易脱水。研究发现,脱水儿童的听觉数字灵敏度、语言灵活能力、图像识别能力都有降低的倾向。

水摄入过量(超出肾脏排出能力)可引起急性水中毒,并可导致低钠血症。这种情况多见于疾病状况,如肾病、肝病等,正常人极少见水中毒。但若个体短时间内摄入大量水而钠盐摄入不够时可导致低钠血症,极严重时还会危及生命。因此,水摄入量也绝非多多益善。

四、婴幼儿对水的需要量

影响人体需水量的因素很多,年龄、体重、环境温度、食物种类、身体活动量等,都会使人体对水的需求量产生很大差异。

婴幼儿新陈代谢旺盛,体表面积相对较大,水分蒸发多,因此,需水量相对比成人高。一般来说,年龄越小,相对需要的水分越多。

根据中国营养学会《中国居民膳食营养素参考摄入量(2013版)》,0—6岁婴幼儿每日适宜摄入水量如表2-6-1所示。

表2-6-1 0—6岁婴幼儿适宜摄入水量(毫升/天)

年龄(岁)	0—	0.5—	1—3	4—6
饮水量	—	—	—	800
总摄入量	700	900	1 300	1 600

第七节 能 量

人体每时每刻都在消耗能量,这些能量是由人体所摄取食物的化学能转变而来的。食物中能产生能量的营养素是蛋白质、脂肪、碳水化合物,它们经过氧化产生能量,供给机体维持生命、生长发育、从事各种活动的需要。

一、能量的单位

机体摄入和消耗的能量通常用热量单位"卡(Cal)"或"千卡(Kcal)"表示。营养学上一般多采用"千卡(Kcal)"表示。1千卡相当于将1千克水的温度升高1℃时所需要的能量。

目前,国际通用的能量单位为焦耳(J)。但有些国家,如美国、加拿大和我国仍在继续使用卡和千卡。以下为千卡(Kcal)与焦耳(J)之间的换算关系。

1千卡=4.186千焦;1千焦=0.239千卡

1 000千卡=4.186兆焦;1兆焦=239千卡

二、能量的来源

人体的能量来源于食物中的大分子物质如碳水化合物、脂肪和蛋白质分解所释放的化学能。在体外,它们经过充分燃烧,可释放大量能量。每克碳水化合物、脂肪和蛋白质充分氧化燃烧可产生的能量分别为 17.15 千焦(4.10 千卡)、39.54 千焦(9.45 千卡)和 23.64 千焦(5.65 千卡)。

三大产能营养素在体内不能被完全消化吸收,一般碳水化合物、脂肪、蛋白质的吸收率分别为 98%、95% 和 92%。吸收后的碳水化合物和脂肪在体内可完全氧化为水和二氧化碳,其终产物及产热量与体外相同;但蛋白质在体内不能完全氧化,其终产物除水和二氧化碳外,还有尿素、尿酸、肌酐等含氮物质,通过尿液排出体外。若把 1 克蛋白质在体内产生的这些含氮物在体外测热器中继续氧化,还可产生 5.44 千焦的热量。因此,这些大分子物质在体内发生生物氧化时所释放的能量,要低于体外燃烧所产生的能量。

每克碳水化合物、脂肪和蛋白质在体内的产热量分别为 4 千卡(16.7 千焦)、9 千卡(36.7 千焦耳)和 4 千卡(16.7 千焦)。此外,酒中的乙醇也能提供较高的能量。每克乙醇产生能量为 7 千卡(29.3 千焦)。常见食物的能量含量如表 2-7-1 所示。

表 2-7-1 常见食物的能量含量(千卡/100 克可食部)

食物	胡麻油	花生油	牛油(炼)	猪肉(肥)	牛肉(牛腩)	羊肉片	鸡翅
含量	900	899	898	807	332	118	202
食物	腐竹	黄豆	绿豆面	小麦	小麦胚粉	稻米(代表值)	玉米面(黄)
含量	461	407	341	338	403	346	350

(数据来源:《中国食物成分表标准版第 6 版/第一册》《食物成分表标准版第 6 版/第二册》)

三、婴幼儿的能量消耗

婴幼儿的能量消耗主要包含五个方面。

(一) 基础代谢

基础代谢是指在清醒、安静、空腹的情况下,在 20—25℃ 环境中,人体为维持各种器官的生理活动所需要的能量。基础代谢所需要的能量,因其年龄不同而有所差异,随着年龄增加而逐渐减少。特别需要注意的是,在婴幼儿时期,其基础代谢所需能量占所需总能量的 60% 左右,尤其是婴幼儿大脑的代谢约占总基础代谢的 1/3。

（二）食物的特殊动力作用所需

这是指人体进食后消化所需要的热量,包括胃肠蠕动及人体消化吸收所需的能量。对婴幼儿来说,其占总能量的 7%～8%。

（三）活动所需

婴幼儿活动时需要消耗能量。因其年龄增加而活动量逐渐增大,活泼好动的孩子比不好动的孩子、好哭的孩子比少哭的孩子,能量消耗可高出 2—3 倍。

（四）生长发育所需

生长发育能量所需是婴幼儿所特有的,而且还与婴幼儿生长发育的速度成正比。

（五）排泄的损失

食物中的产能营养素大多不能被完全消化吸收,会在排泄物中丢失一部分,且在腹泻时丢失会增加。

四、摄入异常对婴幼儿的影响

正常情况下,人体每日摄入的能量和消耗的能量基本保持平衡,体重可维持在正常范围内,保持健康。如果婴幼儿因病或在特殊条件下,能量长期摄入不足时,可能引起能量缺乏症。

能量摄入过多,大于消耗,则过量部分会在体内转变为脂肪沉积,导致婴幼儿体重超标,甚至引起肥胖。肥胖易导致许多疾病的发生,影响婴幼儿的身心健康。

五、婴幼儿对能量的需求与能量来源分配

（一）婴幼儿对能量的需求

婴幼儿对能量的需求主要以能量的消耗为依据。在实际计算时,除考虑能量消耗外,还需加上那些虽被摄入但未被消化、吸收、利用的少部分食物所具有的能量。在正常生理状态下,这部分食物约占摄入食物总量的 10%,其能量大致相当于基础代谢所消耗能量的 10%。

在制订和计算个体婴幼儿和集体婴幼儿对能量及食物的需求量时,应在满足机体正常生理需求量的基础上,参照当地和本民族的饮食习惯及食品生产供应情况而定。计算的供应量应高于需求量 3%～5%。

婴幼儿对各种营养素的需求随年(月)龄、性别、生长发育速度、活动量的大小及健康状

况而有个体间的差异。根据中国营养学会《中国居民膳食营养素参考摄入量(2013版)》,0—6岁婴幼儿每日膳食能量需要量如表2-7-2所示。

表2-7-2 婴幼儿膳食能量需要量(千卡/天)

年龄(岁)	0—	0.5—	1—	2—	3—	4—	5—	6—
男	90千卡/(千克每天)	80千卡/(千克每天)	900	1 100	1 250	1 300	1 400	1 600
女			800	1 000	1 200	1 250	1 300	1 450

(二) 能量来源分配

三大产能营养素在人体内都有其特殊的生理功能并且彼此相互影响,因此,三者在总能量供给中应有一个恰当的比例。

供给热能的营养素在膳食中所占的比例,可因其在机体中的作用、饮食习惯和各地食品的种类而不同。根据我国的饮食特点,成人碳水化合物供给的能量以占总能量的50%～65%为宜,脂肪占20%～30%,蛋白质占10%～15%。年龄越小,蛋白质及脂肪供能占的比例可相应增加。根据《中国居民膳食营养素参考摄入量(2013版)》,0—6岁婴幼儿三大产能营养素占总能量的百分比如表2-7-3所示。

表2-7-3 三大产能营养素占总能量的百分比

年龄(岁)	总碳水化合物(%)	总脂肪(%)	蛋白质(%)	
			男	女
0—	—	48(适宜摄入量)	6.2	
0.5—	—	40(适宜摄入量)	10.5	
1—	50—65	35(适宜摄入量)	11.1	12.5
2—	50—65	35(适宜摄入量)	9.1	10.0
3—	50—65	35(适宜摄入量)	9.6	10.0
4—	50—65	20—30	9.2	9.6
5—	50—65	20—30	8.6	9.2
6—	50—65	20—30	8.8	9.7

注:蛋白质占总热能的百分比是根据婴幼儿每日蛋白质的推荐摄入量(见表2-1-3)和每天能量的需要量(表2-7-2)(0—6月体重按6.5千克,1岁按9.5千克)计算出来的。

第三章 常见食物的营养价值与选择技巧

第二章主要介绍了婴幼儿对各类营养素和能量的需求,食物是这些营养素和能量的载体。根据食物的来源,可将其划分为动物性食物和植物性食物两大类,还可再继续分为肉类、蛋类、乳类、油脂类、谷类、豆类、蔬菜、水果等。由于不同类别的食物来自生物界中的不同种属,所以各种食物所含营养素的种类、数量以及比例各不相同。通常,生物学种属越相近(如红富士苹果与黄元帅苹果、山羊与绵羊)、生理功能越相似(如马铃薯与红薯,羊肝和鹅肝等)的食物,其营养学特点相似度越高。因此,学习食物分类以及各类食物的营养价值,对于为婴幼儿选择食物、制订食谱、提供合理营养有非常重要的实践价值。

对婴幼儿而言,营养素种类齐全、数量充分、比例适宜且易于消化吸收的食物,更加利于机体的生长发育,因此具有更高的营养价值。结合婴幼儿的营养需求和膳食特点,本章选取谷类、蔬菜水果、豆类、坚果、乳类、蛋类、鱼虾禽畜、油脂和调味品等九类食物进行具体分析。

第一节 谷 类

一、营养价值

谷类食物源自植物的种子,包括大米、小麦、玉米、小米、高粱、莜麦、荞麦、燕麦等。与坚果类食物不同,谷类富含碳水化合物,是人体每日能量摄入的主要来源。《中国居民膳食指南(2016)》中强调"食物多样,谷类为主"。谷类在我国居民的餐桌上经常出现,在每日膳食摄入中,提供了约66%的能量和58%的蛋白质。同时,谷类食物日均摄入量较大,还为人体供给较多的B族维生素和矿物质(钙、磷、钾、钠)等营养素。

(一) 碳水化合物

谷类食物的碳水化合物含量较丰富,主要集中在胚乳中,以淀粉的形式存在,多数含量在70%以上。一般而言,碳水化合物的含量在稻米中较高,小麦粉次之,玉米中较低,并以直链淀粉为主。由于加工方式不同(是否脱去种皮),谷类中的膳食纤维水平变化较大,粗粮中膳食纤维和各种微量元素较多,精加工的精米白面中所含的膳食纤维较少。

(二) 蛋白质

谷类食物中的蛋白质含量一般在7%～12%之间,其中稻谷中的蛋白质含量低于小麦粉,小麦胚粉含量最高,每100克中蛋白质可达36.4克。谷类蛋白质氨基酸组成中赖氨酸含量相对较低,蛋白质多为半完全蛋白质或不完全蛋白质,因此谷类蛋白质生物价较低。为婴幼儿设计食谱时应灵活运用蛋白质的互补作用,可以制作成八宝粥、豆包等,提高婴幼儿对谷类食物中蛋白质的利用率。

(三) 脂类

谷类脂肪含量相对较低,基本在0.4%～7.2%之间,小麦胚粉的脂肪含量最高,其次为莜麦、玉米和小米,稻米类最低。谷类脂肪含必需脂肪酸较多,且不饱和脂肪酸含量高,是适合婴幼儿生长发育的"好脂肪"。

从玉米和小麦胚芽中提取的胚芽油,80%为不饱和脂肪酸,其中亚油酸为60%,具有降低血清胆固醇,防止动脉粥样硬化的作用。

(四) 维生素

谷类中的维生素主要以B族维生素为主,如维生素B_1、维生素B_2、烟酸、泛酸、吡哆醇等。由于谷物中维生素B_1和烟酸含量较多,且谷物日均摄入量大,因此谷类食物是我国居民维生素B_1和烟酸的主要来源。

玉米和小米中含有较多的类胡萝卜素,在小麦胚粉中含有丰富的维生素E。谷类的维生素主要存在于谷皮和糊粉层,加工越细,以上维生素损失就越多。

(五) 矿物质

谷类食物中的矿物质包括钙、磷、钾、钠、镁及一些微量元素。小麦胚粉中除铁含量较低外,其他矿物质含量普遍较高;莜麦粉、荞麦、高粱、小米和大麦中,铁的含量较为丰富;大麦中,锌和硒的含量相对较高。谷类矿物质与维生素一样,也主要分布在谷皮和糊粉层中,加工越细,食品最终所含的矿物质越少。

二、选择技巧

随着我国居民物质生活条件和经济水平不断发展,目前国民餐桌上最常见的谷类食物以精制大米和精制小麦粉为主。这两种食物在加工的过程中会脱去谷粒的谷皮、谷胚和糊粉层,导致维生素B族、维生素E、铁、锌、膳食纤维等营养素的流失。因此建议在婴幼儿日常饮食中加入全谷物(如燕麦、黑麦、青稞、小米、薏米、玉米等),也可选用糙米(未精制的大米)或者全麦粉。为婴幼儿提供粗粮时要充分考虑其消化能力尚弱这一特点,食用过量膳食纤维有可能刺激婴幼儿肠胃引发腹泻,如果在腹泻粪便中观察到较多的粗粮谷皮时,应及时停止食用。另外,为了降低粗粮中的膳食纤维对婴幼儿消化道的刺激,粗粮食物可使用蒸、煮、高压炖煮等方式烹调来改善。

对于婴儿而言,因为乳类食物中含铁较低,母乳喂养的婴儿在6个月后添加的第一种辅食应当首选铁强化的婴儿专用米粉。

谷类食物在烹调过程中会损失部分营养素。如,大米在淘洗过程中,维生素B_1可损失30%～60%,维生素B_2和烟酸可损失20%～25%,矿物质损失约70%。淘洗次数多、浸泡时间长、水温高,都会加重营养素损失。米、面在蒸煮过程中,B族维生素也会有不同程度的损失。B族维生素对碱性环境更敏感,采用加碱蒸煮等方式,这些营养素损失会更加严重。所以大米以少淘洗为宜,面粉蒸煮加碱要适量,且应少炸少烤。

不同品种的谷类食物都具有固有的色泽及气味,有异味时应慎食,霉变的不能食用,尤其是成品粮。储存时应注意,粮谷类食物应在避光、通风、阴凉和干燥的环境中储存。一般来说,谷类食品在这样的条件下可以储存很长时间且质量不发生变化。但若环境发生改变,如温度增高、湿度加大时,谷粒易霉烂变质。

第二节 蔬菜水果类

一、营养价值

(一) 蔬菜类

蔬菜种类繁多,按照所属的植物生理结构位置及可食部分的不同,可大体分为叶菜类、根茎类、瓜茄类、鲜豆类和菌藻类等。按照颜色划分,蔬菜可分为深色蔬菜和浅色蔬菜。深色蔬菜包括深绿色(如菠菜、油菜、韭菜、西蓝花等)、红色、橘红色(如西红柿、胡萝卜、红辣椒等)和紫红色(如紫甘蓝、苋菜等)等蔬菜。相较于浅色蔬菜,深色蔬菜含有更丰富的胡萝卜素、叶绿素等抗氧化剂和多种芳香物质,具有更多营养物质。

蔬菜类食物颜色丰富,富含维生素、矿物质和膳食纤维等营养素,对提升食物感官性状,提供机体生理所需的微量营养素,促进胃肠蠕动和消化液分泌,促进食欲等都有很大的作用。因此,蔬菜类食物是婴幼儿辅食添加和日常膳食的重要组成部分。需要强调的是,蔬菜类食物根据其种类不同,所含的营养成分差异较大。

1. 叶菜类

叶菜类食物指可食部分为植物的茎和叶的蔬菜,包括白菜、菠菜、油菜、韭菜、苋菜、荠菜、芹菜等,蛋白质和脂肪含量极低,碳水化合物含量略高,为2%~4%,膳食纤维含量约为1.5%。叶菜类是类胡萝卜素、维生素B_2、维生素C、矿物质及膳食纤维的良好来源,其中深绿和橘红色蔬菜维生素含量较为丰富,特别是类胡萝卜素的含量较高。每100克叶菜类食物维生素C的含量多在35毫克左右,其中菜花、西蓝花、芥蓝等含量较高,每100克含量在50毫克以上。因蔬菜类食物含水量较高,维生素B_1、烟酸和维生素E的含量普遍比谷类和豆类食物低。矿物质的含量约为1%,种类较多,包括钾、钠、钙、镁、铁、锌、硒、铜、锰等,是膳食中矿物质的主要来源。

2. 根茎类

主要包括萝卜、胡萝卜、藕、山药、芋头、土豆、甘薯、葱、姜、蒜、竹笋等。根茎类碳水化合物含量相差较大,低者为3%左右,高者可达20%以上,脂肪含量不足0.5%,蛋白质含量为1%~2%。膳食纤维的含量较叶菜类低,约为1%。胡萝卜中含胡萝卜素较高,每100克中可达4 100微克,大蒜、芋头、洋葱、土豆等食物中含硒元素较高。根茎类蔬菜中含碳水化合物高的种类(如芋头、土豆、甘薯等),鉴于其营养素构成和比例特点,在膳食中可作为谷类食物的代替品,以增加膳食的多样性。

3. 瓜茄类

瓜茄类食物包括冬瓜、南瓜、丝瓜、黄瓜、茄子、番茄、辣椒等。瓜茄类因水分含量高,营养素含量相对较低,含有微量蛋白质和脂肪,碳水化合物含量占0.5%~9%,膳食纤维含量在1%左右。番茄中含丰富的胡萝卜素和维生素C,是这两种营养素的良好来源。辣椒中含有丰富胡萝卜素、维生素C,矿物质硒、铁和锌,是一种营养价值较高的蔬菜。但提供给婴幼儿时,为避免刺激其消化系统,注意选择颜色鲜艳、没有辣度的彩椒。

4. 鲜豆类

鲜豆类食物包括豇豆、四季豆、扁豆、豌豆等。与其他蔬菜相比,营养密度相对较高。蛋白质含量为2%~14%,鲜豆类食物脂肪含量不高,一般在0.5%以下,碳水化合物约在4%左右,膳食纤维为1%~3%。鲜豆类食物还含有丰富的钾、钙、铁、锌、硒等。

5. 菌藻类

菌藻类食物包括食用菌和藻类食物。常见的食用菌包括蘑菇、香菇、银耳、木耳等;常见的藻类食物包括海带、紫菜、发菜等。菌藻类食物富含蛋白质、膳食纤维、碳水化合物、维生素和微量元素。蛋白质含量以发菜、香菇和蘑菇中最为丰富,含量在20%以上。蛋白质、氨基酸组成比较均衡,脂肪含量低。碳水化合物含量差别较大,新鲜的菌藻类碳水化合物含量较低,但制成干品(干制香菇、干制银耳等)碳水化合物含量可升至50%。水溶性维生素B_1和维生素B_2含量较高,紫菜和蘑菇中含胡萝卜素较多。微量元素含量丰富,尤其是铁、锌、硒、碘(碘元素主要来自海产藻类植物)。除以上营养素外,海产藻类植物还能提供丰富的不饱和脂肪酸。

(二) 水果类

水果从状态来说可分为鲜果、干果。新鲜水果与蔬菜一样,是低能量的食物,碳水化合物含量相较于蔬菜类食物更高,富含维生素和矿物质。

1. 鲜果

鲜果中含有大量的水分,一般含水量为70%~90%;蛋白质和脂肪含量极低,碳水化合物含量在6%~28%之间,是除去水分外果品的主要构成成分,形式包括葡萄糖、果糖、蔗糖、淀粉、膳食纤维、果胶等。由于水果所含葡萄糖、果糖及蔗糖较多,因此味甜。鲜果中水溶性维生素含量较高,如芒果、杏、枇杷中胡萝卜素的含量较高,鲜枣、橘子中维生素C的含量较高。鲜果含有丰富的矿物质,如钙、磷、铁、硫、镁、钾、钠、碘、铜,是人们获得矿物质的重要来源。鲜果中还含有丰富的有机酸以及其他生物活性物质,这些物质不仅使各种水果具备独特的风味,而且使水果具有抗氧化、抗炎、抗肿瘤等作用。

2. 干果

干果由新鲜水果经加工、晒干、腌制等工艺制成,便于运输和储存。从营养成分分析,干果水分流失伴随水溶性维生素(尤其是维生素C)流失严重,而碳水化合物和矿物质因浓缩而含量升高,因此具有一定的营养价值。由于干果所含碳水化合物较多,因此较鲜果能量密度成倍数增长,因此不可为婴幼儿提供较多的干果食物,避免能量摄入过多导致超重或肥胖。

二、选择技巧

婴儿在6个月开始添加辅食后,可将蔬菜、水果制成泥状食物食用,并应多尝试不同种类的蔬菜和水果。2—3岁的幼儿每日应摄入蔬菜、水果类食物各100—200克。

(一) 蔬菜类

选择蔬菜首先要确保新鲜。叶菜不能久放,买后尽快烹饪。挑选时,要选择叶子不黄也不黏在一起的。如果想选择嫩一些的，可以选茎细一些的，容易掰断的。其他蔬菜，看根部是否蔫，表皮是否有失水，有无破损等情况。如果蔬菜不新鲜，不仅营养流失，叶菜中的亚硝酸盐含量会增加，发芽的土豆可能含有会导致中毒的龙葵素。

其次，应适当多选一些深色蔬菜。深色蔬菜植物化学物更多，抗氧化作用和其他保健效果更好。挑选蔬菜时需要注意种类多样性，每日摄入的蔬菜应有3—5种，且中晚餐时每餐应至少有2个蔬菜菜品。深色蔬菜要占一半。

注意酱菜和腌菜不宜选择。酱菜和腌菜在加工过程中加入大量的盐，同时维生素损失极大。因此，从营养角度不能替代新鲜蔬菜，且不宜提供给婴幼儿食用。

(二) 水果类

虽然水果可制成干果、罐头等制品，但就营养成分来说，鲜果所含的碳水化合物较前两者更低，具有独特风味的同时还具备丰富的维生素和矿物质，因此对于婴幼儿是更好的选择。

鲜果水分含量高，易腐烂，宜冷藏储存。储存前，应剔除有外伤的水果，保持外形完整，以防止腐败变质。

尽量选择成熟度高一些的水果，这样的水果甜度高，酸涩感会少些。

重点关注深色水果，膳食纤维丰富、维生素C含量较高的水果。深色水果含有植物色素，抗氧化和保健效果较好，如蓝莓、桑葚中的花青素，圣女果中的番茄红素，芒果中的胡萝卜素等。膳食纤维多的水果有利于通便，如火龙果、猕猴桃、西梅、梨等。水果中维生素C含量高，可以促进铁的吸收，如鲜枣、草莓等。

第三节 豆 类

一、营养价值

豆类可分为大豆类和杂豆类。常见的大豆类包括黄豆、青豆、黑豆等；杂豆包括蚕豆、豌豆、绿豆、红豆、小豆等。

大豆类食物含蛋白质较高，杂豆类食物含碳水化合物较高。豆制品是以大豆为原料制作的半成品食物，如豆浆、豆腐、豆腐干、腐竹、腐乳、纳豆、臭豆腐等。大豆类和豆制品食物中富含优质蛋白、必需脂肪酸、淀粉、矿物质等营养素，是我国居民膳食重要的组成部分。

（一）蛋白质

从含量分析，大豆类所含蛋白质最多，基本在30％以上；其次为杂豆类，含量在20％～25％之间；豆制品由于含水量差别大，因此蛋白质含量也受到影响，如干制腐竹为54％，豆腐干为15％，内酯豆腐为4％，豆浆为3％，豆腐脑为2.6％。

从营养价值分析，大豆类所含蛋白质为优质蛋白，但是由于成熟大豆不易吸收，因此生物价较低（生黄豆生物价57，熟黄豆生物价64）。杂豆类的蛋白质中一般含有人体需要的全部氨基酸种类，但由于必需氨基酸的数量比例（蛋氨酸含量较少、赖氨酸含量较多）与人体所需的相差甚远，因此蛋白质的利用率相对较低。杂豆类食物宜与谷类食物共同食用，利用蛋白质互补原则，可有效提高其蛋白质利用率。豆制品食物经加工后，仍富含优质蛋白，同时消化率和吸收率都会明显提高，是婴幼儿良好的蛋白质食物来源。

（二）脂肪

大豆类所含脂肪多在15％以上；杂豆类脂肪含量很低，一般在1％左右。各种豆制品食物的脂肪含量差别较大，如北豆腐约为8.1％，豆腐干约为11.3％，内酯豆腐约为2％，豆浆约为2％等。

大豆类和豆制品食物富含必需脂肪酸。这两类食物的脂肪组成以不饱和脂肪酸居多，其中油酸占32％～36％，亚油酸占52％～57％，亚麻酸占2％～10％，磷脂约占1.64％；正因如此，它们是婴幼儿和高血压、动脉粥样硬化等疾病患者的理想食物。

（三）碳水化合物

大豆类食物中含碳水化合物为20％左右。其他豆类的碳水化合物主要以淀粉形式存在，碳水化合物含量较大豆高很多，含碳水化合物60％左右。豆制品依据加工方法和水分含量，碳水化合物含量普遍较低，含量为1％～10％。

大豆类碳水化合物组成比较复杂，人体较难消化，其中有些低聚糖成为大肠内细菌的营养素来源，部分细菌在肠道内生长繁殖发酵产生气体，因此食用大豆类食物过多易引起肠胀气。

（四）维生素

豆类食物含有胡萝卜素、维生素B_1、维生素B_2、烟酸、维生素E等，相对于谷类食物，豆类的胡萝卜素和维生素E含量较高，但维生素B_1含量较低。

种皮颜色较深的豆类，胡萝卜素含量较高，如黄豆、黑豆、青豆、绿豆等，青豆中胡萝卜素含量可达约790微克/100克。干豆类几乎不含维生素C，但发芽后，其含量明显提高，黄豆芽中维生素C含量较高，约为8毫克/100克。

（五）矿物质

豆类食物中的矿物质包括钾、钠、钙、镁、铁、锌、硒等，含量约为 2%～4%。大豆中的矿物质含量略高于其他豆类，在 4% 左右，其他豆类为 2%～3%，豆制品多数在 2% 以下。由于制作加工特点不同，北豆腐含钙量较高，钙含量为 105 毫克/100 克。

二、选择技巧

部分豆制品加工过程中需要发酵，如豆豉、豆瓣酱、腐乳等，制作过程中需要加入大量盐，因此婴幼儿最好避免摄入。

与谷类食物相同，大豆类和杂豆类食物都具有固有的色泽及气味，有异味时应慎食，霉变的不能食用。

豆制品食物含水量高，营养成分好，易发生微生物污染，使豆制品变酸变质，所以最好采用小包装，并及时冷藏。豆制品感官上的变化能灵敏地反映产品鲜度变化，因此在采买时应选取形态整齐、软硬适宜、质地细嫩、有弹性的新鲜豆制品。随着鲜度的变化，豆制品食物会产生颜色发暗、质地溃散、有黄色液体析出、发黏、变酸并产生异味等变化。

另外，在大豆、菜豆、芸豆、黄豆、四季豆等豆类食物中存在蛋白酶抑制剂，生食会影响人体对蛋白质的消化和吸收，引起胰腺肿大等不良反应，但通过加热即可破坏蛋白抑制酶的活性。其他抗营养因子如植酸、红细胞凝集素、胀气因子会使人体产生不适，一般经过加热处理或其他方法可以有效去除。

第四节 坚果类

一、营养价值

坚果是以植物的种仁为食用部分，因外部包裹硬壳，故称坚果。常见的坚果包括核桃、榛子、杏仁、松子、腰果、白果、栗子、花生、葵花子、西瓜子、南瓜子、莲子等。坚果多富含脂肪、淀粉、脂溶性维生素和各种矿物质，是一类很有营养价值的食物。按照脂肪含量的不同，坚果可以分为油脂类坚果（如核桃、榛子、杏仁等）和淀粉类坚果（如栗子、莲子、白果等）。

（一）蛋白质

新鲜的坚果蛋白质含量为 12%～22%，其中有些蛋白质含量更高，如西瓜子和南瓜子，蛋白质含量可高达 30% 以上。

(二) 脂肪

油脂类坚果中脂肪含量较高,多在 40% 左右,其中松子、杏仁、榛子、葵花子等可达 50% 以上。坚果类当中的脂肪多为不饱和脂肪酸,富含必需脂肪酸,是优质的脂肪食物来源。植物油多由芝麻、葵花子、花生、胡麻等油脂类坚果加工压榨而成。

(三) 碳水化合物

淀粉类坚果淀粉含量高,包括栗子、芡实、银杏、莲子等,碳水化合物含量约为 70%。油脂类坚果含碳水化合物含量较低,约为 20%。

(四) 维生素和矿物质

坚果类是维生素 E 和 B 族维生素的良好来源,包括维生素 B_1、维生素 B_2、烟酸和叶酸。黑芝麻中维生素 E 含量多达 50.4 毫克/100 克。坚果类中维生素 C 含量低。

(五) 矿物质

坚果类富含钾、镁、磷、钙、铁、锌、硒、铜等矿物质。铁的含量以黑芝麻为最高,硒的含量以腰果为最多,榛子中含有丰富的锰,锌在各种坚果中含量普遍较高。

二、选择技巧

为避免坚果食物呛入气管发生意外,婴幼儿食用坚果时可加工成糊状食用。

需要注意,坚果食物多为加工后售卖。因此挑选坚果食物时,应选择原味,不宜选择在加工时添加盐、糖或油脂的品种。选购时应仔细阅读食品商品标签、营养成分表和配料表,避免食用坚果时摄入过量的盐或者能量。

多数坚果水分含量低而较耐储藏,但油脂类坚果中的脂肪不饱和程度高,易受氧化或滋生霉菌而变质,因此应当保存于干燥阴凉处,如能真空包装保存更佳。

购买散装坚果时应注意果品的感官形状,应具有正常坚果香味,购买成品包装坚果时需特别注意外包装完整度及保质期限,外包装不完整的坚果商品易被霉菌污染变质。

第五节 乳 类

一、营养价值

乳指哺乳动物的乳汁,乳汁经杀菌、浓缩、发酵、干燥等工艺可制成乳制品,如奶粉、酸奶、炼乳、乳酪等。

乳及乳制品统称为乳类,乳类含有丰富的完全蛋白质(优质蛋白)、B族维生素、矿物质(尤其是钙质),具有较高的营养价值。部分乳制品加工过程中,会去除水分或加入糖或油脂调和,如炼乳、干酪等,因此能量密度比鲜乳高。

(一) 乳类

液态乳类每100毫升能量约为55—65千卡,因为水分含量约占90%,因此能量密度较低。

1. 蛋白质

牛乳中的蛋白质含量最高,约为3%。其次是羊奶和人乳,分别占1.5%和1.3%。各类鲜乳是哺乳动物喂养新生子代的天然食物,所含的蛋白质、必需氨基酸种类齐全、数量充足、比例适宜,且易于消化吸收,生物价高达85,是婴幼儿优质食品。

2. 脂肪

乳中脂肪含量约为2.8%～4%,其中每100毫升乳中磷脂含量为20—50毫克,胆固醇含量为10—30毫克。在乳类所含的脂肪中,50%以上为饱和脂肪酸,长期食用不利于血脂健康,但是婴幼儿属于生长发育的特殊时期,对于能量和脂类需求较高,2岁以下婴幼儿不宜食用脱脂乳类。

3. 碳水化合物

乳及乳制品中所含碳水化合物主要为乳糖,其含量约为3%～7.4%,其中人乳最高,羊乳次之,牛乳最少。乳糖是由半乳糖和葡萄糖构成的二糖,是哺乳动物乳汁中所特有的碳水化合物,为人体提供能量的同时,还可以促进钙、铁、锌等矿物质的吸收。

婴幼儿体内乳糖酶活性较高,一般而言可以分解乳糖并加以吸收利用。但人体内乳糖酶的活性受遗传、环境等因素影响发生改变,对于一部分不常饮用鲜乳的成年人来说,饮用乳类可能引起乳糖不耐受症(有腹泻、腹胀、腹痛等症状)的发生。

4. 维生素

各类鲜乳中几乎含有所有维生素种类,包括维生素A、维生素B族、维生素C、维生素D、维生素E、维生素K等,但各种维生素的含量差异较大。

乳类中脂溶性维生素A和维生素D含量较高,是这两类营养素的良好食物来源。

5. 矿物质

鲜乳中矿物质种类丰富,比如钠、钾、钙、镁、氯、磷、硫、铜、铁、硒等,能够有效促进婴幼儿生长发育。

乳类中含有丰富的钙元素（人乳钙含量为 31 毫克/100 毫升、羊乳为 82 毫克/100 毫升、牛乳为 107 毫克/100 毫升），其中所含的钙元素是在各类食物中最容易被吸收的形态，生物利用率最高，是良好的钙元素食物来源。

此外，乳类中整体所含铁元素较少，人乳和羊乳中所含碘元素较少，因此对于母乳喂养的婴儿和长期饮用乳类的幼儿，喂养者应在辅食添加阶段及时为其补充富含铁元素和碘元素的食物；在膳食中提供充足的铁元素和碘元素食物来源。

(二) 乳制品

乳制品是指利用牛奶或者羊奶为主要原料，符合食品相关法律法规加工而制成的各类食品，主要包括酸奶、干酪、炼乳、奶粉等。由于加工工艺的不同以及加工过程中添加营养素和辅料的不同，各类乳制品的营养成分存在着很大的差异。

1. 酸奶

酸奶是牛奶经消毒、乳酸菌发酵后制成的。发酵后，一方面牛奶中的部分蛋白质会被分解为游离的氨基酸和肽链，因此更容易被机体吸收和利用。另一方面，经发酵后牛奶中的乳糖会分解为半乳糖和葡萄糖，适宜乳糖酶缺乏或活性较低的人群食用。与牛奶相比，脂肪、维生素 A、维生素 B_1、维生素 B_2 等营养素的含量基本相似，但叶酸和胆碱的含量增加。最后，经过发酵的酸奶含有丰富的益生菌，有利于肠道菌群的平衡，有促进人体食物消化和排泄、提高机体免疫力等益处。

2. 干酪

干酪（或乳酪）是一种营养价值很高的发酵乳制品，是在原料乳（牛奶或羊奶）中加入适量的发酵剂或凝乳酶，使蛋白质发生凝固，压榨排除乳清之后制成的乳制品。加工过程中，原料乳中水分、乳糖和水溶性维生素流失，蛋白质、脂肪、维生素 A、矿物质（磷、镁、钙、锌等）的含量增高。发酵过程使干酪具备特殊的风味，是一种味美且营养价值较高的食物。

3. 炼乳

炼乳为浓缩奶的一种，常见的有淡炼乳和甜炼乳。因受加工的影响，炼乳中的维生素遭受一定的破坏，因此通常人工添加损失的维生素进行营养强化。

淡炼乳是鲜奶经巴氏消毒后在低温真空条件下浓缩，除去约 2/3 的水分再经灭菌而成的浓缩奶。经过营养强化加工后，淡炼乳按适当的比例冲稀食用，其营养价值基本与鲜奶相同。

甜炼乳是在鲜奶中加约 15% 的蔗糖后，再浓缩制成的。甜炼乳中糖的含量最高可达 45%，因此具有较高的渗透压，可以有效抑制微生物繁殖，从而具备较长的保质期。但因甜炼乳糖分过高,不宜供婴幼儿食用。

4. 奶粉

奶粉是新鲜乳经脱水干燥制成的粉状乳制品,是方便运输和储存,营养价值又高的食品。常见的奶粉有全脂奶粉、脱脂奶粉、配方奶粉等。

全脂奶粉是将新鲜奶除去70%～80%水分后,经喷雾干燥制成,加工过程中营养成分损失少。经浓缩干燥后奶粉的营养素和能量可高于新鲜乳数倍,但如按适当的比例冲调后,全脂奶粉冲调奶的营养价值基本与鲜奶相同。

脱脂奶粉是将鲜奶脱去脂肪,再经上述方法制成的奶粉。脱脂过程使脂溶性维生素损失较多,其他营养成分变化不大。脱脂奶粉适合脂肪泻的婴幼儿及需要低脂膳食的人群食用。

配方奶粉,是以牛奶为原料,参照人乳的模式和营养素组成特点,进行营养素的调整和改善,以满足婴幼儿的生理特点和生长发育需要的特殊奶粉。配方奶以人乳为蓝本调制而成,是婴儿在母乳喂养不足或无法实施时最佳的补充和替代食品。

5. 奶油

奶油指由牛奶经离心分离出的乳脂肪构成的乳制品。100克奶油中约含879千卡能量,97克脂肪(其中饱和脂肪酸占42.8克),是能量密度极高的一种食品,口感香甜细密,经常作为配料制作面包和蛋糕等食品。奶油中所含脂溶性维生素较高,可提供丰富的维生素A和维生素D。

二、选择技巧

（一）乳类

刚挤出的新鲜生奶中,由于动物本身、挤奶用具和农场环境等因素,易发生微生物污染,因此不可直接饮用。选购牛奶、羊奶等新鲜乳品时,应通过正规渠道购买可靠品牌的产品。选购的乳品应满足以下感官指标:乳白色或微黄色,无异味,无沉淀,无凝块,无黏稠,无可见异物的色泽均匀一致的液体。

（二）乳制品

正常奶粉应为乳黄色、具有纯正的乳香味且干燥均匀的粉末,粉末蓬松无结块,经搅拌可迅速溶于水中。当奶粉有苦味、腐败味、霉味、化学药品味和石油味等异味时,禁止出售、购买和使用。

选购酸奶时,首先要注意酸奶储藏环境和生产日期,即在出售前应储存在2—8℃的仓库或冰箱内,且储存时间不应超过 72 小时。其次观察酸奶感官性状,酸奶应呈乳白色或稍带微黄色,具有纯正的乳酸味,凝块均匀细腻,允许少量乳清蛋白析出,但不能有气泡。

正常的炼乳为乳白色或乳黄色、有光泽、具有牛乳的滋味和气味、组织细腻、质地均匀、黏度适中的黏稠液体,凡具有异味的炼乳应及时弃置。另外,未开封的炼乳罐头若出现罐头膨胀的现象也应作废弃处理。

正常奶油为均匀一致的乳白色或浅黄色,组织状态微柔软、细腻、无孔隙、无析水现象,具有奶油的纯香味。一旦奶油出现霉斑、腐败、异味(苦味、金属味、鱼腥味等),一律丢弃处理。

由于乳类对于婴幼儿营养价值极高,对于乳糖不耐受的婴幼儿(由于体内缺少分解乳糖的酶,在喝牛奶后会出现腹胀、腹泻或腹痛等不适症状)可尝试选择酸奶、奶酪等发酵后的奶制品,也可选择低乳糖的奶替代正常牛奶,同时建议饮奶时少量多次,避免单次摄入量过多刺激肠胃。但是对于牛奶蛋白过敏的婴幼儿,应避免摄入乳类食物。

第六节 蛋 类

一、营养价值

蛋类食物来源于禽类的卵,包括鸡蛋、鸭蛋、鹅蛋、鹌鹑蛋、鸽蛋、鸵鸟蛋等,也包括加工制成的咸蛋、松花蛋等。蛋类的营养素含量不仅丰富,而且比例适合人体需求,易消化吸收,是一类富含优质蛋白质、必需脂肪酸以及各种微量营养素的食品。鸡蛋营养价值高且容易获取,是我国居民,尤其是婴幼儿食谱中最常见的食物之一。

(一) 蛋白质

从含量角度分析,全蛋的蛋白质含量约为 12%(1 个 50 克的鸡蛋提供约 6 克蛋白质),蛋黄中较高,蛋清中略低。加工成咸蛋或松花蛋后,蛋白质含量略有提高,约为 13%～15%。

从营养价值角度分析,蛋类的蛋白质氨基酸组成与人体需要最接近,因此生物价也最高,如鸡蛋生物价为 94。蛋类食物的蛋白质中赖氨酸和蛋氨酸含量较高,与谷类和豆类食物混合食用时,可通过蛋白质的互补作用,弥补谷类中的赖氨酸和豆类中的蛋氨酸不足。

（二）脂肪

蛋类食物中98%的脂肪存在于蛋黄中，蛋清中含量极少，且蛋黄中的脂肪与蛋白质结合度高，因而更易于消化吸收。

蛋黄中脂肪含量为28%～33%，富含不饱和脂肪酸、磷脂和胆固醇。蛋黄中还含有丰富的卵磷脂，对婴幼儿脑和神经系统发育及老年人减少眼底黄斑性病变的影响有保护作用。

（三）碳水化合物

蛋类食物中碳水化合物含量较低，含量为1%～3%，蛋黄略高于蛋清，加工成咸蛋或松花蛋后碳水化合物含量有所提高。

（四）维生素

蛋类食物中维生素含量丰富，且品种较完全，包括维生素A、维生素B族、微量的维生素C、维生素D、维生素E。绝大部分的维生素集中储存于蛋黄中。蛋类食物是非常好的维生素A食物来源。

（五）矿物质

蛋类食物中的矿物质同维生素一样，也主要存在于蛋黄部分，蛋清部分含量较低。蛋黄中矿物质含量为1%～1.5%，其中钙、磷、铁、锌、硒等含量丰富。蛋中铁含量较高，但由于蛋黄中的卵黄磷蛋白会干扰铁的吸收，因此铁的生物利用率较低，仅为3%左右。

二、选择技巧

选购鸡蛋时应注意，蛋壳清洁完整。灯光透视时，整个蛋呈橘黄色至橙红色，蛋黄中不看见或略见阴影。若透光观察时，观察到蛋壳里侧有大小不同暗色或深色斑点，即"黑斑蛋"，则鸡蛋可能已经被霉菌污染，不可食用。打开后若蛋黄贴在壳上，即"贴壳蛋"，蛋黄已经散开，即"散黄蛋"，蛋清和蛋黄混为一体，即"浑汤蛋"，以上形态的蛋都已被细菌污染，发生变质，不可食用。

选择鸡蛋时，同样大小，选重的；用手摇，选无晃动的；蛋类打开后，有系带，蛋黄凸起、完整、有韧性，蛋白澄清、透明、稀稠分明，无异味；煮好后，蛋黄在中间。

必须要强调的是，禽类产蛋时环境中的致病微生物容易附着在蛋壳上，同时生蛋的蛋清中含有较多抗生物素蛋白和抗胰蛋白酶（抗生物素蛋白能影响生物素的吸收，引起食欲不振、全身无力、毛发脱落、皮肤发黄、肌肉疼痛等；抗胰蛋白酶能抑制胰蛋白酶的活力，妨碍蛋白质消化吸收），故婴幼儿绝不可生食蛋类食物。烹调加热能杀菌消毒，还能破坏这两种物质。同时需注意,蛋类食物不宜过度加热,否则蛋白质会过分凝固,降低其消化率和利用率。

第七节 鱼虾禽畜类

一、营养价值

(一) 鱼虾类

1. 蛋白质

鱼虾类蛋白质含量为15%~22%,平均为18%。鱼类蛋白质的氨基酸组成较平衡,与人体需要接近,利用率较高,生物价可达85~90,除了蛋白质外,鱼还含有较多的其他含氮化合物,主要有游离氨基酸、肽、胺类、胍、季铵类化合物、嘌呤类和脲等,因此肉质鲜美。

2. 脂肪

鱼虾类的脂肪含量为1%~10%,呈不均匀分布,主要存在于皮下和脏器周围,肌肉组织中含量较少。鱼类脂肪多由不饱和脂肪酸组成,一般约占60%以上,熔点较低,消化率高达95%,属于婴幼儿的优质脂肪来源。

3. 碳水化合物

鱼类的碳水化合物含量较低,约为1.5%,也有些鱼不含碳水化合物,如鲳鱼、鲢鱼、银鱼等。虾类碳水化合物含量略高于鱼类,约为3%。

4. 维生素

鱼虾类食物所含脂溶性维生素较高,是维生素A、维生素D、维生素E的良好食物来源。水溶性维生素中,维生素B_2、烟酸等的含量也较高,而维生素C含量则很低。鱼虾中有硫胺素酶和催化维生素B_1的降解酶,因此生食可能造成维生素B_1的缺乏。由于卫生原因,婴幼儿不宜生食鱼虾类食品。

5. 矿物质

鱼虾类食物中矿物质含量为1%~2%,其中硒和锌的含量丰富,此外,钙、钠、氯、钾、镁等含量也较多。海产鱼虾类富含碘元素,部分海鱼的含碘量可达500—1 000毫克/克,而淡水鱼含碘量约为50—400毫克/克。

(二) 禽畜类

禽畜类食物包括禽肉和畜肉,前者包括鸡、鸭、鹅等的肌肉及其制品,后者指猪、牛、羊等的肌肉、内脏及其制品。禽畜类食物的营养价值较高,饱腹作用强,可加工烹制成各种美味佳肴,是婴幼儿良好的能量和蛋白质食物来源。

1. 蛋白质

禽畜类食物中的蛋白质含量一般为10%～20%,因动物的种类、年龄、肥瘦程度以及部位而异。在畜肉中,猪肉的蛋白质含量平均在13.2%左右;牛肉、羊肉、兔肉、马肉、鹿肉和骆驼肉蛋白质含量可达20%左右。在禽肉中,鸡肉、鹌鹑肉的蛋白质含量较高,约为20%;鸭肉蛋白质含量约为16%;鹅肉蛋白质含量约为18%。一般来说,心、肝、肾等内脏器官的蛋白质含量较高,占15%左右。

2. 脂肪

脂肪含量因动物的品种、食用部位等不同有较大差异,鸡胸肉脂肪含量低至2%,猪肉(纯肥肉)则高达89%。在禽肉中,火鸡肉和鹌鹑肉的脂肪含量较低,在3%左右;鸡肉和鸽子肉脂肪含量为9%～14%;鸭肉和鹅肉脂肪含量达20%左右;禽肉的脂肪主要集中在外皮部分。在畜肉中,猪肉的脂肪含量最高,羊肉次之,牛肉最低。

禽畜类食物内脏脂肪的含量中,以动物脑为最高,在10%左右;猪肾、鸭肝、羊心和猪心居中,为5%～8%,其他在4%以下。

禽畜类食物所含有的必需脂肪酸明显低于植物油脂,且饱和脂肪酸含量高,因此其营养价值低于植物油脂。由于禽类脂肪中所含必需脂肪酸的量高于畜类脂肪,因此禽类脂肪的营养价值相对较高。

3. 碳水化合物

禽畜类食物整体碳水化合物含量相对较低,为0%～9%,多数在1.5%左右,主要以糖原的形式存在于肌肉和肝脏中。

4. 维生素

禽畜类食物可提供多种维生素,主要以B族维生素和维生素A为主。内脏中维生素含量比肌肉中多,其中肝脏富含维生素A和维生素B_2,在禽肉中还含有较多的维生素E。禽畜类的肝脏含蛋白质、维生素A和铁元素较高,且口感细密,是非常适合婴幼儿的营养食物。

5. 矿物质

禽畜类食物矿物质的含量一般为0.8%～1.2%,含有较多的磷、硫、铁、硒、锌、钾、钠、铜等。一般情况下,矿物质的分布规律为:内脏中最高、瘦肉次之、肥肉中最少。铁的含量以猪肝和鸭肝最丰富,为23毫克/100克左右,同时禽畜类食物中的铁主要以血红素铁的形式存在,因此吸收率很高。此外,禽畜类食物中钙的含量虽然不高,但吸收利用率很高。

二、选择技巧

(一) 鱼虾类

选购鱼类时尽量选择刺少、DHA 高、汞含量少的鱼,如三文鱼、虹鳟鱼、鲈鱼等。应挑选体表完整,无外伤,有光泽,鳞片完整、无脱落的。鱼鳃鲜红色或暗红色、鳃丝清晰,眼球饱满凸出,角膜透明,肌肉坚实有弹性,无异味的鱼。

虾类选购时,首先看外形,虾体应头尾完整,虾身有一定的弯曲度。其次看虾身色泽,新鲜的虾壳发亮,不新鲜的虾壳发暗,当虾腮变黑时则可能是病虾,不建议购买。最后,看虾的肉质和气味,应选择肉质坚实有弹性,嗅之无异臭味的虾。

(二) 禽畜类

选择禽畜类的肉品可以一看,二按,三闻。肉品应当颜色(红色或粉色)均匀,有光泽,脂肪洁白;外表微干或微湿润;指压后的凹陷立即恢复,不粘手;具有鲜肉的正常气味。

为了避免婴幼儿热量摄入过多导致肥胖,在挑选畜类肉品时,应避免选择肥肉比例较多的肉块,优先选择里脊肉、腿肉等脂肪含量少的部位。

若将鱼、虾、禽、畜进行比较,为婴幼儿选择食物时,建议按照以下两句俗语:"四条腿的不如两条腿的,两条腿的不如没有腿的"或者"地上跑的不如天上飞的,天上飞的不如水里游的"。虽然这两句话通俗,但里面确实蕴含科学依据。这几类食物虽然在其他营养素含量上不相上下,但就脂肪的含量和种类而言,鱼虾最优,其次是禽类,最后是畜类。畜类肉品脂肪含量高且多为饱和脂肪酸。禽类脂肪相对含量低,富含必需脂肪酸,也含有不饱和脂肪酸。而鱼虾类食品所含脂肪量相对较低,并含有较多的能促进婴幼儿神经系统发育的不饱和脂肪酸,因此为最优选。

但是也有例外,7—12 个月龄的婴儿是缺铁的高危人群,添加辅食时应优先考虑含铁量较高的"红肉",如牛肉、羊肉、猪肉、马肉、驴肉等。

同其他类别的食物一样,婴幼儿不宜食用经过盐渍、烟熏、腌制的肉制品。

第八节 油 脂 类

一、营养价值

食用油脂根据来源可分为植物油和动物油。常见的植物油包括豆油、花生油、菜籽油、芝麻油、玉米油等；常见的动物油包括猪油、牛油、羊油、鱼油等。

就油脂的营养素构成而言，其脂肪含量一般高于99％，因此我们在讨论营养价值时主要分析其脂肪的特点。

植物油脂含不饱和脂肪酸多，熔点低，常温下呈液态，消化吸收率高；动物油脂以饱和脂肪酸为主，熔点较高，常温下呈固态，消化吸收率不如植物油高。

植物油脂和动物油脂构成了膳食中脂肪的主要来源。植物油脂和鱼油因多含不饱和脂肪酸，常温下为液态；动物性油脂（除鱼油外）以及源自植物的棕榈油，含饱和脂肪酸较多，在常温下为固态。

植物油脂经过加工可以改变原有形态，如通过氢化技术改变脂肪饱和度，减少双键数目，提高油脂稳定性，但部分氢化油因含有反式脂肪酸，会引起胆固醇增高，所以被列为不健康的油脂。

食用油脂一般含有丰富的维生素E、植物固醇（来自植物油），微量的钾、钠、钙等。

二、选择技巧

植物油脂因含有较多的不饱和脂肪酸，易发生酸败，酸败后会产生对人体有害的物质，因此不宜长时间储存。动物油脂的脂肪组成以饱和脂肪酸为主，长期大量食用可引起血脂升高，增加心脑血管疾病患病的风险，因此在高血脂病人中要控制食用；对于婴幼儿虽不会在短期内造成明显影响，但摄入过多也会导致超重或者肥胖，还会增加其成年后患高血脂疾病的风险。

可以优先选择高α-亚麻酸的油脂，其他类型的油轮流食用，同类之间可以相互替换或以α-亚麻酸的油脂为主要用油，不同的烹调方法选择不同的油种。由于亚麻籽油、紫苏油味道不是太理想，婴幼儿接受起来可能会有一定困难，因此一次不要加太多，循序渐进。随着年龄和体重的增加，婴幼儿需要的脂肪会增多，因此在饮食结构不变的情况下，可以适当增加辅食油的量。

第九节　调味品类

调味品是指以粮食、蔬菜等为原料，经发酵、腌渍、水解、混合等工艺制成的用于烹调调味以及食品加工的物质。常见的调味品包括盐、糖和甜味剂、酱油和酱类制品、醋等。调味品是同时具有调味价值和营养价值的特殊食品。婴幼儿年龄小、体重轻且味觉器官仍处在发育阶段,因此对于日常调味品的摄入需要尤其注意。

一、营养成分

(一) 盐

一般来说,食盐主要成分是氯化钠。钠离子可以提供最纯正的咸味,而氯离子为助味剂。同时,目前市场上还售有低钠盐和钾盐等。

(二) 糖和甜味剂

日常使用的食糖主要成分为蔗糖,是食品中甜味的主要来源。蔗糖可以提供纯正愉悦的甜味,也具有调和百味的作用,为菜肴带来醇厚的风味,在炖烧菜肴中还具有促进美拉德反应而增色增香的作用。

食品用蔗糖主要分为白糖、红糖两类,其中白糖又分为白砂糖和绵白糖两类。白砂糖纯度最高,达99%以上;绵白糖纯度仅为96%左右,吸湿性较强,容易结块。红糖含蔗糖量为84%~87%,其中含水量为2%~7%,有少量果糖和葡萄糖。

(三) 酱油和酱类制品

酱油和酱以小麦、大豆及其制品为主要原料,接种曲霉菌种,经发酵酿制而成。

酱油中含有一定数量的B族维生素,其中维生素B_1约为0.01毫克/100克,维生素B_2为0.05—0.20毫克/100克,烟酸约1.0毫克/100克以上。酱油和酱中的咸味来自氯化钠,酱油中含盐量为12%~14%。

酱类制品的营养成分与原料有很大关系。大酱,以大豆为原料,其蛋白质含量比较高,可达10%~12%;甜面酱,以小麦为原料,蛋白质含量在8%以下。酱类中维生素B_1含量与原料含量相当,而维生素B_2含量在发酵之后显著提高,含量约为0.1—0.4毫克/100克,烟酸含量也较高,达1.5—2.5毫克/100克。酱类的含盐量通常约为7%~15%。

此外,酱油和酱中还含有多种酯类、醛和有机酸,是其香气的主要来源。

(四) 醋类

醋按原料可以分为粮食醋和水果醋,按颜色可以分为黑醋和白醋。

醋中蛋白质、脂肪和碳水化合物的含量都不高,含有较为丰富的钙和铁。醋的总氮含量为1%~8%。碳水化合物含量差异较大,多数为3%~4%,白米醋仅为0.2%,而老陈醋可高达12%。醋中氯化钠含量多在3%左右。

二、选择技巧

婴儿辅食应保持原味,不加盐、糖以及刺激性调味品,保持淡口味。淡口味食物有利于提高婴幼儿对不同天然食物口味的接受度,减少偏食挑食的风险。淡口味食物可以减少婴幼儿盐、糖的摄入量,降低儿童期及成人期肥胖、糖尿病、高血压、心血管疾病的风险。

健康人群每日摄入 6 克食盐即可完全满足机体对钠的需要。婴幼儿每日盐摄入量如表 3-9-1 所示。

表 3-9-1 婴幼儿盐的参考摄入量(克/天)

年 龄 段	摄 入 量
7—12 个月	不建议额外添加
1—2 岁	0—1.5
2—3 岁	<2

咸味和甜味可以相互抵消,酸味可以强化咸味,因此烹调中加入醋,少加糖或不加糖,能有效减少食盐的用量。

人对甜味的喜好是与生俱来的,婴幼儿也一样。在添加辅食的过程中,先添加水果后添加蔬菜,通常会导致婴儿在短期内对蔬菜类食物的拒绝行为。因此,不宜过早在婴幼儿的食物中添加额外的蔗糖,引起婴幼儿对甜食的偏好,从而引起龋齿、超重、肥胖等不良后果。

第四章 婴幼儿的科学喂养

第一节 母乳喂养

世界卫生组织2013年提出了"婴儿应该纯母乳喂养6个月,以达到最佳的生长、发育和健康"的全球公共卫生策略。建议哺乳妈妈坚持哺乳24个月以上。母乳喂养无论是对婴幼儿还是对母亲都是十分有利的,而且母乳喂养时间越长,母婴双方受益也越多。

一、母乳喂养的好处

(一) 母乳可提供6个月内婴儿健康发育所需的所有营养

母乳是新生儿及婴儿最理想的食物。母乳中含有6月龄内婴儿所需的蛋白质、脂肪、碳水化合物、矿物质、维生素等各大营养素,且营养成分量与比例合适。母乳中的高脂肪含量能满足婴幼儿生长和能量储备的需要,且不饱和脂肪酸、必需脂肪酸含量更高,如所含DHA能满足婴儿脑发育的需要,母乳中的牛磺酸含量较多,为婴幼儿大脑及视网膜发育所必需。母乳的营养成分和量会随着婴幼儿长大不断地变化,以适应他们生长需要。

不同时期的母乳成分不同,以适应不同阶段婴儿生长发育的需要。产后第一周的乳汁称为初乳,初乳呈淡黄色,质地黏稠,含有丰富的营养和免疫活性物质,有助于婴幼儿肠道功能的最初发展,并提供免疫保护,同时可以减轻新生儿黄疸,对新生儿十分珍贵。初乳中蛋白质含量高达20—30克/升,为成熟乳的2—3倍,是新生儿最佳的营养品。第二周的乳汁称为过渡乳,其中脂肪含量高,蛋白质含量下降。第二周以后的乳汁称为成熟乳,各营养成分稳定。10个月以后的乳汁称为晚乳,其中蛋白质、脂肪的含量都少了。不同时期的母乳成分如表4-1-1所示。

表4-1-1 各时期母乳成分表(克/升)

成 分	初乳	过渡乳	成熟乳	晚乳
蛋白质	22.5	15.6	11.5	10.7
脂肪	28.5	43.7	32.6	31.6

续　表

成　分	初　乳	过渡乳	成熟乳	晚　乳
糖	75.9	77.4	75.0	4.7
无机盐	3.08	2.41	2.06	2.00
钙	0.33	0.29	0.35	0.28
磷	0.18	0.18	0.15	0.13
钠	0.34	0.19	0.11	0.10
钾	0.28	0.59	0.45	0.48
氯	0.57	0.58	0.35	0.44

产乳量的多少是由婴儿的需要来调节的,这是一个非常神奇的过程,能自动调节供需平衡。多数乳母泌乳能力比一个婴儿所需要的乳量要大,但个体差异也比较大。通过婴儿吮吸乳头,乳汁分泌逐步迅速增加。产后第一天可以产生 50 毫升乳汁,第二天可达 100 毫升,前半年不同时期母乳分泌量如表 4-1-2 所示。一般前半年平均泌乳量为每日 750 毫升左右,后半年平均每日 600 毫升左右。这也是适应婴儿生长发育需要的表现,与婴儿生长发育的趋势相一致。6 个月后纯母乳无法满足婴儿全部的营养所需,要开始添加辅食了。

表 4-1-2　不同时期母乳分泌量

出生后时间	每次分泌量/毫升	每日平均量/毫升
第一周	18—45	250
第二周	30—90	400
第四周	45—140	550
第六周	60—150	700
第三月	75—160	750
第四月	90—180	800
第六月	120—220	1 000

(二) 母乳中的营养素不易被破坏,且易被婴幼儿消化吸收

母乳不仅营养丰富,而且容易被婴幼儿消化吸收。母乳中的蛋白主要为乳蛋白,有最佳的必需氨基酸组成和最佳利用率;脂肪的颗粒小,其中的甘油三酯易于吸收利用;乳糖含量高,约达 70%,易于消化吸收,提供婴儿发育所需能量,且乳酸菌利用后产生乳酸,能促进钙的吸收;母乳中的钙、磷比例适宜(约 2∶1),易被吸收利用。母乳中铁、锌的吸收率远远高于牛乳。母乳中的维生素 C 不容易被破坏。

(三) 母乳有益于增强婴幼儿免疫力,降低感染性疾病的风险

母乳中的乳糖和低聚糖,可促进肠道益生菌在肠道定植和生长,有利于婴儿尽早建立健

康的肠道微生物生态环境,促进免疫系统发育。母乳含有的免疫活性物质,可帮助抵抗多种病原微生物的感染。母乳中的乳铁蛋白可发挥抗菌作用,溶菌酶、补体、细胞因子甚至白细胞,都可促进婴儿免疫系统的成熟。

婴儿出生后的前 6 个月给予纯母乳喂养可明显降低婴儿的发病率及死亡率。世界卫生组织 2013 年的数据显示:纯母乳喂养 4 个月以上,1 岁以内婴儿下呼吸道感染风险下降 72%,发生中耳炎的风险下降 23%。母乳喂养既可以显著降低婴儿腹泻的发病率,也可缩短腹泻的病程。母乳喂养的婴儿坏死性肠炎发病率也显著低于用婴儿配方奶喂养的婴儿。母乳喂养还有利于抵抗肺炎、菌血症、脑膜炎及尿道感染等感染性疾病。即使是部分母乳喂养,也具有一定的保护作用。

此外,母乳中不含食物过敏原,纯母乳喂养能有效地避免婴儿过早接触异源性蛋白质,纯母乳喂养儿 1 岁以内极少发生过敏反应,至少可以推迟这种过敏反应的发生。母乳还可以降低婴幼儿湿疹、哮喘的发生率。

(四) 母乳安全卫生、经济方便

对婴幼儿而言,母乳安全卫生、新鲜可口、温度适宜,没有因冲调、器具等可能造成污染以及营养成分损失的中间环节,直接入口,喂哺极其方便,而且十分经济,成本较低。

(五) 母乳喂养有利于建立亲密的亲子关系

在喂哺过程中,母亲与婴儿有肌肤接触,目光交流,亲切的爱抚、微笑与话语,有助于母婴情绪安定,形成亲密的亲子关系。婴儿享受母乳的同时,感受着母亲的体温与爱抚,使婴儿倍感安全,对婴儿的智力发育以及心理健康都是十分有利的。

(六) 母乳喂养有益于婴幼儿的终身健康

母乳喂养可以降低儿童肥胖和一些成年期慢性病的发生率。有研究表明,母乳喂养的婴幼儿,在成年之后往往血压正常,胆固醇水平较低,超重、肥胖及 2 型糖尿病、心血管疾病和白血病发生率较低。

(七) 母乳喂养有利于母亲产后恢复,降低母亲患乳腺癌等疾病的风险

母乳喂养对于母亲的子宫与体重恢复也是十分有益的。哺乳过程中,婴儿的吮吸能反射性地刺激母亲分泌催产素而引起宫缩,减少产后出血,有助于产后子宫复原。乳汁的生成和分泌需要消耗大量能量,有利于母亲的体重尽快恢复正常。有研究表明,采用母乳喂养的母亲患 II 型糖尿病、乳腺癌和卵巢癌的风险将会降低。

二、成功母乳喂养及母乳质量的保障

母乳喂养能否成功以及母乳的质量取决于乳母的状况。

（一）产前的准备

准妈妈在产前要在心理、营养与乳房的护理等方面做好充分的准备工作。首先，从心理上认识到母乳喂养有百利而无一害，增强母乳喂养的意愿。其次，要膳食平衡，体重适量增长。适当的脂肪蓄积和各种营养储备有利于产后泌乳。正常情况下，孕期增重中有3—4千克的脂肪蓄积是为产后泌乳贮备的能量，母乳喂养有助于这些脂肪的消耗和产后体重的恢复。最后就是乳房的护理不容忽视，要穿着合适的胸罩，能有效支撑乳房底部与侧边、不挤压乳头。孕中晚期应经常按摩乳头、乳晕，以增强乳头、乳晕的韧性和对刺激的耐受性。不同类型的乳头，护理要点不同。乳头小，婴儿不容易含住，可以每天用手抓住乳头，使乳晕一起朝前延伸。注意不要用力过大，以免乳房整体前移。乳头大，适合婴幼儿吮吸。乳头扁平，每天轻轻搓揉乳晕部分，产后进行按摩。乳头凹陷，不利于婴儿吮吸，应从孕中期开始每天轻轻按压乳晕部位，使乳头逐渐凸出乳房表面，并保持乳晕周边皮肤的弹性，同时轻轻向外牵拉乳头。

（二）尽早开奶，频繁吸吮

分娩后，开奶越早越好，分娩后半小时内开始最好。新生儿顺利娩出后，就可以放在母亲身边，开始吸吮母亲双侧乳头各3—5分钟，争取让新生儿吃的第一口食物就是母乳。

婴儿出生时，体内具有一定的能量储备，可满足至少3天的代谢需求，因此，开奶过程中不用担心新生儿会挨饿，可密切关注婴儿体重，体重下降只要不超出体重的7%就应坚持纯母乳喂养。剖宫产的母亲通常会延迟喂奶时间，但只要母亲清醒就不必着急。准确的时间取决于麻醉方式和身体状态。出生2—7天是母乳泌乳关键时期，婴儿吮吸的次数应频繁，至少每24小时10次。通过婴儿吮吸刺激催乳素的分泌，进而促进乳腺分泌乳汁。吮吸能帮助乳母建立和强化吮吸、催乳激素、乳腺分泌三者之间的反射联系，为纯母乳喂养提供保障。

有的婴儿出生时因低体重或疾病等需要特殊照顾，不得已母婴分离，应该立即开始产后"挤奶"工作，以帮助乳母泌乳。

（三）心情愉悦，树立母乳喂养的自信心

母乳喂养过程中，乳母的情绪、心理及精神状态可直接影响催乳素和催产素的释放，从而影响乳汁分泌。精神紧张、焦虑等会抑制乳汁的分泌。比如过分担心母乳不够，影响婴儿生长发育等心理负担会抑制乳汁的分泌。相反,愉快的心情可以促进乳汁的分泌。因此,家人要关心乳母,分担家务,多与乳母交流沟通,给予乳母精神鼓励,帮助其调整心态,舒缓压力,及时消除不良情绪,保持心情愉悦,树立信心,确保母乳喂养的成功。

(四) 生活规律,充足睡眠

乳母应规律作息,得到充分的休息,避免劳累。保证充足睡眠,这有利于泌乳量的增加,因为促进母乳分泌的激素多在睡眠中分泌。乳母应至少保证 8 小时以上睡眠,可适当增加午间睡眠时间。

(五) 乳母要合理营养,多喝汤水

乳母的营养是泌乳的物质基础,是乳汁质和量的保证。如果乳母营养健康状况良好,乳汁中蛋白质和其他一部分营养素水平会相对恒定。如果乳母营养不足,虽然短期会有乳汁分泌,但会消耗母体自身营养储备,不仅影响乳母健康,也影响乳汁质量。乳母能量若摄入很低,泌乳量则会减少到正常量的 40%～50%;蛋白质摄入不足,将影响到乳汁中蛋白质含量和氨基酸构成;乳汁中维生素 A、维生素 B_1、维生素 B_2、维生素 C、烟酸和矿物质锌、铜、碘的含量以及脂肪酸的含量和组成也明显受乳母膳食质量的影响。乳母膳食中钙摄入不足时,虽然在短时间内不会影响乳汁中的钙含量,但是以动用母体自身的钙为代价的。如果乳母长期钙摄入不足,既会导致乳汁中钙的缺乏,又影响了自身的健康。因此,要特别注意乳母的合理营养,尤其是能量和蛋白质营养状况对泌乳有明显的影响,既影响泌乳量,又影响乳汁的质。

动物性食物如鱼、禽、蛋、瘦肉等可提供丰富的优质蛋白和一些重要的矿物质和维生素,乳母每天应比孕前增加约 80 克的鱼、禽、蛋、瘦肉摄入。如条件限制,可用富含优质蛋白质的大豆及其制品替代。为保证乳汁中的碘、n-3 长链多不饱和脂肪酸(如 DHA)和维生素 A 的含量,乳母应选用碘盐烹调食物,适当摄入海带、紫菜、鱼、贝类等富含碘或 DHA 的海产品,适量增加富含维生素 A 的动物性食物,如蛋黄、猪肝等的摄入。奶类是钙的最好食物来源,乳母每天应增饮 200 毫升的牛奶,使总量达到 400—500 毫升,以满足对钙的需要。

跟正常成人妇女比,乳母每天需增加优质蛋白质 25 克(总量 220 克),增加钙 200 毫克(总量 1 000 毫克),碘 120 微克(总量 240 微克)以及维生素 A600 微克(总量 1 300 微克)。

乳母应科学饮用汤水,促进乳汁分泌。餐前不宜喝太多汤,以免影响食量,可在餐前喝半碗到一碗,待到快吃饱时再喝一碗。喝汤的同时要吃肉,连肉带汤一起吃。不宜喝多油浓汤,以免影响乳母的食欲及引起婴儿脂肪消化不良性腹泻,甚至造成堵奶。猪蹄中胶原蛋白

含量丰富，但油脂含量也较高，给乳母准备猪蹄汤时，可以把表面浮油撇去，甚至可以把第一锅含油脂较高的汤倒掉，给乳母喝较为清淡的第二锅猪蹄汤（汤肉一起食用）。

煲汤的材料宜选择低脂的鱼类、瘦肉、去皮的禽类、瘦排骨等，还可以加入红枣、红糖、猪肝、黄豆、花生等。蛋花汤、豆腐汤、蔬菜汤、面汤及米汤等，乳母都可以喝，同时还要注意每天多喝水。所有这些都有利于乳汁的分泌。

总之，乳母要注意膳食多样化，保证营养均衡，做到粗细、荤素、干稀的合理搭配，营养充足且食不过量，以保证乳汁的质量，保证母乳喂养的持续进行。

专家建议，有条件的乳母可以每月检测一次母乳成分，这有利于指导乳母膳食结构的调整，保证婴幼儿健康成长。

三、喂养方法

（一）哺乳方法与步骤

1. 给婴儿换好尿布，乳母洗净双手，用湿热毛巾擦洗乳头乳晕，同时双手柔和地按摩乳房 3—5 分钟，促进乳汁分泌。

2. 保持舒适体位。姿势以母子舒适为宜。一般采用坐位，乳母应抱起婴儿，坐在较矮的靠背椅上，母子身体紧紧相贴（刚出生的婴儿则应托其臀部），婴儿的身体转向母亲（头与躯体成一直线），婴儿的脸朝着乳房，鼻尖对着乳头，嘴与乳头成同一水平位。

3. 拇指和其余四指分别放在乳房上、下方，呈"C"形，托起乳房，食指至小指四指并拢并贴在乳房下的胸壁上。用食指托住乳房的底部。若乳汁过急，可用剪刀式手法托起乳房（即把食指移至乳房上方）。乳母的手不应离乳头太近，以免影响婴儿的含接。

4. 用乳头从婴儿的上唇掠向下唇引起婴儿的觅食反应，当婴儿嘴张大、舌向下的一瞬间，快速将乳头和大部分乳晕送入婴儿口腔。

婴儿正确的含接姿势：

（1）婴儿嘴张得很大，下唇向外翻。

（2）婴儿的下颌紧贴乳房。

（3）婴儿的面颊饱满呈圆形。

（4）含接时，可见到上方的乳晕比下方露得多一些。

（5）能看到婴儿吞咽、吸吮动作，听到婴儿吞咽的声音。

要点：婴儿把乳头和大部分乳晕含进嘴里。

5. 吃空一侧再换另一侧，下次哺乳相反，轮流进行，双乳先后交替喂哺。若一侧乳房奶量已满足婴儿需要，应将另一侧乳汁挤出或吸出。

6. 哺乳结束时,婴儿自己张口,乳头自然从婴儿口中脱出。

7. 喂奶后要抱直婴儿轻拍其背,让婴儿打个嗝,以防吐奶,并防止奶呛入气管引起婴儿窒息。

8. 喂奶完毕,挤出少量乳汁均匀地涂在乳头上,以保护乳头皮肤。

(二)喂哺持续时间与频率

母乳喂养应顺应婴幼儿胃肠道成熟和生长发育过程,从按需喂养模式到规律喂养模式转变。尤其前 3 个月,每当婴儿饿了、渴了或乳母感到乳房胀时,就应喂奶,而不强求喂奶次数。出生后 2—7 天是母乳泌乳关键时期,喂奶次数应多一些。可以每 1—3 小时一次,也可更多些,间隔不要超过 3 小时。乳母下奶后,通常每 24 小时 10 次左右哺乳,夜间不应停止。

理想的喂哺时间最好由婴幼儿自己调节,一般来说,满月时有 90% 的婴儿可以建立起适合自己规律的基本稳定的喂养习惯和时间。随着月龄的增加,婴儿胃容量逐渐增加,单次摄乳量也随之增加,喂哺间隔则会相应延长,喂奶次数减少,逐渐建立起规律喂哺的良好饮食习惯。

一般 6 个月内纯母乳喂养,每天喂哺次数为 6—8 次或更多;7 月龄开始,在母乳喂养的基础上,开始全面添加辅食。7—9 个月母乳喂哺每天应保证不少于 4 次,母乳量每天不应低于 600 毫升;10—12 个月母乳喂哺应每天 3—4 次,母乳量每天约 600 毫升;13—24 个月每天母乳量约为 500 毫升。

婴儿每次吃奶持续时间取决于婴儿的需求。一般情况下 15—20 分钟,但每对母婴都存在个体差异。一般有效吸吮一侧乳房,最初 4 分钟可获得 80% 乳量,10 分钟几乎达 100%。

(三)母乳是否充足的判断

1. 母乳充足的指标

(1)喂奶前乳母乳房胀满,喂奶后乳房较软。

(2)喂奶时听见婴幼儿连续有节律的几次到十几次的吞咽声。

(3)乳母有下奶的感觉。

(4)喂奶后婴儿能安静入睡或自己吐出乳头玩耍。

(5)婴儿大便正常,每天 2—4 次,金黄色、呈糊状。

(6)尿布 24 小时湿 6 次及以上。

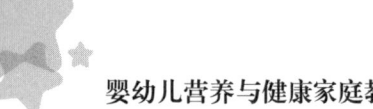

(7) 婴儿体重增加明显,按新生儿体重变化规律,出生后第 10 天体重开始增加,满月时可增加 600 克。6 个月以内,每个月体重增加 600—800 克。6 个月后婴儿体重增长速度有所减慢,每月增长 240—480 克。

(8) 定期测婴儿的身高、体重、头围、胸围,标记为成长曲线,判断婴儿的生长发育是否正常,依此判断婴儿较长一段时期的摄乳量是否充足。

2. 母乳不足的表现

(1) 乳母感觉乳房空。

(2) 婴儿吃奶时间长,用力吸吮却听不到连续的吞咽声,有时突然放开乳头啼哭不止。

(3) 婴儿睡不香甜,经常吃完奶不久就哭闹,来回转头寻找乳头。

(4) 婴儿大小便次数少、量少。

(5) 婴儿体重不增或增长缓慢。

(6) 通过儿童成长曲线判断。

如果发现母乳不足,应及时查明原因,采取相应措施,不要轻易放弃母乳喂养。

(四) 母乳喂哺注意事项

1. 婴儿洗澡后不宜马上喂奶

因为新生儿的胃底不明显,贲门括约肌比较松弛,幽门括约肌发育较好,整个胃呈水平位,洗澡后立即喂奶,婴儿更容易吐奶。此外,洗澡后大部分血液涌向皮肤,皮肤毛细血管扩张,消化器官血液量减少,消化功能会减弱。最好浴后半小时再喂奶。无论是母乳喂养、混合喂养还是人工喂养都应该注意这一点。

2. 乳母生气、运动后不宜马上喂奶

生气后喂奶易影响婴儿情绪及消化吸收。乳母的情绪会影响婴儿。乳母至少情绪平静后半小时,最好 1 小时后再喂哺。为了婴儿的健康,乳母要尽可能保持情绪愉快,把良好的情绪因子传递给婴儿。

乳母适当运动有益于产后恢复与身体健康,应以温和运动为宜,如散步、慢跑等。乳母运动后最好休息半小时再喂哺婴儿。

3. 乳母避免浓妆艳抹

化妆品中的某些重金属(铅、汞、铬等),可以通过皮肤接触影响到婴幼儿的神经系统发育。

4. 乳母暂停喂哺期间要坚持挤奶

乳母因身体原因临时用药或非身体的其他原因不能喂哺时,要坚持挤奶以保持乳汁的

正常分泌。用药期间,乳汁挤出后可以扔掉,非乳母身体原因,挤出的乳汁可储存起来间接喂哺婴儿。

如果乳母并非患有不宜哺乳的慢性疾病、传染性疾病,而是流行性感冒、乳腺炎等,治疗服药期间,可以暂停喂哺,乳母身体恢复后,停药48小时可再恢复母乳喂养。

5. 预防乳腺炎

乳腺炎的发生比较普遍,不仅造成乳母痛苦,治疗时间较长,而且可能因此让婴儿失去母乳喂养的机会,因此做好预防相当重要。

(1) 及时排空乳汁,避免涨奶

尤其在婴儿刚刚出生,乳腺尚未通畅之时,容易造成堵奶引发乳腺炎。乳腺不通畅可以采用热敷、按摩乳腺和婴儿反复吮吸的方法来解决。可以用37—40℃的热毛巾,每天3次每次10分钟热敷乳房。最好的方法是让婴儿反复吮吸,次数越多越好。乳腺按摩可以请专业人士来做。

(2) 保持乳头清洁,避免细菌感染

保持乳头清洁,避免细菌感染。不建议使用肥皂、消毒液、消毒湿巾等来擦洗乳头,用温热水清洗即可。

(3) 小心磕碰等外伤引发炎症

乳母日常动作要轻柔,尤其是怀抱婴儿喂奶时,动作要特别小心,别让婴儿的头撞到胀满奶的乳房。

(五) 间接哺乳

乳母亲哺是最好的,如果乳母因各种原因必须与婴儿短暂分离(如妈妈必须上班)或婴儿患病无力吮吸(如鼻塞严重、呼吸不畅等),不能保证一天亲自哺乳7次,只能退而求其次,人工挤奶,采取间接母乳喂哺方式。人工挤奶后可以用小杯、小匙或奶瓶喂哺婴儿。

1. 挤奶

(1) 手工挤奶方法

① 提前准备多个经煮沸消毒的或一次性带盖储奶杯(瓶)。

② 乳母彻底清洗双手,用温开水轻擦乳房。进行温湿敷3—5分钟,向乳头方向轻轻按摩乳房。

③ 身体前倾用手托起乳房。

④ 大拇指和食指相应放在乳晕上下方,用2个手指的内侧向胸壁方向有节奏地挤压乳头后方的乳晕,并在乳晕周围反复转动手指位置,这样才能挤空每根乳腺管内的乳汁。

⑤ 把奶直接挤于杯内,每杯贮存婴儿一次奶量。

(2) 吸奶器吸奶方法

① 洗净双手和吸奶器。

② 找个合适的姿势坐好,喝杯温开水,放松一下心情。

③ 将吸奶器的乳杯紧贴到乳房上,使乳房与乳杯紧密贴合,不要留有空隙。乳杯和乳头通道要稍微向下倾斜一点,以保证母乳能够自然地流向瓶子里。

④ 用手挤压吸奶器的把手,注意力度,乳汁能顺利流出就好,不要压力太大,有足够的吸力就好。力度一般与婴儿吸奶力度相当即可,过于用力容易造成水肿,损伤乳腺。电动吸奶器则打开电源就可以了,强度一般有好几档,根据需要选择合适的档位。一般开始时选择高速度低力度模式,待乳房充盈或有乳汁滴下来时调整为低频率高速度的模式。乳房胀痛时应先按摩乳腺,再使用吸奶器。

⑤ 乳汁挤好后,如果不是及时给婴幼儿喝,要倒出来,放在专用的储奶袋或储奶杯(瓶)里。

(3) 热瓶法挤奶

用于乳房严重肿胀,乳头绷紧,触摸之后疼痛明显,用手或吸奶器挤奶困难的时候。

① 准备大一点的消毒过的玻璃奶瓶或玻璃瓶(大于700毫升,瓶口直径3—4厘米,能使乳头完全置于瓶口内),足够的热水,一块厚布(用于包裹瓶身)。

② 瓶中倒入少许热水,预热玻璃瓶,继续注满热水。等待几分钟,瓶子升温后,用布包好,倒出瓶内热水。

③ 瓶口对准乳头,托住瓶子不动,几分钟后瓶子受凉产生负压,轻柔地将乳头吸向瓶内。

④ 瓶内热气会促进乳汁分泌,乳汁缓慢流出,待乳汁停止流出后取下瓶子。

⑤ 倒出乳汁,反复如上步骤,当挤出一部分乳汁后,乳房的疼痛感会明显好转。可以继续用手或吸奶器挤奶或让婴儿直接吮吸。

2. 母乳的保存条件与允许保存时间

母乳被挤出或吸出后,如果不及时食用,都涉及保存问题。保存方式有室温保存、冷藏与冷冻。室温保存一般指室温在20℃至30℃,保存时间不超过4小时。冷藏可以存储于便携式保温冰盒内,一般在15℃以上,保存时间不超过24小时。储存于冰箱冷藏保鲜区(4℃左右),保存时间不超过48小时,若经常开关冰箱门的话,则最好不超过24小时。冷冻保存如果冷冻室温度在-15—5℃时,可保存3—6个月;若低于-20℃,可以保存6—12个月。

3. 母乳保存和使用注意事项

（1）母乳挤出后要立即加盖，除室温保存外，一般挤出后，将储奶袋或储奶杯（瓶）浸入冷水中1—2分钟，然后再冷藏或冷冻保存。冷冻保存时，不要使用玻璃瓶，以防冻裂。

（2）保存母乳时，要详细记录取奶时间。

（3）保存的母乳使用前，先将储奶袋或储奶瓶置于温水中加热，再倒入喂养奶瓶。冷冻的母乳，使用前，宜置于冰箱冷藏室解冻后再加热，在冷藏室时间不要超过24小时。解冻的母乳不宜再次冷冻食用。

四、断奶

中国营养学会妇幼营养分会根据我国婴儿身体和消化系统发育状况提出，2岁是婴儿最佳的断母乳时间。

（一）断奶的时机选择

断奶一般选在春秋两季，因为这两季气候适宜，生活方式和习惯的改变对婴儿冲击较小。夏季天气炎热，婴儿本就容易食欲降低，抗病能力差，加之断奶引起的不良情绪，更容易引发胃肠道疾病；冬天寒冷，容易导致感冒等呼吸道疾病。断奶要选在婴儿身体健康状况良好的时候，身体不适、恰逢生活环境改变等，都不宜断奶。

（二）断奶的准备

1. 适应奶粉、奶瓶与奶嘴（奶杯与小匙）

准备断母乳之前，可以混合喂养一段时间，逐渐减少母乳喂养的量。一方面婴儿可以逐渐适应代乳品（最好选择配方奶粉），逐渐适应奶具的使用；另一方面也有利于母乳分泌的减少，促进乳母回奶。代乳品及奶具的选择与喂食方法，详见本章第二节。

2. 逐步添加辅食

婴儿最晚从满6个月起，就应开始全面添加辅食，辅食的顺利添加，既锻炼了婴儿吞咽、咀嚼功能，又满足了婴儿生长发育的营养所需，为断母乳做好了准备。辅食添加原则、方法详见本章第三节。

3. 体格检查

准备断奶时，要给婴儿做一次全面的体格检查，确保婴儿身体状况良好，消化功能正常。

4. 心理准备

婴儿和乳母都需要充分的心理准备。一些心理学家把断奶过程称为第二次"母婴分离"。断奶是个体社会化发展过程中的一次心理飞跃。对婴儿而言,建立充分的安全感,是断奶前重要的心理准备。断奶前的一段日子里,父母亲要有意地多与婴儿接触,经常抱抱他们,带他们去公园等,开阔其眼界,增加其认识和观察世界的兴趣;有意识地让他们和三岁以上的幼儿一起玩耍,看看三岁以上幼儿是怎么自己吃饭的;同时要做好婴儿的心理疏导,跟他们多交流,比如,"宝宝自己学着吃好多东西,会长高长大"等等。此外,还要让婴儿感到除母亲外,身边的所有人都爱他们,并能带给他们愉快、安全和信赖。

就乳母而言,虽然断奶后乳母会轻松一些,但也可能会由于永远失去这种与孩子亲昵沟通的方式而产生失落感,心里有些难过。所以,乳母第一天喂奶时就应该想到:不久的将来,孩子不需要再喂奶了,是因为他很健康,正在迈向一个生长的新阶段,这是让人感到欣慰和骄傲的事情。乳母需要调节好自己的心理,要有聆听婴幼儿哭闹的心理准备,做一个"狠心"的妈妈。

5. 适当的物质准备

可以为婴儿准备1—3件新玩具。当其哭闹时拿给他们,用以转移他们的注意力。每次呈现一个玩具就可以了,一般婴儿2—3天就会好转。另外,可以准备一些催眠音乐,用来安抚婴儿情绪。

(三) 断奶方法

1. 自然断奶法

根据母婴身体状况,选择合适的时机开始断奶。在辅食添加的基础上,逐渐减少喂奶的次数,一般先减去白天的1次喂奶,用辅食代替。减少1次喂奶成功后,再用同样的方法一次一次地减少喂奶次数。最后再减去早晨的1次,因为经过一个晚上的休息,乳汁多且质量相对要好一些。随着喂奶次数的减少,乳母乳汁的分泌也会逐渐减少,直至断掉母乳。

2. 快速断奶法

如果婴儿代乳品及辅食添加都很顺利,乳母又急于上班工作,甚至出差,会有较长时间的母婴分离,乳母可以采取药物紧急回奶方法,断掉母乳。

(四) 注意事项

1. 母婴都需要一个过程

断奶应该是一个循序渐进的过程,甚至可以持续几个月。无论是乳母还是婴儿都需要一个过程。乳母需要逐渐减少乳汁的分泌,可以有计划地减少婴儿吮吸的次数,减少汤类的摄入。断奶之初,可以视情况喝一些炒麦芽水,帮助回奶。如果乳房胀痛,要吸出乳房内的一部分奶,预防乳腺炎的发生。对于婴儿而言,需要逐渐减少母乳的进食量,逐渐增加代乳品的进食量,直至完全接受代乳品。如果突然断奶,不仅母亲要忍受乳房胀痛,甚至服用激素类回奶药,还可能引发乳腺炎。婴儿也会因为不适应代乳品和辅食,出现哭闹等不良情绪,进而引起消化不良或厌食、拒食,对婴儿身心发展极为不利。

2. 奶断母婴不分离

婴儿对母乳依恋的重要因素之一是对母子间亲情的依恋,所以断乳期间千万不要让婴儿看不见妈妈,硬生生地将母婴分开,相反,母亲应该适当多抱一抱婴儿,多一些爱抚,多一些陪伴,给婴儿以心理安慰,否则婴儿会紧张、焦虑、烦躁不安,哭闹剧烈,睡眠不好,对婴儿的身心不利。

第二节 人工喂养与混合喂养

一、概念

当某种原因母亲不能喂哺时,用代乳品喂哺,称为人工喂养。当母乳不足或乳母因故不能按时喂哺时,需加喂代乳品,称混合喂养。

(一) 人工喂养的常见原因

1. 婴儿患有半乳糖血症、苯丙酮尿症、严重母乳性高胆红素血症。
2. 母亲患有艾滋病,或在人类 T 淋巴细胞病毒感染、结核病、水痘-带状疱疹病毒、单纯疱疹病毒、巨细胞病毒、乙型肝炎和丙型肝炎病毒感染期间,癌症治疗和密切接触放射性物质期间。
3. 母亲服用违禁药物,大量饮用酒精饮料,食用咖啡因食物,吸烟。

(二) 混合喂养常见原因

经过专业人员指导和各种努力后,乳母乳汁分泌仍不足。

二、代乳品的选择

代乳品,顾名思义就是代替母乳的食品。代乳品主要有鲜牛奶、鲜羊奶、配方奶、米粉等。在所有可获得的代乳品中,婴儿配方奶是最适合婴幼儿营养需要和消化、代谢特点的婴幼儿食物,是代乳品的首选。选择婴儿配方奶是无法母乳喂养或母乳喂养不足的无奈之举,婴儿配方奶也是断母乳以后的婴幼儿奶的最佳来源。

(一) 婴儿配方奶

婴儿配方奶也被称为婴儿配方食品,是以婴幼儿营养需要和母乳成分研究资料为指导,用牛奶或羊奶、大豆蛋白为基础原料,经过一定配方设计和工艺而生产的,用于喂养不同生长发育阶段的健康婴幼儿的食品。由于配方食品多为乳粉(再冲调为乳液喂养婴儿)或可直接喂养婴儿的液态乳,所以又称为婴儿配方乳或婴儿配方奶。普通婴儿配方奶一般具有以下一些特点:

1. 改变牛乳中的蛋白成分

牛乳中蛋白含量高,但以酪蛋白为主,不易消化,配方奶增加了容易消化的乳清蛋白,去除了不容易消化吸收的酪蛋白。一般乳清蛋白与酪蛋白之比为 7∶3 或 6∶4。

2. 添加核苷酸

核苷酸是细胞内遗传物质脱氧核糖核酸(DNA)和核糖核酸(RNA)的基本结构单位,参与细胞分化与生长,是神经系统、体格发育不可缺少的物质。母乳中含有足够量的核苷酸,牛乳中含量不足,因此,配方奶中需添加与母乳同量的核苷酸。有研究证实,用含有足够量的核苷酸配方奶喂养的婴幼儿传染病及腹泻较少,与母乳喂养儿的肠道菌群相似,具有较高的免疫水平。

3. 添加牛磺酸

牛磺酸是一种人体必需氨基酸,广泛存在于人的大脑、心脏、肌肉组织和乳汁中,具有消炎、解毒、镇痛、保护细胞膜、预防病毒感染等多种功能,对促进婴幼儿神经系统和视网膜发育具有重要作用。正常人乳中牛磺酸的含量足够新生儿用。但牛乳中含量非常少,只为母乳的 1/10—1/30,新生儿尤其是早产儿,体内不易合成牛磺酸,因此,人工喂养儿食用的配方奶要适量添加牛磺酸,促进婴幼儿神经系统及视网膜发育。

4. 增加 DHA 和 AA

DHA(二十二碳六烯酸)和 AA(花生四烯酸),属于长链不饱和脂肪酸,被称为"脑黄金"。所有的新生儿都可以通过母乳中丰富的亚油酸和亚麻酸合成 DHA 和 AA。在正常足月人工喂养的婴幼儿的配方奶中加入 DHA 和 AA,可以保证其视觉和神经发育的需要。

5. 添加低聚糖

母乳中含有丰富的糖类物质,主要包括乳糖、糖脂、糖蛋白、低聚糖等。母乳中可分离出 100 多种低聚糖,是母乳中含量仅次于乳糖和脂肪的固体成分。低聚糖主要作用于小肠上皮细胞刷状缘,合成糖蛋白和糖脂,在结肠菌群的作用下生成短链脂肪酸,保持肠道内酸性,有利于双歧杆菌和乳酸菌的生长,对肠道致病菌产生的毒素起到直接抑制作用。低聚糖还可以软化大便,减少便秘。因此,配方奶中添加低聚糖,可以刺激婴幼儿肠道有益菌的生长。

6. 增加某些维生素

配方奶中需增加某些牛乳中缺乏或不足的维生素,如维生素 A。母乳中,尤其是在初乳中含有丰富的胡萝卜素,胡萝卜素可转变为维生素 A,牛乳中仅有微量维生素 A。维生素 A 可以促进婴幼儿视觉发育,维持皮肤和黏膜上皮细胞的完整性。

7. 调整了无机盐的量及其比例

无机盐中的钙和磷竞争性地在肠道中被吸收,过量的磷摄入将会抑制钙的吸收,进而影响婴幼儿骨骼、牙齿的发育,同时,大量未吸收的钙形成不溶性钙皂,容易导致婴幼儿便秘。另外,过高的磷会使肠道呈碱性,不利于双歧杆菌等有益菌的生长,使婴幼儿容易感染肠道疾病。

母乳中的钙、磷含量都明显低于牛乳,但吸收率远远高于牛乳。原因之一就在于母乳中磷含量很低,钙磷比例合适,为 2∶1,而牛乳中的钙、磷含量都特别高,两者比例为 1∶1,高磷会影响钙的吸收。因此,配方奶减少钙、磷的量,并调整其比例与母乳接近(2∶1)。配方奶一般还要做去盐处理(减少牛乳中钠的含量),同时增加铁、锌、碘等无机盐的含量。

配方奶粉也有不同种类,以满足不同婴幼儿的需求。除了上述的普通婴儿配方奶,还有适合早产儿的早产儿配方奶,适合乳糖酶缺乏婴儿的不含乳糖婴儿配方奶,以及适合急、慢性腹泻婴儿的水解蛋白质奶粉等。

虽然婴儿配方奶是经过一定配方设计和工艺加工的,随着营养学和食品工业的发展而得到不断改进,调整了其营养成分的组成、含量和结构,添加了婴幼儿必需的多种微量营养素,使产品的性能、成分及营养素含量接近人乳,但无法模拟母乳中一整套完美独特的营养和生物活性成分体系。母乳喂养的婴儿可以随母乳体验到母亲膳食中各种食物的味道,对婴幼儿饮食心理及接受各种天然食物有很大帮助。因此,婴儿配方奶是不能与母乳媲美的,只能是 6 个月前纯母乳喂养失败后的无奈选择,或是 6 个月后对母乳的补充。配方奶只是因各种原因而无法母乳喂养婴幼儿的首选。

(二)鲜奶

鲜奶是无法与母乳和婴儿配方奶相比的。无论是鲜牛奶还是鲜羊奶,都有诸多不利于婴幼儿生长发育的特点。不宜用于直接喂养 6 个月以内的婴儿。

1. 鲜牛奶的特点

（1）牛奶难以被婴幼儿消化吸收

牛奶蛋白质含量比人乳含量高，但以酪蛋白为主，酪蛋白在胃内容易形成大凝块，不易消化。牛奶中的脂肪以饱和脂肪酸为主，脂肪颗粒大，不易吸收。

（2）牛奶乳糖含量少

牛奶乳糖含量少，不能满足婴幼儿的热能需求，需加糖补充。

（3）钠、钙、磷等无机盐含量不适合婴幼儿

钠含量高会加重肾脏负担。钙、磷含量高，但由于两者比例不合适，影响钙的吸收。锌、铜含量少，铁的吸收率低。

2. 鲜羊奶的特点

（1）和牛奶相比，羊奶容易消化

羊奶的脂肪颗粒体积小，仅为牛奶的1/3，比牛奶容易消化。

（2）羊奶比牛奶含有较多的免疫球蛋白

免疫球蛋白可提高婴幼儿免疫力和抗病能力。

（3）羊奶含有上皮细胞生长因子

羊奶中含有人奶中才有的上皮细胞生长因子，临床证明，上皮细胞生长因子可修复鼻、支气管、胃肠等处的黏膜。

（4）羊奶不含过敏原

有的婴幼儿可能对牛奶蛋白不耐受，但羊奶一般不会不耐受。

（5）羊奶中维生素 B_{12} 和叶酸含量极低

维生素 B_{12} 和叶酸的缺乏，容易导致巨幼红细胞性贫血。

鲜羊奶和鲜牛奶的营养价值差不多。羊奶的蛋白质比牛奶少一半，糖类和脂肪的含量差不多。给婴幼儿喝鲜奶是无法母乳喂养和无法用婴幼儿配方奶喂养时不得已而为之。给婴幼儿喝鲜奶要经过适当处理，必须认真煮沸消毒，防止细菌感染。

（三）全脂奶粉

全脂奶粉的营养成分与鲜奶相似，也是无法母乳喂养和无法用婴幼儿配方奶喂养时不得已的选择。喂食时需合理调制，无需额外加糖（一般奶粉中已加）。

中国营养学会建议，不宜直接用普通液态奶、成人奶粉、蛋白粉、豆奶粉等喂养6月龄内的婴儿。

三、奶具的选择

常备的婴幼儿奶具包括奶杯、奶瓶、奶嘴、小匙、奶瓶刷、奶瓶消毒锅以及吸奶器等。

（一）奶瓶

1. 材质

奶瓶的材质主要有玻璃、塑料和硅胶几种。玻璃奶瓶比较重且易碎,但不必担心加热消毒时会有有害物质释放出来,易有划痕和老化,且容易清洗。塑料瓶与此正好相反。不过加热会析出有害物(双酚A)的塑料奶瓶已经被禁止生产销售。取而代之的是聚丙烯(PP),聚亚苯基砜树脂(PPSU),聚醚砜(PES)等塑料材质的奶瓶。硅胶奶瓶用无色、无味、无毒的液态硅胶(LSR)制成,不含双酚A,也不会破碎,硅胶奶瓶瓶身柔软如肌肤,轻巧耐用,耐热,抗化学腐蚀,不易老化、变形与碎裂,同时易于清洗与消毒,透明度高,携带方便,只是价格较高。

2. 型号

奶瓶有小、中、大几个型号。新生儿喂奶次数多而量少,可以准备5—6个小号的。3—4个月以后,一次喂奶量增多,需要准备3—5个中号的奶瓶。随着婴幼儿不断长大,一次喂奶量更多,需要准备大号的奶瓶2个。

（二）奶嘴

1. 材质

奶嘴的材质主要分为乳胶和硅胶两种。乳胶奶嘴一般很软,无色、有味道,弹性较差。硅胶奶嘴一般无色、无味、无毒,而且软硬适中,弹性很好,与人的乳头触感十分相似,是哺乳期婴幼儿的最佳选择!

2. 型号

奶嘴孔型分很多种,不同的孔型与奶液流量的大小有关。小孔是慢流量的,中孔是中流量的,大孔是大流量的,还有一字形和十字形孔的。

小孔一般适合于3个月以内的婴儿使用;中孔一般适合于6个月以下婴儿使用,用此奶嘴吸奶与吸妈妈乳房所出的奶量及所做的吸吮运动的次数非常接近;大孔适合于用9个月以下的婴儿。一字形孔奶嘴和十字形孔奶嘴一般适合于9个月及以上的婴幼儿使用。奶嘴的型号因品牌不同而有所差异,各个品牌的型号标识和适合对象也都不一致。

(三) 奶锅

奶锅不宜过大，以每次能煮 1.5 千克的奶量为宜。材质应选不锈钢的为佳。煮奶前，一定要认真仔细地进行消毒，包括手柄。

(四) 吸奶器

1. 吸奶器种类

常见吸奶器有手动和电动之分。手动吸奶器与电动吸奶器各有特点，如表 4-2-1 所示。

表 4-2-1　手动吸奶器与电动吸奶器的特点

比　　较	优　　点	缺　　点
手动吸奶器	便携、力度好掌握	速度慢、效率低
电动吸奶器	省时省力、效率高	价格高

2. 吸奶器乳罩的挑选

吸奶器乳罩的材质也不相同，有玻璃的、塑料的、硅胶的，等等。一般建议选择硅胶材质的，比较舒适亲肤，吸附力强，与皮肤接触干燥不发黏，清洗也比较容易。一般要求除了要把乳头包进去，还要包进去部分乳晕。一般乳罩内径比乳头根部内径大 3—4 毫米。

四、喂养方法

(一) 奶量的计算

代乳品的所需量可以根据婴幼儿需要的能量来计算。如 0—6 个月的婴儿，每天每千克体重需要 90 千卡的热量，再根据代乳品每 100 毫升提供的能量确定 1 天需要的奶量，分 6—8 次喂养。一般配方奶粉中都有说明书，按照说明书介绍的量来调配也可以。配方奶推荐量如表 4-2-2 所示。

表 4-2-2　配方奶喂哺奶量推荐

年龄段	喂哺次数	每次奶量/毫升	一日奶量/毫升
1 周	7	30—60	210—300
2 周	6—7	60—90	350—500
3 周	6	90—110	500—650
4 周	6	110—120	650—750
1—3 个月	6	120—150	750—900
4—6 个月	5	150—180	750—900
6—12 个月	4—2	180—210	900—500

（二）奶的调制

1. 配方奶粉

（1）备好清洁奶瓶，煮沸的水凉至 40—60℃（水温过高使乳清蛋白凝块，影响消化吸收；容易破坏奶粉中对热不稳定的维生素），取适量倒入奶瓶。

（2）用专用奶粉勺将需要的奶粉舀出倒入奶瓶。

（3）盖紧瓶盖，轻轻摇动奶瓶至奶粉完全溶解。

年龄越小奶粉浓度越低，一般从9％开始，以后逐渐增至15％。任何时候浓度都不宜超过15％。

2. 鲜奶

（1）加水稀释

婴儿满月前食用鲜奶需要稀释，鲜奶和水的比例可以从 2∶1 到 3∶1 或 4∶1。婴儿满月后可不再稀释。

（2）煮沸加糖

鲜奶煮沸后可消毒杀菌，还更容易被婴幼儿消化吸收。待稍凉后添加5％~8％的糖，补充热量。

3. 全脂奶粉

可以按重量比配制。一般新生儿可按奶粉与水 1∶10 的浓度配制，然后从 1∶9 的比例过渡到 1∶8。同配方奶粉一样，也是先加大部分水再加奶粉最后加少部分水摇匀即可。

（三）喂奶

1. 奶瓶喂奶

（1）检查奶嘴

把盛满奶液的奶瓶倒置，观察奶嘴滴奶情况，以一滴接一滴流出为宜。如果奶成线状流出或流出很慢，说明奶嘴孔过大或过小，需更换。

（2）测试奶温

把奶液滴到手腕内侧，感到不冷不热即可。或是把奶瓶贴到面颊上，不感到烫或冷，说明和体温接近，可以喂食。

（3）抱起喂奶

将婴幼儿抱起，斜靠在成人臂弯中成半坐位，用奶嘴轻触婴幼儿的嘴角，当婴幼儿张嘴时将奶嘴放入婴幼儿口中，让婴幼儿深深含住奶嘴。将奶瓶向上倾斜，使奶嘴部分充满奶液，从而尽量减少空气的吸入。注意奶瓶不要过分上翘压迫上唇，否则会影响婴幼儿上颌骨的发育,当然也不宜下压下唇,久而久之会影响下颌骨的发育。随着年龄的增长,婴幼儿逐渐学会自己坐着,抱着奶瓶畅饮。

(4) 直立拍背

喂哺后把婴儿轻轻抱起,伏在成人肩上,成人以适当的力度由背中部往上拍,使婴儿打嗝儿,排出胃内气体,预防吐奶。

2. 奶杯喂奶

(1) 怀抱婴儿使其保持直坐位。

(2) 把小奶杯放在婴儿唇边,倾斜杯子使奶液刚能碰到婴儿的口唇,杯子轻轻放在婴儿的下唇上,杯子边缘碰到婴儿上唇的外面。不要将奶倒入婴儿口中,只是把杯子放在婴儿唇边,让婴儿自己吸,直到婴儿吸饱为止,然后让婴儿伏在成人肩上,拍背使其打嗝儿,排出胃内气体。

(四) 奶具消毒

奶具在第一次使用之前应该清洗消毒。每次使用之后应该尽快清洗并且定期消毒,存好备用。奶具消毒常用的方法有煮沸消毒、微波炉消毒和蒸汽消毒等。一般步骤为:

1. 清洗

首先摘下奶嘴,倒净残余奶液,用奶瓶专用毛刷清洗黏附在奶瓶壁上的奶液(可以使用专用清洗剂),瓶颈和螺旋处也要仔细清洗,以防奶渣残留。清洗奶嘴时内外都要仔细清洗,可以把奶嘴翻过来,用奶嘴刷仔细清洗,动作要轻柔,以防损坏。最后用流动水冲洗干净所有奶具。

2. 消毒

(1) 煮沸消毒

将奶瓶(玻璃的)、奶夹(非塑胶的)放入消毒专用锅内,注入足够的水(浸没所有奶具),加热煮沸 10 分钟(如果是塑胶奶瓶,等水烧开后放入)。然后把瓶盖、奶嘴放入,继续在沸水中煮 3 分钟。

(2) 微波炉消毒

适用于某些可以用于微波炉材料的奶瓶。奶瓶中装入适量水,奶嘴放在装有水的容器中(浸没在水中),高火加热 1 分钟。

(3) 蒸汽消毒

将蒸汽消毒锅内放入适量的水,把清洗干净的奶瓶、奶嘴倒扣在消毒锅内的支架上,盖好锅盖,接通电源,消毒 10 分钟左右。

3. 晾干

用奶夹取出奶瓶、奶嘴、奶瓶盖(内盖、外盖),放到专用容器中晾干,收好备用。

(五) 人工喂养、混合喂养的注意事项

第一,为婴幼儿清洗、消毒奶具,配奶及喂奶前一定要洗净双手。即使双手洗净,配奶时手也不要触摸奶瓶内部及奶嘴。

第二,无论是奶粉还是鲜奶,奶的稀稠要调制得当,过稀会导致婴幼儿每日蛋白质及热能摄入不足,影响生长发育。尤其是新生儿,消化功能较弱,如果过稠容易引起消化不良、腹泻等,同样影响其生长发育。因此,一定要按比例冲调。

第三,鲜奶调制时一定要在煮沸稍凉后加糖。糖与鲜牛奶、羊奶一起加热,奶中的赖氨酸与糖在高温下(80—100℃)产生反应,生成有害物质糖基赖氨酸。这种物质不仅不会被吸收,还会危害健康。因此,应先把煮开的鲜奶凉到温热(40—50℃)时,再将糖放入奶中溶解。

第四,剩余奶液不能保留。未吃完的奶不可保留在奶瓶中下次再喂。因为在婴幼儿吸吮的过程中,瓶中的奶已被污染,放置几小时后细菌大量增长,足以让婴幼儿生病。

第五,适量补充水分。6个月内纯母乳喂养的婴儿,无需额外补充水分。人工喂养的婴幼儿一定要及时喂水,一方面有利于婴幼儿对高脂肪的消化吸收,另一方面有利于大便通畅,预防便秘。一般建议在两顿奶之间补充适量的水。中国营养学会建议婴幼儿每天水的适宜摄入总量如表4-2-3所示。除去每天奶量和部分辅食中获取的水外,还需要额外酌情补充相应的水量。

表4-2-3 婴幼儿水的适宜摄入总量(毫升/天)

年 龄	6个月内	7—12个月	13—36个月	4—6岁
水 量	700	900	1 300	1 600

第六,喂奶间隔。婴幼儿年龄越小,胃的容量越小,间隔时间越短,一般前0—3个月婴幼儿每天喂奶6—7次,间隔3小时左右,夜间婴幼儿不醒则可以不喂。每个婴幼儿特点不同,按需喂哺比较理想。

第七,更换奶粉要循序渐进。无论是同一品牌的配方奶粉不同阶段的更换,还是不同品牌、不同特点的奶粉、鲜奶的更换,都要本着非必要不更换,更换要循序渐进的原则。婴幼儿胃肠道功能发育不完善,频繁更换奶粉容易引起肠道功能紊乱,出现消化不良、腹泻等,从而影响正常生长发育。

判断奶粉是否适合婴幼儿体质,一方面可以观察婴幼儿大便是否正常(软便、成形便为

正常),另一方面观察身高、体重增长是否正常,如果都正常则说明所选奶粉适合。如果奶粉不适合大便可能会干,也会稀,甚至腹泻,大便中有不消化的东西出现(如奶瓣儿),身高体重增长慢,甚至体重会下降,婴幼儿也不喜欢吃,容易恶心、呕吐。

第八,混合喂养坚持母乳优先。混合喂养时要让婴幼儿先吃母乳,哺乳时间不限,每次要吸空两侧乳房,再增加配方奶粉或其他代乳品进行补充。喂牛奶时加糖要适量,以防婴幼儿喜甜而拒绝母乳或造成热量摄入过多。最好用小汤匙、小奶杯喂奶,不用奶瓶,以免婴幼儿因习惯奶嘴而拒绝吮吸妈妈乳头。母乳喂哺不要少于3次(越多越好),一旦奶量恢复,应立即转为母乳喂养。若是乳母上班则可以挤出乳汁,储存备用。即使母乳不足,混合喂养也要优于人工喂养。

第三节　婴幼儿辅食

辅食是指除母乳(配方奶)以外的其他各种性状的食物。《中国居民膳食指南(2016)》建议,6个月以上的婴幼儿在继续母乳喂养的同时,要开始添加辅食。足月出生的婴儿,4—6个月时体重可达到出生时的2倍。快速生长需要相对较高的能量、蛋白质、铁、锌、维生素D、长链多不饱和脂肪酸等。单一的母乳已经不能完全满足其对能量及各种营养素的需求,必须引进其他营养丰富的食物。据估算,7—12个月婴儿所需要的99%的铁、75%的锌、80%的维生素B_6、50%的维生素C等必须从添加的辅食中获得。

6个月以上的婴幼儿,胃肠消化器官发育逐渐相对完善,可以逐渐消化母乳以外的多样化食物。同时婴幼儿的口腔运动功能,味觉、嗅觉、触觉等感知觉以及心理、认知和行为能力也已经准备好接受新的食物。此时添加辅食,不仅能满足婴幼儿的营养需求,而且也能满足婴幼儿的心理需求。添加辅食可以锻炼婴幼儿咀嚼、吞咽和摄食技能,也为以后语言发育打好基础。添加辅食帮助婴幼儿迈出了从被动接受喂养到自主进食的第一步。

一、辅食类型

(一) 谷类

7—12个月的婴儿所需要的能量(每天每千克80千卡)约1/3—1/2来自辅食。13—24个月的婴幼儿所需能量(每天800—1 100千卡)中约1/2—2/3来自辅食。4个月以上的婴幼儿唾液腺发育开始逐渐完善,唾液分泌增多,唾液淀粉酶和肠淀粉酶的活力增强,可以开始接受以淀粉为主的谷类食物,如米粉、粥、软饭、面条等。此外,谷类食物还可以提供部分矿物质和维生素。中国营养学会建议的婴幼儿谷类食物每天摄入量如表4-3-1所示。

表4-3-1 婴幼儿谷物的参考摄入量(克/天)

年 龄	7—12个月	13—24个月	2—3岁	4—5岁
建议量	20—75	50—100	75—125	100—150

（二）动物性食物

动物性食物主要包括蛋类、鱼类、瘦肉、肝脏等，它们含有丰富的优质蛋白，铁、锌等矿物质和维生素A、维生素D、维生素B_2等。

6个月后，单纯母乳已经不能满足婴幼儿生长发育需要，尤其是铁。母乳中铁含量低，6个月内婴儿主要依靠胎儿期肝脏储存的铁来维持需要，由于生长越快，对铁的需要量越高，需要及时补充铁质，以预防缺铁或缺铁性贫血的发生。《中国居民膳食指南(2016版)》中建议7—12个月婴儿每天摄入铁10毫克，而据估算，7—12个月的婴儿所需99%的铁要从辅食中获得，因此，除了喂食婴幼儿强化铁的米粉以外，还应喂食蛋黄、瘦肉、肝脏等动物性食物。动物性食物中的铁更容易吸收。动物性食物不仅含有丰富的铁、锌等微量元素，还含有丰富的优质蛋白质和维生素等，是婴幼儿不可或缺的食物。中国营养学会建议的动物类食物每天的摄入量如表4-3-2所示。

表4-3-2 婴幼儿动物类食物的参考摄入量(克/天)

年 龄	7—12个月	13—24个月	2—3岁	4—5岁
肉禽鱼类	20—75	50—75	50—75	50—75
鸡 蛋	15—50	25—50	50	50

（三）蔬菜水果

蔬菜水果是维生素、矿物质以及膳食纤维的重要来源，新鲜的蔬菜水果中含有丰富的维生素C。据估算，6个月以上1岁以内继续母乳喂养的婴儿，其所需要的50%的维生素C必须从添加的辅食中获得。中国营养学会建议的蔬果类食物每天的摄入量如表4-3-3所示。

表4-3-3 婴幼儿蔬果类食物的参考摄入量(克/天)

年 龄	7—12个月	13—24个月	2—3岁	4—5岁
蔬 菜	25—100	50—150	100—200	150—300
水 果	25—100	50—150	100—200	150—250

（四）豆类与坚果食物

豆类食物，尤其是大豆及其制品，是婴幼儿优质蛋白的补充来源。关于大豆及其制品的摄入量,中国营养学会没有就7—24月龄的婴幼儿给出建议,仅建议2—3岁幼儿的摄入量为5—15克每天,4—5岁幼儿的摄入量为10—20克每天。

坚果类食物含有丰富的不饱和脂肪酸、蛋白质、矿物质、维生素E和B族维生素等。中国营养学会没有对3岁之前的幼儿就坚果类食物给出建议食用量,只提出4—5岁幼儿适量供给,并建议磨碎食用,因为幼儿食用整粒坚果有窒息风险,可以磨成粉,处理成泥,混在其他辅食中一起食用。

(五) 油脂

油脂主要提供能量和必需脂肪酸。脂肪对于婴幼儿很重要,添加辅食后,尤其辅食偏素,额外加油脂就更有必要了。首推α-亚麻酸含量较高的植物油如紫苏油(62%)、亚麻籽油(51.9%)以及亚油酸含量较高的植物油如核桃油、大豆油、玉米油、葵花籽油。中国营养学会建议婴幼儿每天油脂的摄入量如表4-3-4所示。

表4-3-4 婴幼儿油脂的建议摄入量(克/天)

年　龄	7—12个月	13—24个月	2—3岁	4—5岁
建议量	0—10	5—15	10—20	20—25

二、辅食添加

(一) 辅食添加的时机

无论是世界卫生组织还是《中国居民膳食指南(2016)》,都建议6个月后婴儿必须添加辅食,但辅食的添加不是机械地准时准点开始,而需要选择恰当的时机。在婴儿6个月前后出现生长加速以及如下一些表现时,一般被看作是开始添加辅食的最佳时机。

1. 婴儿的发育渐趋成熟

婴儿能控制头部和上半身,能够扶着或靠着坐,胸能挺起来,头能竖起来,可以通过转头、前倾、后仰等动作来表示想吃或不想吃,这样就不会发生家长强迫喂食的情况。

2. 婴儿体重达到一定要求

婴儿体重需要达到出生时的2倍,至少达到6千克。

3. 婴儿有吃不饱的表现

如婴儿原来能一夜睡到天亮,现在却经常半夜哭闹,或者睡眠时间越来越短;每天母乳喂养次数增加到8—10次或喂配方奶粉1 000毫升,但仍处于饥饿状态。

4. 婴儿表现出对食物的兴趣,有了想吃东西的行为

如成人在旁边吃饭时会感兴趣,可能还会来抓成人的勺子,抢筷子,吧嗒嘴,流口水等,说明其对吃饭有了兴趣。

5. "伸舌反射"消退

刚喂辅食时,婴儿常常把刚喂进嘴里的东西吐出来,这种伸舌头的表现是一种本能的自我保护,称为"伸舌反射",说明喂辅食还不到时候。"伸舌反射"一般在婴儿 4 个月前后才会消失。如果之前家长坚持喂辅食,一味地硬塞、硬喂,不仅父母很有挫折感,也会让婴儿觉得不愉快,不利于良好饮食习惯的培养。

6. 出现尝试吃东西的行为

辅食放进婴儿嘴里时,他们会尝试着舔进嘴里并咽下,并显得很高兴,说明其对吃东西有兴趣。

如果婴儿同时有了这些表现,说明添加辅食的时机到了。根据中国营养学会的建议,6 个月内婴儿最好纯母乳喂养。如果婴儿 3 个月以后出现不耐饥等特殊情况,可以根据医生或其他专业人员的建议,适当调整辅食添加时间。不早于 4 个月,不晚于 8 个月,满 6 个月应及时添加。

(二)辅食添加的原则与方法

1. 种类上,在适应一种后再添加另一种

优先从含铁丰富的泥糊状食物(如强化铁的婴儿米粉)开始,逐渐增加食物种类,不断丰富,实现多样化。适应一种食物后再添加其他新的食物。从一种食物过渡到另一种食物的时间可以为 2—3 天。同时添加两种或两种以上的食物,容易引起婴儿消化道不适或消化不良,如若出现不良反应,也难以判断是哪一种食物引起的不良反应。每添加一种新的辅食,既可以单独喂食,也可以和添加过的确定不过敏的食物一起喂食。具体食物的添加没有固定顺序。

2. 质地上,从稀到稠,从细到粗,从软到硬

应按"液体(如稀米糊、稀肉泥、菜水等)—泥糊(如稠米糊、菜泥、肉泥、鱼泥、蛋黄等)—固体(如软米饭、煮得较烂的面条、小馒头片等)"的顺序添加,从一种质地过渡到另一种质地。

3. 数量上,应由少到多

开始添加量一定要少,建议喂食一勺尖的量,然后再逐渐增加。比如添加蛋黄,第一天可以先加 1/8—1/4 个蛋黄,2—3 天以后,婴儿如没有什么不良反应,可以增加至 1/2,逐渐到 3/4 再到整个蛋黄。量由少到多主要是考虑到一旦有过敏反应,后果不会很严重。

4. 时机上,一定要在婴儿健康、消化功能正常、情绪良好时进行

辅食添加要在婴儿身体状况良好时开始,如遇到任何身体不适,则应推迟,已经开始的要立刻停止添加。

5. 喂食时间安排上,逐渐与家人进餐时间相近或相同

在添加辅食之初,可以安排在中午 12:00 左右(家人进餐时间)。建议先喂母乳,婴儿约半饱时再喂辅食,然后再根据需要继续哺乳。这样既保证了母乳喂养,又顺利添加了辅食。

随着婴儿辅食量的增加,满 7 月龄时,辅食逐渐可以成为单独一餐,就可以过渡到辅食与哺乳间隔的模式。一般 7—9 个月婴儿每天母乳喂养 4—6 次,辅食喂养 2 次;10—12 个月婴儿每天母乳喂养 4 次,辅食喂养 2—3 次;13—24 个月婴幼儿每天母乳喂养 3 次,辅食喂养 3 次。如果母乳不足应选择合适的婴儿配方奶作为补充,尽量将辅食安排在与家人进餐时间相近或相同之时,以便以后婴儿能与家人共同进餐。

(三)注意事项

1. 密切观察有无过敏现象

每添加一种新的食物应密切观察婴儿是否出现恶心、呕吐、腹泻、皮疹、荨麻疹、咳嗽、打喷嚏、喘鸣、呼吸困难、皮肤苍白、甚至昏迷休克等过敏反应(严重的应立刻就医)。

2. 坚持试吃,反复尝试

每添加一种新食物,不要指望一次成功。一般婴儿需要尝试七八次甚至十几次才能接受一种新的食物。当婴儿拒绝某种新的食物时,不能就此断定他们不喜欢或不接受此食物,家长应该充满耐心、反复尝试。

当婴儿尝试一种新食物发生呕吐、腹泻等过敏反应而停止喂食后,并不意味着这种食物再也不能吃了,可以过一段时间待症状消失后再继续尝试少量喂食。如果仍然出现不良反应,3 个月后可再次尝试,若依然有不良反应,应咨询医生,确认是否食物过敏。

同时应注意区分食物过敏与由于其他疾病而导致的相同症状。如腹泻的出现,就要分析是否食用了不洁(不熟)食物而导致食物中毒或是感染性腹泻。

总之,家长不能简单地认为婴幼儿不适应此食物而不再添加。建议每天做辅食记录(如吃了几次辅食,有哪些食材,有没有新食材,吃了多少,婴儿表现等)。

3. 辅食不能替代奶类

2 岁之前的婴幼儿食物依然应该以奶(母乳或配方奶)为主,辅食只能作为一种补充食品,尤其 1 岁前的婴儿,家长一定要把握好辅食的量,尽量保证在每天 600—800 毫升奶量的基础上添加辅食,不能因为进食辅食而影响奶的摄入量。2—3 岁幼儿的饮食应逐渐从以奶类食物为主过渡到以谷类食物为主的普通平衡膳食。

辅食的量一般以婴幼儿所需要的能量来衡量。除母乳外,婴幼儿每天需要从辅食中获得的能量建议如表 4-3-5 所示。理想的辅食应达到每 100 毫升或 100 克提供能量在 80 千

卡以上。世界卫生组织推荐,7—24月龄婴幼儿应摄入足量的动物性食物,每天500毫升奶、1个鸡蛋、15—75克的肉禽鱼。不同种类的食物提供不同的营养素,多样化的食物才能提供全面而均衡的营养。

表 4-3-5 7—24月龄婴幼儿需要辅食提供的能量建议

月　　龄	能量/(千卡/天)	约占全天总能量/(%)
7—9	200	33
10—12	300	45
13—24	550	62

4. 首次添加新食材,最好安排在上午或中午

婴幼儿一般中午前精神状态比较好。一方面,好的情绪可以提高对新食材的接受度;另一方面,白天也便于家长及时发现婴幼儿是否有过敏现象。

5. 1岁以内不能喂食蜂蜜

虽然有一些证据表明蜂蜜对夜间的咳嗽有一定的缓解作用,但蜂蜜中的肉毒杆菌会使1岁以下免疫功能尚不完善的婴儿中毒。蜂蜜的主要成分是糖,除容易导致肥胖与龋齿外,还会影响婴儿对天然食物的接受度。

三、辅食制作的安全与卫生

研究表明,婴幼儿添加辅食后,腹泻的风险大大增加,而辅食受到微生物污染是导致婴幼儿腹泻的重要原因。因此,无论是工具的准备,食材选购、清洗、制作,还是保存、喂食等,家长对每一个细节都不应忽视,一定把好安全卫生关。

(一) 工具的准备

添加辅食初期,由于要把辅食制作成泥状,对工具的要求还是比较高的。目前主要有研磨碗,料理棒和料理机,辅食机三类产品。

研磨碗堪称性价比之王,价格便宜,携带方便。可以处理蒸熟的根茎类蔬菜,水果泥;不太适合处理叶菜、肉等纤维粗或有筋膜的食物,耗时耗力。有的产品因为有较细的纹路,清洗不太方便。

料理棒和料理机:可以处理果蔬、肉类、坚果等多种食材。不仅可以给婴幼儿做辅食,也可以胜任家庭烹调的其他需求,但是不能加热。食材量大,适合使用比较大的料理机,食材量少适合使用料理棒。

辅食机可以进行傻瓜式操作,蒸打搅拌一体,操作方便,省时省力,体积相对较大,使用的周期短,婴儿不吃泥状食物后,基本闲置。

除此以外,蒸锅,处理肉类和蔬果的两个砧板,处理大块食物的辅食剪刀,盛瓜果泥的不锈钢勺,处理成丝状、絮状食物时用的擦菜板等也需要准备。

(二)食材选择

为婴幼儿选择的辅食材料应以天然、新鲜、优质、安全、符合营养需要、容易消化吸收为原则。

(三)食材清洗

制作辅食前一定要将食材清洗干净,尤其是蔬菜和水果,蔬果大多有农药残留,清洗方法不当还会造成营养素损失及二次污染。

1. 尽量减少果蔬农药残留——彻底清洗

制作前,蔬菜、水果要彻底清洗干净,尽量减少农药残留。一般叶菜类蔬菜生长周期短,重茬连种现象普遍,易发生病虫害。为了防治病虫害,需要施用大量农药,长此以往,病虫害会产生抗药性,农药施用越来越多。因此叶菜类蔬菜往往残留农药较多。对于水溶性的农药,蔬菜经过清水浸泡后可去除大部分农药残留。对于脂溶性农药,清水浸泡后农药残留洗去率较低,可以先用10%碱水浸泡,再用果蔬清洗剂浸泡,也可以用淘米水或2%盐水浸泡10分钟,最后用清水冲洗。大部分农药是酸性的、脂溶性的。

有些农药不易溶于水,却容易溶于有机溶剂或蜡质溶剂中,瓜果类蔬菜有蜡质容易吸收农药,去皮可以有效去除农药残留,如黄瓜、茄子、冬瓜、苹果等。值得注意的是,去皮之前的清洗同样重要,不清洗直接去皮,很容易把外皮的有害物质带到食用部分。

另外,对于易保管的蔬菜可通过延长保存时间来提高残存农药的降解率。一些根茎类蔬菜,如冬瓜、南瓜等可以放置3天以上再食用。

2. 尽量减少营养损失——先洗后切

蔬菜切碎后与水直接接触的面积会大大增加,会使蔬菜中的水溶性维生素,如维生素C、B族维生素等以及一些能溶于水的糖类溶解在水中而流失。蔬菜切碎后,还会增大细菌污染以及溶于水的农药渗透回蔬菜的机会。因此,一定要先洗后切。

(四)制作

1. 辅食制作的基本要求

(1)制作工具清洁卫生

首先要洗净双手,把需使用的工具清洗干净,最好用沸水烫一下。切后直接食用的熟食,在切之前,砧板和刀一定要用开水烫一烫。生熟一定要分开,以免交叉污染。

(2) 合理加工,烹调方式要有利于婴幼儿的消化和吸收

辅食制作要采取合理的烹调加工方式,尽可能减少营养素的损失,使食物质地适合婴幼儿进食、消化、吸收。避免炸、煎、烧烤,多用蒸、煮、炖、煨。

(3) 辅食味道以天然清淡为宜,适量添加植物油

中国营养学会建议婴幼儿辅食应保持原味,不加盐、糖以及刺激性的调味品,适量添加植物油。

必需脂肪酸摄入不足可能会对婴幼儿的生长发育产生不利影响。必需脂肪酸主要指 a-亚麻酸(如亚麻籽油、紫苏油等)和亚油酸(如核桃油、大豆油等)。建议制作婴幼儿辅食时,以植物油为主。

婴幼儿的肾脏还未发育成熟,过量摄入盐会增加肾脏负担。过多的钠能使体内水分潴留,使血量增加,血压上升,心脏负担加重;同时,还会影响婴幼儿清淡口味的形成。婴儿辅食不加盐,也不用担心婴儿钠的摄入不足。母乳中的钠含量可以满足 6 月龄内婴儿的需要,配方奶的钠含量高于母乳。7—12 月龄婴儿可以从天然食物中,主要是动物性食物中获得钠,如 1 个鸡蛋含钠 71 毫克,100 克新鲜瘦猪肉含钠 65 毫克,100 克新鲜海虾含钠 119 毫克,加上母乳中获得的钠,可以达到 7—12 月龄婴儿钠 350 毫克/天的适宜摄入量。13—24 月龄幼儿开始少量尝试家庭食物,钠的摄入量将明显增加。钠几乎存在于所有食物中,因此,不用担心摄入不足,而应担心摄入过量。强调减少盐的摄入可能会同时减少碘的摄入,因此,1 岁以后辅食仍可以不加盐,但可以适当补充含碘食物,如海苔等。

食物中额外添加糖,除了增加能量外,不含其他任何营养素。糖的过量摄入不仅增加婴幼儿患龋齿的风险,也会增加婴幼儿儿童期、成年期患肥胖、2 型糖尿病、心血管疾病的风险,还会影响婴幼儿对天然食物的接受度,养成只爱吃甜食的习惯。中国营养学会建议,4 岁以上儿童每天食物中添加糖不超过总能量的 10%,最好不超过 5%。对 4 岁以下婴幼儿未给出参考值。

(4) 务必煮熟且尽量减少营养素损失

婴幼儿的辅食制作必须确保熟透。如蔬菜中的豆角就要格外注意,豆角里含有血细胞凝集素,不熟的话,里面的有害成分不能被完全破坏,可能会导致中毒。

同时应注意,加热时间也不是越长越好,加热时间越长,蔬菜中维生素 C 的损失越多。因此烹调时要尽可能做到开汤下菜、急火快炒,以减少维生素 C 在高温下的破坏。

(5) 单独制作婴儿辅食

单独制作或在家庭烹饪食物投放调料之前挑出部分食物。1 岁后幼儿可逐渐尝试淡口

味的家庭膳食。

2. 不同辅食种类的常见制作

（1）蔬果类

① 辅食初期首选根茎类蔬菜

辅食初期可选择根茎类蔬菜做泥，口感细腻，粗纤维少。婴儿稍大一些，可以做成碎或手指食物（如胡萝卜，西蓝花等）。

② 叶菜类宜焯不宜煮

叶菜不宜煮，因为在长时间高温下，许多水溶性维生素容易被破坏，使蔬菜的营养价值大打折扣。可以用沸水大火焯1分钟，取出后，去茎留叶放进研磨碗或用料理棒打碎或切碎处理，1岁后用辅食剪处理一下就可以。

③ 水果从"泥"到"块"

小月龄婴儿可以选择质地绵软的苹果（如黄元帅等），去核去籽，用不锈钢勺子刮泥，其他水果可以借助研磨碗或料理棒处理成泥。大一些的婴幼儿不需要再吃泥了，可以切成片或条（比如苹果片、香蕉片、火龙果条等）给他们吃。对于圆形的葡萄、荔枝等存在窒息风险的整果，不建议给4岁以下的幼儿吃，需要剪碎或切成小块儿给幼儿吃。

④ 现做现切，现吃现做

维生素容易因氧化而损失，蔬菜水果中含有丰富的维生素。如果蔬菜提前太长时间洗净、切好，长时间在空气中暴露，会因氧化而令维生素损失。做好后应及时食用，否则也会因放置时间长或重复加热而造成维生素的损失。同样，水果去皮也应遵循现吃现做的原则。如果早早削好皮，切好块儿，也会加快氧化，损失维生素。

（2）蛋类

① 先蛋黄后蛋清

蛋清、蛋黄算两种食物，不能一起加，因为蛋清、蛋黄的蛋白质成分不太一样，建议优先添加营养高而致敏性低一些的蛋黄。如果婴儿没有过敏反应，等到适应后，就可以添加蛋清了。蛋清过敏的话，可以用蛋清分离器将蛋黄和蛋清分开，也可以做成白煮蛋或荷包蛋，喂食时将蛋清蛋黄分开。三个月以后可再尝试喂食蛋清。蛋黄的添加可以从1/8个开始，到1/4个再到1/2个最后到整个蛋黄。

② 蒸蛋不宜溏心

因为溏心蛋可能存在沙门氏菌，所以不宜做成溏心蛋，但也不应蒸煮太长时间，时间太长，蛋黄表面变深，蛋白质变老，不容易消化。最好的状态是蛋黄刚刚凝固，表面是黄色的。蛋类最好现吃现做，因为反复加热会使蛋白质变老，影响婴幼儿消化吸收。

(3) 肉类

① 肉泥

将肉洗净去筋膜,切成薄且小的块儿,同姜片一起蒸熟,然后捞出用料理机、料理棒或研磨碗处理成泥。

② 肝泥

肝脏用清水多洗几遍去血水,去除筋膜,切成小块儿,放在冷水里加入一些柠檬片,浸泡20—30分钟去腥。姜切成薄片和水一起煮沸后,放入肝脏煮熟。由于肝脏比较干,可以加少许水,放入研磨碗或料理棒处理成泥。

(4) 大豆和坚果

大豆类最开始建议选择口感比较软糯的豆腐,初期添加时用勺头压碎即可,然后逐渐变成小碎块、小块等。对于**坚果**,《中国学龄前儿童平衡膳食指南(2016)》中对3岁以下婴幼儿没有给出建议量,如果提供给婴幼儿,一定不能直接整粒喂食,可以磨成粉或处理成泥。

(五) 保存

超市里很多婴幼儿辅食成品,如肉泥、肝泥、鱼泥以及各种蔬菜泥等,其标签上都注明:开封后,一次吃不完,下次可接着吃,但不可超过12或24小时,如果保存不当,开封后的辅食在保质期内仍有可能被污染。假如辅食打开后,半小时或一小时甚至更长时间后才盖上盖儿放入冰箱,在这段时间里,辅食就可能被污染了。因此,购买的婴幼儿辅食成品,如果一次吃不完,最好先从原包装中取出适量给婴幼儿喂食,剩下的立刻盖好盖儿,放入冰箱。冰箱的温度设置在0—5℃之间。

家庭自制婴幼儿辅食最好是现吃现做,吃剩的不宜存留再次喂食给婴幼儿(成人可以吃掉)。因为接触过婴幼儿嘴巴或羹匙上的唾液后,食物里的细菌会迅速繁殖,导致食物变质。但有时做小份辅食非常麻烦,或者由于时间关系,很难做到现吃现做;可一次多做出一些,用密封袋或储存盒装好保存,标记好食材和制作时间。

适于冷藏、冷冻的食物一般有根茎类蔬菜(叶菜泥不宜冷冻)、鱼、肉类(如肉泥、鱼泥、肝泥、肉松等)。一般建议保存时间:常温下2小时;冷藏温度一般在4℃左右,建议最长2天,最好1天吃完(蔬菜中的维生素C和抗氧化成分会随着保存时间的延长而有所损失),建议尽快吃掉;冷冻温度一般在-15℃到-23℃,蔬菜(如西蓝花泥、山药泥)最好1周之内吃完,最多不超过2周,肉制品(肉泥、肉丸、饺子等)最好在2周之内吃完,最多不超过1个月。

无论常温、冷藏还是冷冻保存的食物,食用之前一定要热透,使用蒸锅、微波炉都可以,然后凉到合适的温度再喂食给婴幼儿。冷冻食物要先解冻再加热。一般可以前一天晚上从冷冻室取出放在冷藏室解冻或用冷水解冻。喂食后剩余的辅食,不能再次冷藏或冷冻留给婴幼儿食用了。为避免浪费,婴幼儿吃剩的食物,成人可以根据需求吃掉。

（六）喂食

婴幼儿进食前,先给他们洗净双手,对餐桌椅、围嘴等进行清洁。

根据婴幼儿不同的年龄,选用不同的进餐工具,帮助婴幼儿轻松学会吃辅食。新奇漂亮的餐具有利于激发婴幼儿的食欲。得心应手的餐具可以帮助婴幼儿尽快学会自主进食。比如"L"形的勺子,适合初期学习握勺的婴儿,带吸盘的碗可以帮助还不会扶碗的婴幼儿把碗固定在餐桌椅上。还有防泼洒的碗,具有保温作用的注水保温碗以及具有感温作用的勺等。当然,婴幼儿干净的双手也是很好的进餐工具。

喂辅食尽量不用奶瓶。奶瓶不容易清洁,易受污染,更重要的是,长时间使用奶瓶不利于婴幼儿颌骨、牙齿的发育以及未来婴儿用勺能力的发展。家长应尽早使用杯子喂婴幼儿喝水(奶)、用勺吃饭。勺子最好选择适合婴幼儿口形,较浅、较平、硅胶材质的,不要用金属勺。

添加辅食之初,用勺子喂食泥糊状米粉,可以舀起少量米糊放在婴儿一侧嘴角让其吮舔。切不可把勺儿直接塞进婴儿嘴里,使其有窒息感,进而产生不良的进食体验。

食用泥糊状食品时间也不宜过长,以免影响吞咽、咀嚼能力的发展。7月龄以后,婴儿喜欢抓握,可以为其准备手指食物,让其抓着吃。自己抓着吃可以大大增加婴幼儿的进食兴趣。幼儿1岁以后可尝试抓握小勺自喂,到2—3岁时逐渐学会独立自主进餐。

第五章 婴幼儿家庭膳食管理

第一节 不同年龄阶段的膳食指导

一、0—6个月

(一)膳食建议

6个月内是个体一生中生长发育的第一个高峰,也是从子宫内到子宫外生活的过渡期,对能量和营养素的需要高于其他任何时期。婴儿消化器官和排泄器官发育尚未成熟,功能不健全,对食物的消化吸收及代谢废物的排泄能力较弱。母乳既可提供优质、全面、充足和结构适宜的营养素,满足婴儿生长发育的需要,又能完美地适应其尚未发育成熟的消化能力,并促进其器官发育和功能成熟。因此,母乳是婴儿最天然、最理想的食品。纯母乳喂养能满足6个月之内婴儿全部营养所需。

6个月之内的婴儿纯母乳喂养应遵循从按需喂哺逐渐到规律喂哺的原则。一般每天喂哺约6—8次或更多。只要保证乳母的营养需要,母乳可以为此阶段婴儿提供所需要的一切营养。此时的婴儿胃很小,喝了水会影响喝奶,会影响体重的增加,因而母乳喂养的婴儿不必喝水。如果是人工喂养或混合喂养,需要为婴儿适当补充白开水,有利于预防便秘。

母乳中维生素D和维生素K的含量较低。母乳喂养的婴儿需要补充维生素D和维生素K。虽然新生儿皮肤已经具备合成维生素D的能力,但3个月内的婴儿晒太阳很少(阳光中的蓝光可能对新生儿的视觉发育造成不利影响,娇嫩的肌肤也可能因过早受日光的照射而受损),内源性合成的维生素D少,母乳不是婴儿维生素D的主要供给途径,其含量相对较低,单纯母乳喂养不能满足婴儿每日的需要量。研究证实,足月婴儿出生后需要每天补充维生素D 10微克(400国际单位)。因此,一般婴儿出生数日后就可以开始每天补充维生素D 10微克(400国际单位),能有效预防维生素D缺乏性佝偻病。

母乳中维生素K的含量较低,不能满足婴儿的需求。足月顺产的婴儿在母乳喂养的支持下,可以很快建立正常的肠道菌群,并获得稳定、充足的维生素K。但在婴儿建立正常的肠道菌群前,其维生素K的需要可能得不到满足,尤其是剖宫产婴儿、早产儿、出生低体重儿、生长发育快,对维生素K的需求量增加,容易发生维生素K缺乏性出血性疾病。因此,母乳喂养的婴儿从出生到3个月,可每日口服维生素K_1 25微克;也可以在出生后口服维生素K_1 2毫克,一周和一个月时再分别口服5毫克,共3次;还可以给新生儿每日肌肉注射维生素K_1 1—5毫克,连续3天。

混合喂养和人工喂养的婴儿,如果选择的配方奶粉是符合国家标准的,维生素D、维生素K应该都已足量添加,不用额外补充。

(二) 注意事项

1. 顺应喂养,保持精神饱满,心情愉悦

6个月以内的婴儿母乳喂养时,应以婴儿的饥饿需要为基础,每当婴儿因饥饿引起哭闹时应及时喂哺,不要强求喂奶次数和时间。喂哺时,母婴双方应该精神饱满,心情愉悦,乳母可以把心理感受和体验传递给婴儿,能提高喂养质量。

2. 维生素D的药物补充应遵医嘱

维生素D的补充千万不能过量,否则会造成中毒。轻者令婴儿食欲减退,烦躁,恶心,呕吐,重者可损害婴儿心、肾功能。条件允许的话,尽可能抱婴儿到户外享受阳光,有利于皮肤下7-脱氢胆固醇转化成维生素D,促进钙的吸收。

3. 确保乳母膳食中各种营养素和热量供给充分

纯母乳可以保证婴儿的营养需要,那是以乳母合理膳食为前提。因此,要保证乳母的营养供给充足,尤其是能量和蛋白质的需求。食物选择要有利于乳汁的分泌。乳母最好不吃寒性、刺激性食物(如螃蟹、韭菜、辣椒、大蒜等)。

4. 乳母要忌烟酒,不乱吃药,避免浓茶与咖啡

乳母吸烟、饮酒、用药会影响乳汁分泌,烟草中的尼古丁、酒精和某些药物(镇痛药、安眠药、某些抗生素等)可通过乳汁进入婴儿体内,对婴儿产生不良影响。茶和咖啡中的咖啡因有可能造成婴儿兴奋。因此乳母要忌烟酒,不要乱用药,避免饮用浓茶与咖啡。同时防止乳母和婴儿接触二手烟、三手烟。

(三) 乳母的膳食安排与食谱推荐

1. 乳母的膳食安排

跟正常成人妇女比,乳母每天需额外增加优质蛋白质25克,钙200毫克,碘120微克以及维生素A 600微克。

乳母一天建议食物量为：谷类 250—300 克，薯类 75 克，其中，全谷物和杂豆不少于 1/3；蔬菜类 500 克，其中，绿叶蔬菜和红黄色等有色蔬菜占 2/3 以上；水果类 200—400 克；鱼、禽、蛋、肉类（含动物内脏）每天总量为 220 克；牛奶 400—500 毫升；大豆类 25 克，坚果 10 克；烹调油 25 克，食用碘盐，且不超过 6 克。为确保维生素 A 的供给，每周最好吃 1—2 次肝脏，总量一般为猪肝 85 克或鸡肝 40 克；至少每周摄入一次海鱼、海带、紫菜、贝类等海产品。科学食用汤水，如肉汤、鸡汤、鱼汤、五红汤等，促进乳汁分泌。烹调方式多用煮、炖、炒（膳食安排可参考《中国哺乳期妇女平衡膳食宝塔》，见附录）。

产后头一两天可选择较清淡、稀软、易消化的食物，如挂面、馄饨、煮鸡蛋等，之后就可以过渡到正常膳食。剖宫产的乳母，24 小时胃肠功能恢复，应再给予术后流食 1 天，忌牛奶、豆浆等胀气食品，半流食 1—2 天后转为普通膳食。整个哺乳期，应该做饮食多样化，膳食平衡且食不过量。

2. 乳母食谱推荐与食物制作

（1）乳母食谱建议

早餐	肉包子：	面粉 50 克	猪肉 25 克	
	红薯稀饭：	大米 25 克	红薯 25 克	红糖 10 克
	拌黄瓜：	黄瓜 100 克		
早点	牛奶：	牛奶 250 克		
	煮鸡蛋：	鸡蛋 50 克		
	苹果：	苹果 150 克		
午餐	生菜猪肝汤：	生菜 100 克	猪肝 20 克	植物油 5 克
	丝瓜炒牛肉：	丝瓜 100 克	牛肉 50 克	植物油 10 克
	大米饭：	大米 100 克		
午点	橘子：	橘子 150 克		
晚餐	青菜炒豆皮：	青菜 200 克	豆皮 50 克	植物油 10 克
	香菇炖鸡汤：	鸡肉 75 克	香菇适量	
	双面馒头：	玉米粉 30 克	面粉 50 克	
	蒸红薯：	红薯 50 克		
晚点	牛奶煮麦片：	牛奶 250 克	麦片 10 克	白糖 10 克

（摘自《中国居民膳食指南（2016 年）》）

（2）哺乳期母亲特色菜谱

① 猪蹄黄豆汤（图 5-1-1）

【材料】 猪蹄 1 只、黄豆 60 克、黄花菜 30 克、油、食盐适量。

【做法】 猪蹄1只洗净剁成碎块,与黄豆60克、黄花菜30克一起煮烂,放入油、食盐等调味,分数次吃完。2—3日一剂,连服3剂。

【营养特点】 滋补阴血,化生乳汁。

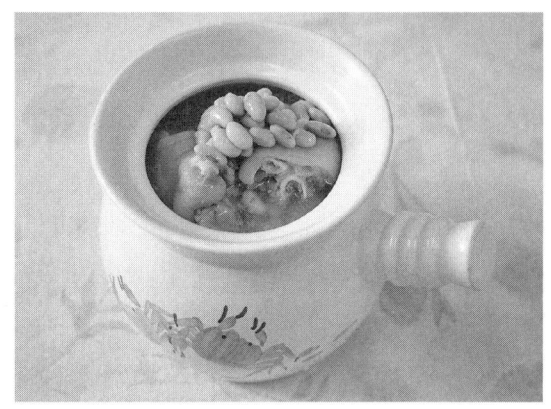

图 5-1-1 猪蹄黄豆汤

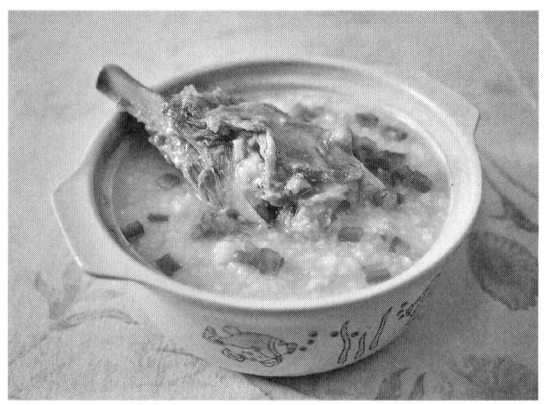

图 5-1-2 猪骨西红柿粥

② 猪骨西红柿粥(图 5-1-2)

【材料】 西红柿3个(重约300克)或山楂50克、猪骨头500克、粳米200克、精盐适量。

【做法】 将猪骨头剁碎,用开水焯一下捞出,与西红柿(或山楂)一起放入锅内,倒入适量清水,置旺火上熬煮,沸后转小火继续熬半小时至1小时,端锅离火,把汤滗出备用。粳米洗净,放入砂锅,倒入西红柿骨头汤,置旺火上,煮沸后转小火,煮至米烂汤稠,放适量精盐,调好味,离火即成。

【营养特点】 通利行乳,散结止痛,清热除淤。

③ 猪蹄茭白汤(图 5-1-3)

【材料】 猪蹄250克、白茭(切片)100克、生姜2片、料酒、大葱、食盐各适量。

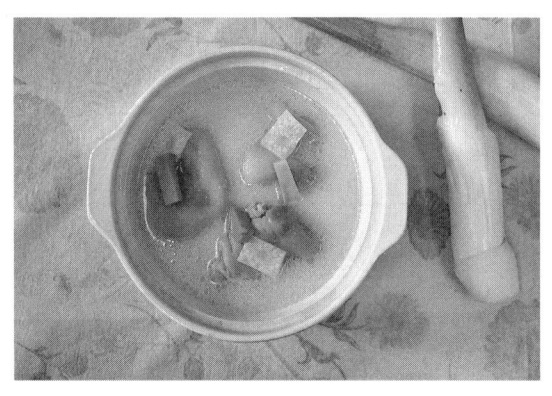

图 5-1-3 猪蹄茭白汤

【做法】 猪蹄置于沸水,烫后刮去浮皮,拔毛,洗净,放入锅内,加清水、料酒、生姜片及大葱,旺火煮沸,撇去浮沫,改用小火炖至猪蹄酥烂,最后放入茭白片,再煮5分钟,加入食盐即可。

【营养特点】 益髓健骨,强筋养体,生精养血,催乳。可有效增强乳汁分泌。适用于乳母产后乳汁不足或无乳等症状。

④ 栗子冬菇焖鸽(图5-1-4)

【材料】 鲜乳鸽1只、栗子150克、冬菇5—6只、姜1片、干葱1段、磨豉酱1茶匙、调料(姜汁、酒各1茶匙,盐小半茶匙,胡椒粉少许,上汤或水1杯多一些,生抽大半汤匙,糖半茶匙,麻油、胡椒粉少许)适量。

【做法】 鲜乳鸽剖洗净,抹干,用调味料抹匀鸽身内外,腌约15分钟,待用。栗子去壳去皮后,洗净,用滚水煮至七成熟,捞出,沥干水分待用。浸软冬菇,去蒂,洗净,沥干水分,待用。烧热3汤匙油,把鸽略微煎一下,爆香干葱、姜片及磨豉酱,淋酒,加入调味料,煮滚,加入冬菇及栗子,文火焖约20分钟至材料熟,汁料收干至浓,上碟,即可趁热供食。

【营养特点】 健脾养胃、滋补肾气、养血补气、增加乳汁。

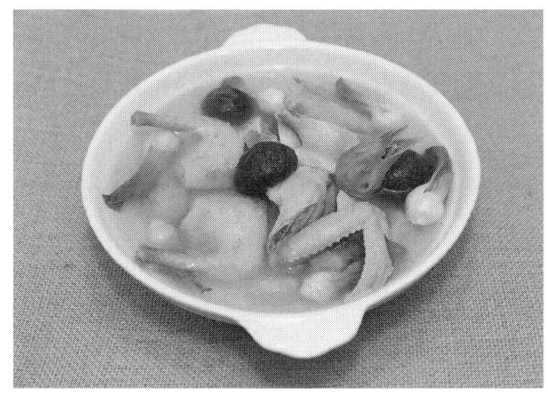

图5-1-4 栗子冬菇焖鸽

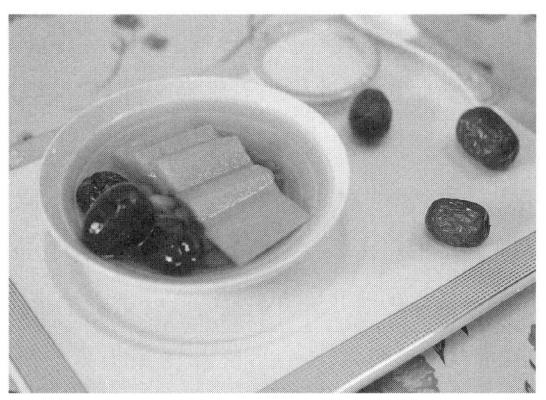

图5-1-5 木瓜花生大枣汤

⑤ 木瓜花生大枣汤(图5-1-5)

【材料】 木瓜750克、花生150克、大枣5粒、片糖2—3块。

【做法】 木瓜去皮、去核、切块。将木瓜、花生、大枣和8碗水放入煲内,放入片糖,待水滚后改用文火煲2小时即可饮用。

【营养特点】 健脾消食,抗疫杀虫,通乳抗癌,补充营养,提高抗病能力。

二、7—9个月

(一)膳食建议

婴儿满6个月后,母乳仍然是重要的营养来源,但单一的母乳喂养已经不能完全满足婴儿对能量以及各营养素的需求,必须食用其他营养丰富的食物,婴儿需要从此时开始逐步添加辅食,尤其需要补充铁。6个月内婴儿主要依靠胎儿期肝脏储存的铁来维持铁需要,生长越快，对铁的需要量越高，需要及时补充铁质，以预防缺铁或缺铁性贫血的发生。中国营养学会建议首先添加强化铁的婴儿米粉、肉泥等富铁的泥糊状食物。

出生17—26周的婴儿对不同口味的接受度最高，适时添加与婴儿发育水平相适应的不同口味和不同种类的食物，可以促进婴儿的味觉、嗅觉、触觉发展。26—45周的婴儿对不同质地食物的接受度较高，适时添加与婴儿发育水平相适应的不同质地和不同种类的食物，不仅可以锻炼其口腔运动能力，包括舌头的活动、啃咬、咀嚼、吞咽等能力，而且有助于婴儿神经心理以及语言能力的发展。

6个月左右的婴儿开始进入味觉敏感期，辅食添加可以通过让其接触多种质地或味道的食物，对避免日后偏食、挑食很有帮助。

7—9个月的婴儿已开始学着用手抓东西吃了，他们会把所有自己能抓到的东西都往嘴里送，这也是其准备好尝试更多种食物的一个标志。家长可以为婴儿准备适宜的手指食物。手指食物是指有一定的形状，可以让婴儿拿起来吃的食物。制作的原则是有固定的形状，婴儿可以抓起来，婴儿稍用力就会捏碎，质地要软。手指食物有长条形的、块状的、片状的，分别适合于精细动作发展不同程度的婴幼儿。

关于何时引入手指食物，不同国家的权威机构建议不同，有的建议辅食添加初期就可以添加，《中国居民膳食指南(2016)》建议为10—12月龄。我们可以根据婴儿手部精细动作、咀嚼能力的发展以及进食兴趣等选择适宜的手指食物与喂养时机。建议初期可以提供长条形的，可以选择稍微长一点，块大一点的，方便婴儿抓握，如煮熟的胡萝卜条、土豆条、西蓝花等（一般6个月左右就能抓住）；第二阶段可以提供片状的，如苹果片、香蕉片、西瓜片等（一般7—8个月可以抓住）；第三个阶段可以提供小的、块状的，甚至大颗粒的，比如小肉块、小水饺、小面疙瘩、小水果块等（一般9个月后可以抓住）。

发糕、馒头、蔬菜、薯类等都可以作为手指食物。尤其质地较粗糙的手指食物对8个月左右萌牙期的婴儿非常有益。长牙是婴儿发育成长中的一个重要阶段，咀嚼是他们必须学习的技巧。如果没有机会学习如何咀嚼，日后他们可能只会吃质感细腻的食物，难以接受其他食物。所以，质地较粗糙的手指食物，不但可以帮助婴儿练习自己吃东西，还可以增强其对辅食的兴趣。手指食物每天都可以吃，可以先吃手指食物，再吃其他食物，当然婴儿吃手指食物时可能是边吃边玩，那是婴儿对食物在进行探索，同时锻炼了婴儿精细动作的发展，可谓一举多得。

7月龄的婴儿辅食可以从富铁泥糊状食物开始添加，食物性状由稀到稠。每2—3天尝试一种新食材，到了月末就可以尝试10—15种辅食。蔬菜、肉类、鱼类，尤其是含铁丰富的肉、肝脏以及蛋黄都可以添加。

婴儿满8个月后,食物可以不用再打成泥了,除了手指食物外,蔬菜、肉类可以处理成非常碎的小颗粒(如肉末、碎菜粥、颗粒面等),以更好地锻炼婴儿的咀嚼能力。

如果婴儿已有缺铁症状,应及时就医补充铁剂。补铁的同时注意维生素C的摄入,维生素C可以促进铁的吸收。维生素C可以通过补充新鲜的果蔬来实现。

(二) 注意事项

1. 继续坚持母乳喂养

每日4—6次,奶量不低于600毫升。母乳不足或不能母乳喂养者,应以相应阶段的配方奶作为补充。1岁以前,不宜喂食普通鲜奶、酸奶、奶酪。婴儿80%的营养还要从母乳中摄取。因此,千万不要因为辅食的添加而影响了母乳的摄入。

2. 不要用奶瓶躺着吃米粉或蛋黄

婴儿最好使用勺子、杯子或碗,取坐位喂食。

3. 特别注意婴儿有无过敏现象发生

确认鸡蛋过敏而无法食用鸡蛋的婴儿,要每天相应增加30克左右的肉类摄入。

4. 喂食蔬菜不宜过多

蔬菜能量低,饱腹感强,多食有可能影响奶量。应优先选择深色的蔬菜。深色蔬菜维生素C和胡萝卜素、叶酸、钙等营养素的含量高于浅色蔬菜,膳食纤维和植物化学成分的含量丰富。

5. 若辅食以植物性食物为主,需额外添加油脂

如果婴幼儿辅食以谷类、蔬菜、水果等植物性食物为主,需要额外添加约5—10克油脂,推荐以富含α-亚麻酸的植物油为首选,如紫苏油、亚麻籽油。

6. 为婴儿提供进食手指食物的机会

进餐时,可以为婴儿洗净双手,穿上罩衣,坐在儿童餐椅上,任其抓取食物往嘴里送、在桌面摆弄、捏来捏去。他们会吃得津津有味、玩得兴趣十足。

7. 通过不同食物搭配增进口味

1岁以内婴儿辅食不放盐,可以在菜中加上一些水果调味儿,苹果、葡萄等,鸡肉里加上几个去皮、去籽的葡萄打碎一起喂食婴儿。

8. 适当喂水

母乳中的水分充足,6个月以内纯母乳喂养的婴儿无需喂水。6个月以后,婴幼儿对水的需求增加,光靠母乳和辅食中的水已经不能满足需求,应适量喂水。

(三) 一日膳食安排与食谱推荐

1. 一日膳食安排

以母乳或配方奶为主,每日喂奶不少于 4 次,每日奶量要在 600 毫升以上。可分别安排在早餐、早餐和午餐之间,午餐和晚餐之间,以及临睡前,夜间可能还需要喂奶 1 次,但要逐渐停止夜间喂奶。

辅食添加可以从每天 1 次开始(可以安排在 12:00 左右,家人午饭时间)逐渐增加到每天 2 次。可分别安排在家人午饭(12 点左右,可单独成一顿)和晚饭(6 点左右,可能还需要喝部分奶)的时间点。具体安排建议如表 5-1-1 所示。

表 5-1-1 7—9 月龄餐次安排建议

7:00	10:00	12:00	15:00	18:00	20:00
奶	奶	辅食	奶	辅食(+奶)	奶

从强化铁的婴儿米粉开始,逐渐增加其他泥糊状富铁食物(鸡蛋、肉泥等)。从每次 1—2 小勺开始逐渐到适宜量。每天需要适量的强化铁米粉,1 个鸡蛋(从部分蛋黄逐渐到整个蛋黄或一个鸡蛋),50 克肉禽鱼;其他谷物类、蔬菜、水果的添加量根据需要而定,以尝试不同种类为主。

新食材可以让婴儿单独吃,也可以和吃过的不过敏的食物一起混合吃,还可以把婴儿尝试过的不喜欢吃的与喜欢吃的混合喂,提高婴儿对食物的接受度。

刚开始喂养婴儿的辅食食物性状泥糊宜稀不宜稠,逐渐过渡为稠泥加颗粒食物。如厚粥、煮得较化的面、肉末、碎菜等。

2. 辅食推荐与辅食制作

(1) 米粉的选择与冲调

① 根据不同的喂养方式选择不同的米粉

母乳喂养的婴儿对辅食中铁的需求比较高。6 个月后,来自母乳的铁微乎其微,米粉是铁的主要来源。不同的米粉铁含量不同,米粉添加初期可以选择铁含量高的米粉;随着米粉摄入量的增加(每天吃米粉的量达到 20 克时),肉泥、肝泥等其他含铁食物摄入量的增加,可以选择铁含量适中的米粉;当每天吃米粉的量超过 30 克时,可以换成低铁的米粉。

奶粉喂养的婴儿由于奶粉中已经有一部分铁,对米粉中铁的需求没有母乳喂养的婴儿高。如果婴儿每天能喝 900 毫升的奶,就能获取约 80% 的铁,因此可以直接选择低铁的米粉。

混合喂养的婴儿,可以根据以母乳为主还是以奶粉为主来选择米粉。

② 根据食材来选择,避免选择多种没吃过或过敏的食物

确定米粉品种后,家长要看一看产品的配料表,确保配料中不含或最多只有一种没吃过的成分,防止婴儿过敏。有的米粉配料有好几种,除了大米外,还有胡萝卜、菠菜、牛奶、大豆等,这样的米粉就不适合用来喂食初次添加辅食的婴儿。因为婴儿一旦发生过敏,无法排查问题究竟出在哪一种成分上。

③ 不选加糖和香精等成分的米粉

除了了解配料表中的食物成分,还要看清成分添加,如果有添加糖(白砂糖、葡萄糖、冰糖)和香精(香兰素等)等,尽量不选择。

④ 米粉冲调

米粉冲调可以用水,也可以用奶。如果婴儿接受米粉,同时生长发育状态良好,建议优先选择用水冲,这样可以让婴儿感受米粉的原始味道,对今后家庭膳食的接受度可能会更高些。如果婴儿不接受用水冲,可以用奶,待接受后逐渐减少奶量,直至换成白开水来冲。如果婴儿体重增长缓慢,米粉浓度又比较稀,可以用奶来冲,增加能量与营养。

米粉浓度开始时应稀薄,理想的稀稠程度为:用汤匙舀起倾倒能成炼奶状流下。如成滴水状流下则太稀,难以流下则太稠。

准备好温度为 50℃ 左右的奶或白开水,倒入米粉中,先放置 30 秒让米粉充分吸水,然后再搅拌;搅拌时调羹应稍向外倾斜,向一方向搅拌;如有结块颗粒,可以边搅拌边用调羹将结块压向碗壁,以便压散结块。

不仅这一阶段的婴儿可以吃米粉,米粉实际上适合各个年龄阶段的婴幼儿食用。随着年龄的增长,可以逐渐做成泥糊状的米粉,供婴幼儿食用还可以将米粉作为食物原料,加工成其他食品。

(2) 辅食制作推荐

① 南瓜泥(图 5-1-6)

【材料】 南瓜 200 克。

【做法】 南瓜去皮去籽,洗净后切小块,蒸或煮至酥烂。将南瓜块放在网筛中,用勺子按压,滤出细腻的南瓜泥。

② 青菜泥(图 5-1-7)

【材料】 青菜 40 克。

【做法】 将青菜漂洗干净,入开水锅中煮烂,在网筛中碾压,滤出菜泥。

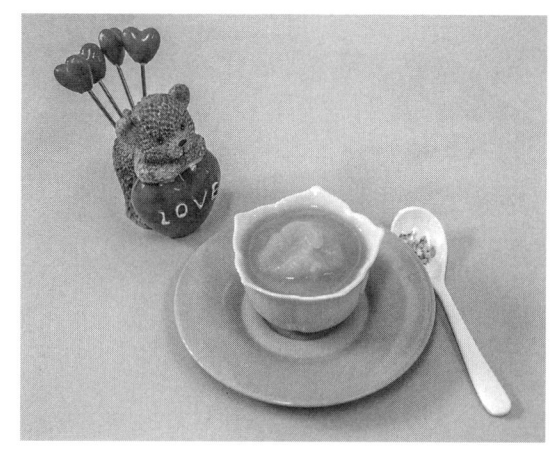

图 5-1-6 南瓜泥

【功效】 青菜泥含有丰富的膳食纤维及维生素,对婴幼儿定时排便有促进作用。

小贴士:辅食添加时及时添加青菜泥,这对婴幼儿今后适应绿叶菜的味道很有帮助。

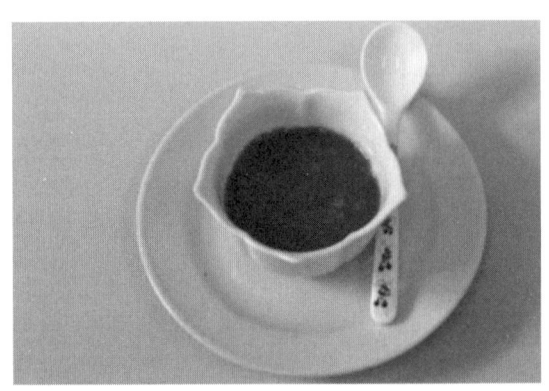

图 5-1-7 青菜泥

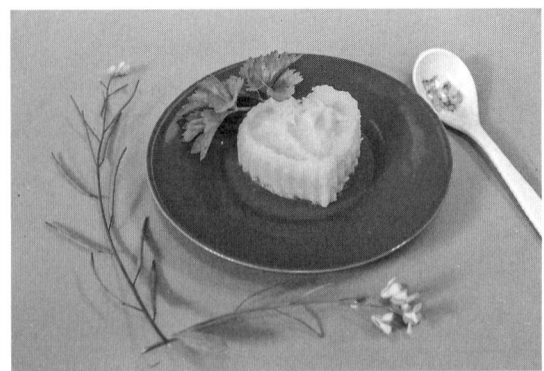

图 5-1-8 山药泥

③ 山药泥(图 5-1-8)

【材料】 山药 100 克。

【做法】 山药去皮,洗净后切小块,蒸或煮至酥烂。将山药块放在网筛中,用勺子按压,碾压出细腻的山药泥。

④ 胡萝卜泥(图 5-1-9)

【材料】 胡萝卜 100 克,全脂奶粉或橄榄油少许。

【做法】 胡萝卜去皮,洗净后切成片状,蒸或煮至酥烂。将胡萝卜片放在网筛中,用勺子按压,碾压出细腻的胡萝卜泥。食用前在胡萝卜泥中加入少许全脂奶粉或几滴橄榄油搅拌均匀,经过高温蒸汽加热,冷却到 35℃ 左右即可食用。

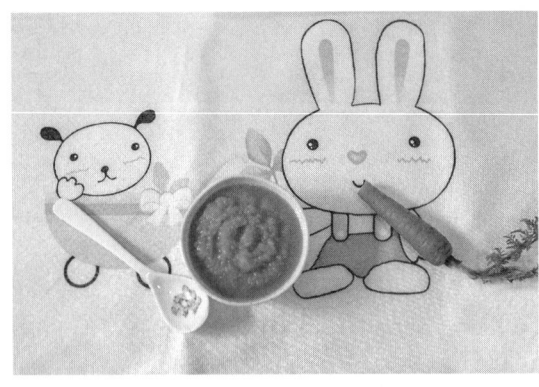

图 5-1-9 胡萝卜泥

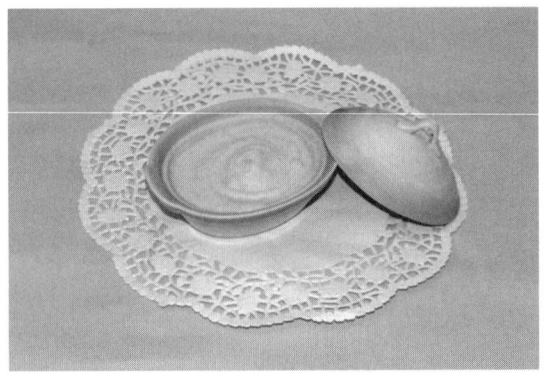

图 5-1-10 土豆泥

⑤ 土豆泥(图 5-1-10)

【材料】 土豆 100 克。

【做法】 土豆去皮,洗净后切小块,蒸或煮至酥烂。将土豆块放在网筛中,用勺子按压,碾压出细腻的土豆泥。

⑥ 青豆泥(图5-1-11)

【材料】 青豆50克,植物油少许。

【做法】 锅中加水烧开,放入青豆继续烧酥烂。将青豆衣去掉,放在网筛中,用勺子按压,碾压出细腻的青豆泥。锅中加少量水与青豆泥一起烧开,加入植物油数滴,冷却到适宜温度即可食用。

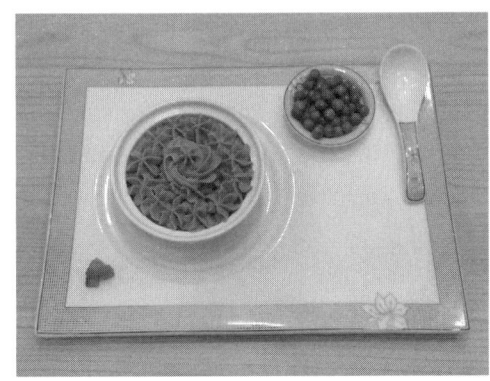
图5-1-11 青豆泥

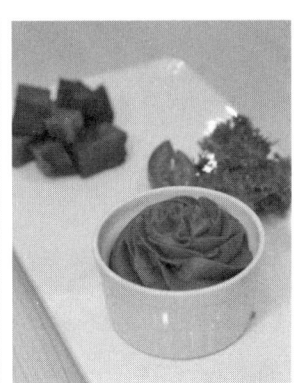
图5-1-12 紫薯泥

⑦ 紫薯泥(图5-1-12)

【材料】 紫薯100克、奶粉少许。

【做法】 紫薯去皮,洗净后切小块,蒸或煮至酥烂,奶粉用少许温水冲开备用。将紫薯块放在网筛中,用勺子按压,碾压出细腻的紫薯泥,倒入冲好的奶粉,搅拌均匀。

⑧ 苹果泥(图5-1-13)

【材料】 苹果肉100克。

【做法】 苹果肉切粒,放入盛器中,加适量开水,上笼蒸熟(15—20分钟)。用经过高温消毒后的食品研磨器将蒸熟的苹果粒研磨成泥。

苹果也可直接用勺子刮成泥给婴儿食用;加热后做成苹果泥能产生果胶,帮助婴幼儿大便凝结。

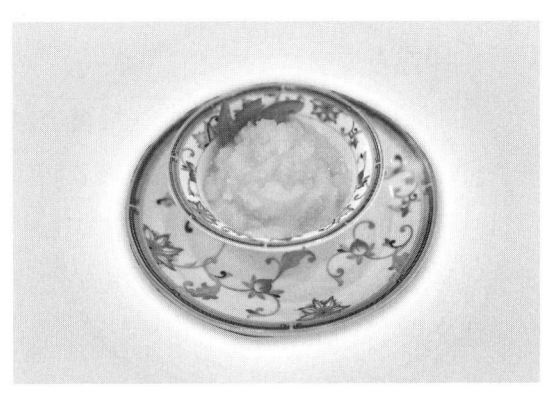
图5-1-13 苹果泥

⑨ 香蕉泥(图5-1-14)

【材料】 香蕉1根。

【做法】 将香蕉去皮,按需要量取用(一般在 75 克左右),用刀切段。将香蕉段放入高温消毒后的食品研磨器中,加入适量温开水(40—50℃),粉碎搅拌均匀后,冷却到 30—35℃ 即可食用。

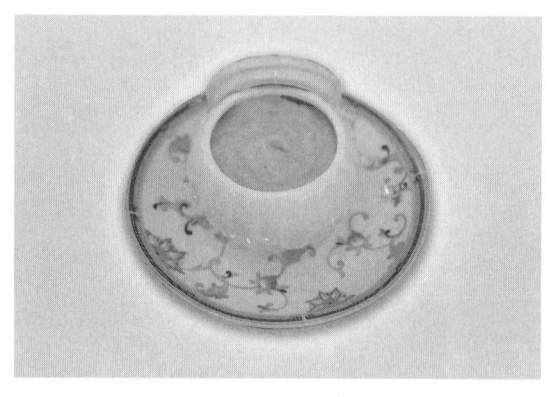

图 5-1-14 香蕉泥

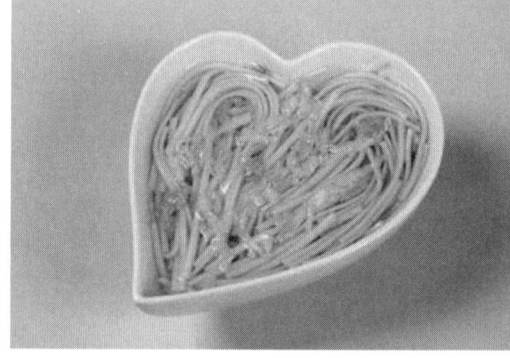

图 5-1-15 生菜鸭茸烂面

⑩ 生菜鸭茸烂面(图 5-1-15)

【材料】 鸭肉 20 克、生菜 20 克、鸡蛋面 50 克、鲜汤适量。

【做法】 鸭肉剁碎成鸭肉茸、生菜切细丝、鸡蛋面掰成 4 厘米长的面段备用。鲜汤烧开,放入鸡蛋面,大火煮开后加入鸭肉茸、生菜丝,煮熟加盐调味并淋少许麻油即可。

【营养特点】 鸭肉富含氨基酸,生菜富含维生素,两者与汤面结合,组成营养全面的点心面。用鸭和生菜自身的鲜味使口味更鲜美,鸡蛋面易软不易烂,口感更顺滑。适合 8 个月以上婴幼儿食用。

三、10—12 个月

(一) 膳食建议

母乳仍为 10—12 个月婴儿的主要食物,要保证他们每天约 600 毫升的奶量,每天母乳喂养 3—4 次。母乳不足或不能母乳喂养者,应以相应阶段的配方奶作为补充。

10—12 月龄婴儿已经尝试并适应多种种类的食物,这一阶段应在继续扩大婴儿食物种类的同时,继续增加食物的稠厚度和粗糙度,并注重培养婴儿对食物和进食的兴趣。

此阶段的婴儿从爬逐渐开始学会站立、行走,活动范围不断加大,活动量增加,营养需要越来越多。此时的婴儿消化功能也渐渐发育完善,乳牙数量增多,乳磨牙虽然还未萌出,但牙床可以磨碎较软的小颗粒食物。焖饭、面条、馒头、面包、碎肉、鸡蛋羹、鱼虾、碎菜等都可以食用。辅食质地应该比前期加厚、加粗,颗粒变大,可以尝试块状食物。最好不吃或少吃泥糊状食物,而以粗颗粒和丁状食物为主,如土豆丁、胡萝卜丁、豆腐丁等,蔬菜不要切得太碎,以便训练婴儿咀嚼功能。

如果婴儿10个月前未尝试过块状食物,会增加喂养困难的风险。10个月的婴儿乳牙已经萌出4颗左右,消化能力增强。手眼协调也逐渐熟练,可在前一阶段的基础上继续引入手指食物,如煮熟的块状蔬菜、肉块、馒头、发糕以及多种水果块等。

此阶段婴儿食物种类已很丰富,给正处在长牙时期的婴儿补充必要的"固齿食物",能帮助婴儿拥有一口漂亮坚固的牙齿。乳牙与全身其他组织器官的发育一样,也需要多种营养素,矿物质中的钙、磷、镁,维生素A、维生素C、维生素D以及蛋白质等都是不可缺少的营养素。

钙是组成牙齿的主要成分,少了它,乳牙就长不大。钙的来源比较丰富,以乳和乳制品为最佳,不仅含钙量高,而且极易吸收,因此一定要保证此阶段婴儿每日摄入大约600毫升的奶。

磷能让乳牙坚不可摧。磷在食物中分布很广,肉、鱼、奶、豆类、谷类以及蔬菜中都有。

蛋白质是构成机体细胞、组织的基本物质。它对牙齿的形成、发育、钙化、萌出也起着重要的作用。各种动物性食物(如肉类、鱼类、蛋类等)、牛奶及奶制品中所含的蛋白质属优质蛋白质。植物性食物中以豆类(尤其黄豆)所含的蛋白质量较多。

维生素A可以维护牙龈组织的健康。动物肝脏,乳类,禽蛋类及有色蔬菜、水果是维生素A的较好来源。

牙釉质的形成需要维生素C。维生素C存在于新鲜的蔬菜、水果中,如青菜、柚子、樱桃、新鲜大枣等。

维生素D能促进牙齿发育与钙化。维生素D可以通过晒太阳来获取。日光中的紫外线可以使皮下7-脱氢胆固醇转化成维生素D。如果日照不足,可以通过添加鱼肝油等制剂补充。

10个月以后的婴儿随着手部骨骼、肌肉的发育,握力增强,可以握住勺子,可以让其尝试自己用勺吃饭。家长可以扶着他们的手,帮他们把食物放进嘴里。勺子与碗、盘子磕碰发出的叮当声,会令其异常兴奋,进而增加进餐的兴趣。同时,形状可爱的食物也可以刺激他们的食欲。比如,一个小刺猬形状的豆包比普通的豆包更能激发起他们的食欲。因此,在这个时期给婴儿食用的食品应在外表上看起来比较美观、有趣。

(二) 注意事项

1. 依然以母乳或配方奶为主

每日3—4次,奶量约600毫升。

2. 恰当地搭配食物种类,以保证营养均衡

可以提供富含蛋白质、矿物质的肉类、鱼虾、豆类,富含碳水化合物的谷类,富含维生素A的蛋类、肝脏、蔬菜以及富含维生素C的新鲜蔬果等。

3. 食物质地要软

此阶段婴儿对食物的处理方式主要以牙龈咀嚼为主,兼有牙齿咬断咀嚼。此时乳磨牙还没有长出。需要注意食物的软硬度。水果类可以稍硬一些,但是肉类、蔬菜、主食还应该软一些。如果食物过硬,不容易嚼烂。

4. 进食时一定要坐好

10—12 个月的婴儿,基本已经能够蹒跚走路了,活动能力大大增强。但进食时依然要有仪式感,固定流程,固定位置,专注进行,不能玩耍走动,尤其进食手指食物时,不能边走边吃,成人必须看护好,以免发生呼吸道吸入异物等意外。

5. 添加新辅食

依然要遵循辅食添加原则,循序渐进,密切关注有无过敏现象发生。

6. 增加饮水量

随着婴儿年龄的增长,饮水量要适当增加。在奶和辅食之间要注意喂水。

(三) 一日膳食安排与辅食制作推荐

1. 一日膳食安排

以母乳或配方奶为主,每日 3—4 次,奶量约 600 毫升,停止夜间喂奶。辅食每天 2—3 次,一日三餐时间与家人大致相同,额外加餐 3 次。早餐以喂奶为主,需要时再加米粉等辅食。午餐和晚餐可以是各种厚糊状或小颗粒状辅食,如较软的米饭、碎菜、肉末等。在早餐和午餐之间喂奶一次;午餐至晚餐之间喂奶 1 次,需要时再添加果泥等辅食;临睡前喂奶一次。具体安排建议如表 5-1-2 所示。

表 5-1-2 10—12 月龄进食时间安排建议

7:00	10:00	12:00	15:00	18:00	20:00
奶+辅食	奶	辅食	奶	辅食	奶

辅食要保证摄入足量的动物性食物,每天 1 个鸡蛋,50 克肉禽鱼,一定量的谷物,蔬菜、水果的量以婴儿需要而定,和前一阶段比可适当增加进食量。继续引入新食物,特别是不同种类的蔬菜、水果等,增加婴儿对不同食物口味和质地的感知,降低将来偏食、挑食的风险。

2. 辅食制作推荐

(1) 豌豆泥鸡肉茸汤面(图 5-1-16)

【材料】 营养面条 50 克,豌豆 10 克,鸡胸肉 25 克,肉骨汤适量。

【做法】 豌豆在开水锅中煮至酥烂,取出冲凉,沥干水分,粉碎成泥备用。鸡胸肉剁成鸡茸备用。锅中加肉汤,放入鸡茸搅拌至散开,烧开后撇去浮沫,放入面条煮熟煮烂。放入豌豆泥烧开后盛出。

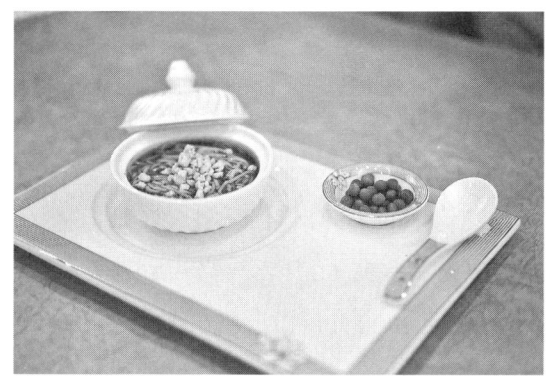

图 5-1-16 豌豆泥鸡肉茸汤面

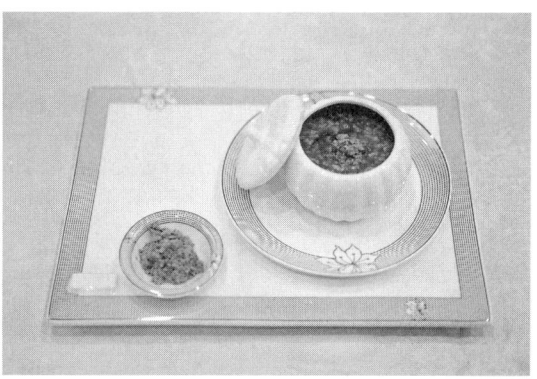

图 5-1-17 鸡鸭肝泥菠菜粥

(2) 鸡鸭肝泥菠菜粥(图 5-1-17)

【材料】 粳米 25 克,鸡肝 25 克,鸭肝 25 克,菠菜 50 克,食用油、葱姜、料酒适量。

【做法】 粳米入锅,熬成薄粥备用。鸡、鸭肝入冷水锅焯水后取出,洗净后再加料酒、葱姜煮熟,碾碎成肝泥;菠菜入开水锅中(水中放少许油)煮至酥烂,取出冲凉后碾碎成菠菜泥。将肝泥放入粥中搅拌均匀,烧开时加入菠菜泥,煮沸盛出。

(3) 山药泥鳜鱼粥(图 5-1-18)

【材料】 粳米 50 克、山药 25 克、鳜鱼肉 25 克、料酒、葱花。

【做法】 粳米入锅,熬成薄粥备用。山药蒸熟后碾制成山药泥备用;鳜鱼肉去皮去刺,切成粒,入开水锅加料酒焯水后取出沥干备用。将鳜鱼粒和山药泥放入薄粥中,煮沸后撒上少许葱花,搅拌均匀后盛出。

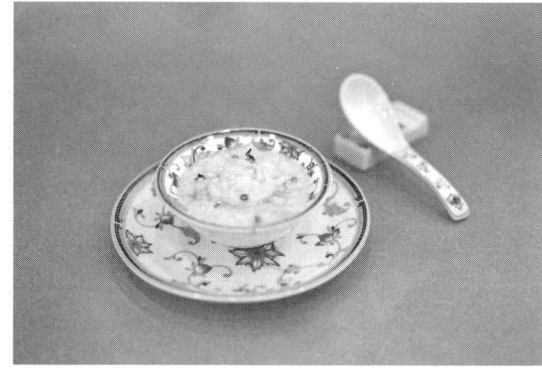

图 5-1-18 山药泥鳜鱼粥

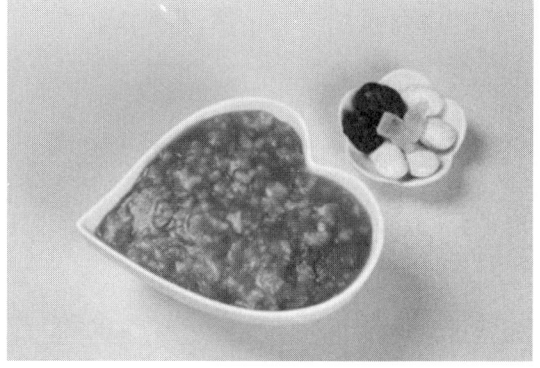

图 5-1-19 红沙白糯香米粥

(4) 红沙白糯香米粥(图 5-1-19)

【材料】 赤豆 25 克,粳米 15 克,糯米 5 克。

【做法】 将粳米、糯米洗净,入锅一同熬煮,至粥汤黏稠后关火备用。赤豆洗净后蒸或煮至酥烂,粉碎成红豆沙备用。将红豆沙加入粥中,烧开搅拌均匀即可。

【营养特点】 健脾益肠。

(5) 番茄泥肉糜蛋花烂面(图 5-1-20)

【材料】 面条 50 克,番茄 75 克,猪肉糜 15 克,鸡蛋 20 克,食用油、葱花少许。

【做法】 番茄用开水烫一下,去皮、切小丁备用。锅中放少许食用油,倒入番茄丁,小火煸炒出茄红素,直至番茄成泥糊状,加入适量清水(或肉汤),放入猪肉糜,烧开后撇去浮沫,放入面条煮熟。鸡蛋一头敲一个小洞,将鸡蛋液倒入汤面中,烧开后撒上葱花盛出。

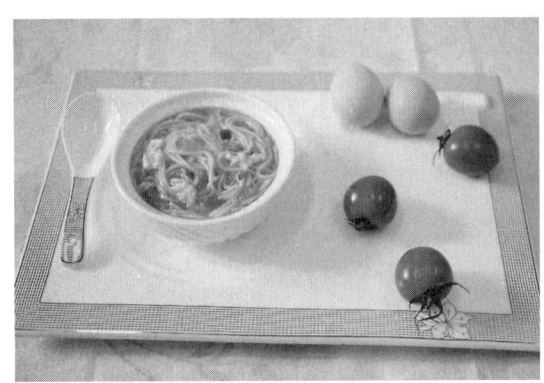

图 5-1-20 番茄泥肉糜蛋花烂面

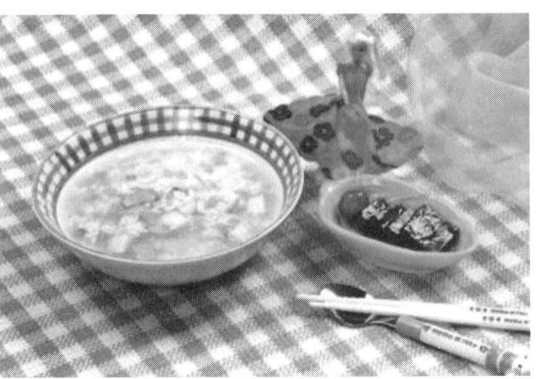

图 5-1-21 碎地瓜山药香米粥

(6) 碎地瓜山药香米粥(图 5-1-21)

【材料】 粳米 25 克,地瓜 20 克,山药 10 克。

【做法】 将山药去皮切成丁,地瓜削皮切丁,粳米漂洗待用。将粳米熬制成粥,加入地瓜丁和山药丁,烧开后改用小火煮成烂粥。

【营养特点】 平肝清热、补气养血。

(7) 造型蒸糕(图 5-1-22)

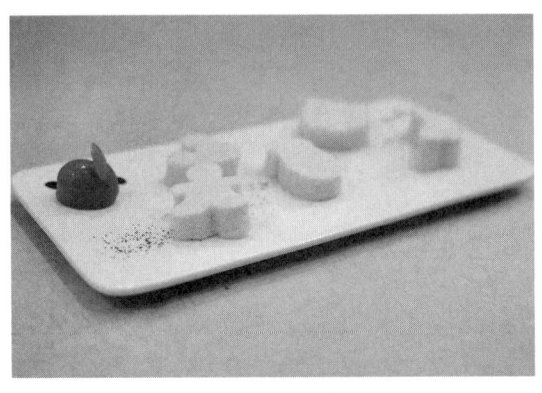

图 5-1-22 造型蒸糕

【材料】 面粉 50 克,鸡蛋 3 个,清水 35 克,白糖 25 克,奶粉 25 克,黄油 20 克。

【做法】 将面粉、白糖、奶粉,加入清水中,搅拌均匀,分 3 次加入鸡蛋,每次加鸡蛋前都要搅拌均匀,然后加入融化的黄油,制成面糊。将制作好的面糊倒入造型模具中,蒸 15—25 分钟(时间可根据容器大小及面糊厚薄定)即可。

(8) 奶香磨牙脆饼(图 5-1-23)

【材料】 面粉 100 克,黄油 50 克,细砂糖 25 克,鸡蛋 1 个。

【工具】 搅拌器、不锈钢容器、面铲、网筛、擀面杖、烤盘、烤箱。

【做法】 将黄油自然解冻、软化后放入容器中,加入细砂糖,用搅拌器打松。逐步加入鸡蛋,将油蛋混合液打泡成油糊。加入过筛的面粉,用面铲将面粉和油糊轻轻翻拌均匀成混酥面团。用擀面杖将面团擀压成 5 毫米左右的面皮,切成 5 毫米宽、4 厘米长的长条。烤箱预热至 180℃,放入放置面胚的烤盘,烘烤 8—10 分钟,待面胚颜色为淡金黄色即可。

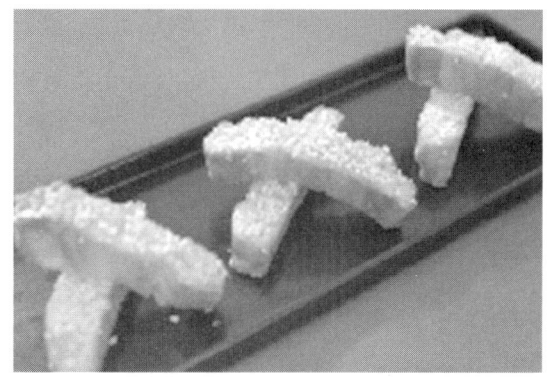

图 5-1-23 奶香磨牙脆饼

(9) 双色鸡肉肠(图 5-1-24)

【材料】 鸡蛋 2 个,西蓝花 30 克,胡萝卜 30 克,鸡胸肉 60—80 克,淀粉少许。

【做法】 鸡肉洗净去筋切块,胡萝卜去皮和西蓝花一起焯水,分别和一个鸡蛋、一半鸡肉用料理机打成泥。加适量淀粉搅拌均匀,分别装入裱花袋。同样处理另一半鸡肉。左右手各拿一个裱花袋,同时挤入香肠模具。上锅蒸 20 分钟,焖 3—5 分钟即可。

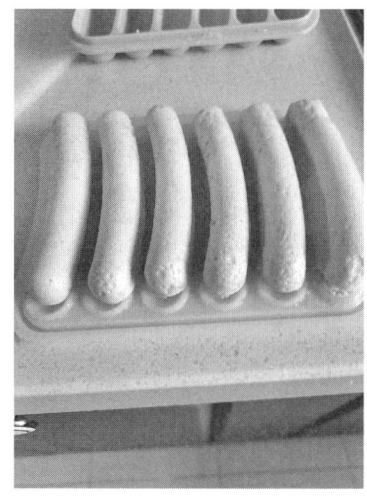
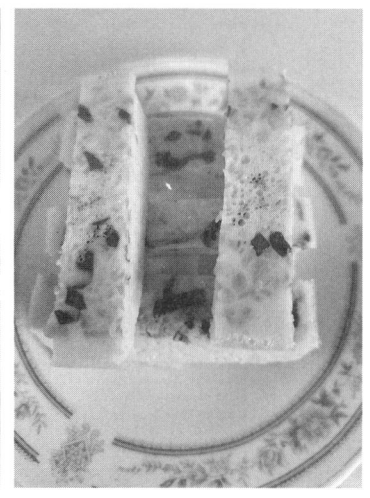

图 5-1-24 双色鸡肉肠　　图 5-1-25 蔬菜手指条

(10) 蔬菜手指条(图 5-1-25)

【材料】 鸡蛋 2 个,胡萝卜 6 克,菠菜 6 克。

【做法】 将鸡蛋打入碗中,放入胡萝卜碎和菠菜末,搅拌均匀。在平底模具的底部铺上

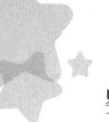

一层油纸,倒入蔬菜蛋液,撇去表层浮沫,盖上保鲜膜,用牙签扎一圈小孔,中小火蒸 12 分钟,焖 2 分钟。取出来后倒扣脱模,切成手指条状即可。

四、13—18 个月

(一) 膳食建议

13 个月后的幼儿依然应该以母乳或配方奶为主,每日至少要保证 500 毫升的奶量。此阶段家长在继续提供辅食的同时,应鼓励幼儿尝试家庭淡口味的食物,继续学习自主进食。

此时的幼儿大多吃过很多食物:包括鱼、海鲜及各种蔬菜、瓜果等。幼儿的辅食可以单独制作,也可以和家人的一起制作。家人膳食尽量采取蒸、煮、炖、煨的方式,在放调料之前取出,用辅食剪处理后给幼儿食用。同时要注意食物里有没有新食材,密切关注有无过敏现象发生。

1 岁以后,幼儿总体的营养需求量要高于前期。对辅食质和量的要求更高。如果辅食添加不合理,很容易造成营养不良,通常表现为食欲欠佳、抵抗力弱、运动发育落后、骨骼畸形等症状。常见的有巨幼红细胞性贫血,多见于两岁以内,主要由于缺乏维生素 B_{12} 和叶酸。其中单纯用母乳喂养又不加辅食者占绝大多数;佝偻病,主要由于饮食长期缺乏钙和维生素 D 所致。

此时的幼儿首先应满足其能量的需求。中国营养学会建议 13 个月以上男孩每天能量推荐摄入量为 900 千卡,女孩为 800 千卡。这些能量的来源中蛋白质至少占 8%,脂肪占 35%,碳水化合物占 50%～65%。

蛋白质每天的平均需求量为 20 克,推荐供给量为 25 克。每 100 克鸡胸肉就含蛋白质 24.6 克。每日蛋白质的供给中至少要有 50% 的优质蛋白,如:母乳、肉类、鱼类、鸡蛋等动物蛋白。

辅食中可适量增加小点心,以增加幼儿进食的乐趣,同时以增减小点心的量和品种作为调控营养和热量的手段。用富有能量、富含蛋白质的食物帮助食量少、瘦小的幼儿增加体重;用低热量食物给胃口大、体重较重的幼儿充饥,防止其体重增长过快。吃小点心不能影响正餐进食。

要满足婴幼儿的营养需要,食物品种要尽可能多样化,食物之间搭配合理,比例合适,烹调方式合理。

随着幼儿自我意识的逐渐发展,13 个月的幼儿更愿意尝试自己抓握小勺自喂,虽然食物大多洒落。到了 18 个月,幼儿基本可以用小勺自喂了,仍然会有较多洒落,幼儿大约能吃到一半的食物。因此,家长要给予充分的鼓励并保持耐心。

(二) 注意事项

1. 依然以母乳或配方奶为主,每日奶量不少于500毫升

1—2岁的幼儿,可以逐渐开始尝试普通鲜奶、酸奶、奶酪,作为辅食多样化的一部分,以少量食用为宜。

2. 辅食多样化,注意粗细搭配

此时的幼儿可以吃绝大部分谷物类食物,小米、玉米中富含胡萝卜素,谷类胚芽和谷皮中含有维生素 E,应适量摄入。但要注意,谷类中有一些人体必需的氨基酸含量较低,而豆类中富含谷物中缺少的这类营养素,因此,在给幼儿制订食谱时,注意搭配谷物和豆制品,以达到营养互补的均衡效果。

3. 不吃汤泡饭

为了保证幼儿的消化吸收功能和咀嚼能力正常,尽量不要喂食幼儿用馒头泡汤或米饭泡汤,汤水会冲淡胃液,影响消化吸收功能。泡软的饭食不能刺激口腔分泌唾液,充分分解食物,更不能锻炼咀嚼能力,长此以往,幼儿的消化吸收功能会越来越差,易造成营养不良。

4. 食物要细嫩软烂

此时的幼儿处理食物的方式主要靠牙齿咀嚼,但此时的幼儿乳牙还没有长齐,咀嚼能力比较差,消化功能也较差,虽然可以咀嚼成形的固体食物,依旧还要吃些细、软、烂的食物,如面片汤、馄饨等。制作蔬菜时,要将蔬菜切碎,单炒或加在肉末中与饭同时煨煮。水果要去除外皮、内核和籽,以保证食用安全。

5. 禁止食用整粒坚果以及果冻等胶状食物

幼儿无法嚼碎整粒坚果,易呛入气管,幼儿不慎吸入果冻等胶状物后不易取出。

6. 家人膳食尽量清淡,尽可能考虑采用适合幼儿的烹调方式

此阶段家长应鼓励幼儿尝试清淡口味的家庭膳食,因此家庭膳食要尽可能多采用蒸、煮、炖的方式,不要添加太多调味料。

7. 幼儿继续学习自己用勺子吃饭

幼儿自己用勺吃饭,不仅能提高他们对食物的兴趣,增强食欲,还能促进小肌肉的发育,促进精细动作的发展。

8. 保证饮水

随着幼儿年龄的增长,体重的增加,活动能力的增强,每日需水量也在增加,尤其是夏天出汗较多,要确保幼儿饮水充足。

（三）一日膳食安排与辅食制作推荐

1. 一日膳食安排

以母乳或配方奶为主，每日至少要保证 500 毫升的奶量，与家人一起进食一日三餐。早餐以喂奶为主，加米粉或其他辅食，可尝试家庭早餐。午餐和晚餐食用各种辅食，鼓励尝试家人的饭菜和自主进食。在早餐和午餐之间，午餐至晚餐之间各喂奶 1 次，并添加水果或其他点心，临睡前喂奶 1 次。养成三正餐、三加餐的饮食规律，加餐以奶为主，点心水果为辅。具体安排建议如表 5-1-3 所示。

表 5-1-3 13—18 月龄幼儿进食时间安排建议

7:00	10:00	12:00	15:00	18:00	20:00
早餐	奶+水果	午餐	奶+水果	晚餐	奶

每天坚持 1 个鸡蛋加 50—75 克的肉禽鱼，50—100 克的谷类食物，蔬菜水果的量仍然以幼儿需要而定，继续尝试不同种类的蔬菜水果，适当增加进食量。

2. 辅食制作推荐

（1）精美菜肴

① 雪花鱼茸（图 5-1-26）

【材料】 净鱼肉 100 克，鸡蛋 1 个，胡萝卜 10 克，熟精制油、葱姜水适量，盐、鲜汤、水淀粉适量。

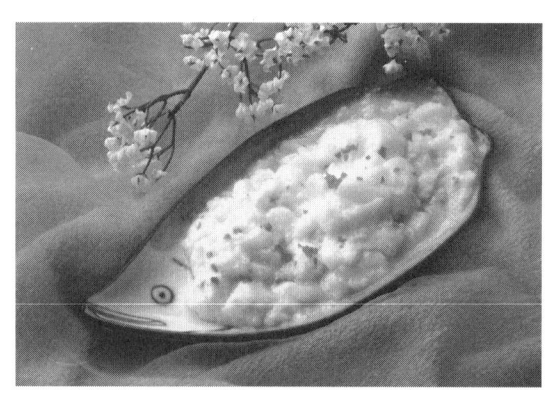

图 5-1-26 雪花鱼茸

【做法】 将鱼肉制成鱼茸，用适量葱姜水调成薄糊状。鸡蛋清打入一干净盛器中，用筷子搅拌至起泡沫。洗净炒锅，放置炉上烧热，用油滑锅，放入鲜汤加盐烧开，再放入鱼茸拌匀烧开，用水淀粉勾薄芡，倒入蛋清泡沫，撒上胡萝卜碎末，用勺子推均匀，淋上少许熟油，即可装盆。

【营养特点】 富含蛋白质、钙、维生素 B_2、尼克酸等，强身健体。

② 葱香鹌鹑蛋玉米粥

【材料】 鲜玉米粒 10 克，粳米 40 克，鹌鹑蛋 25 克，葱、盐、麻油少许。

【做法】 将鹌鹑蛋打匀，鲜玉米粒粉碎，粳米漂洗备用，汤骨放入锅中待用。将水烧开，加入粳米烧至米粒酥烂，放入碎玉米烧熟后，放入打匀的鹌鹑蛋、葱花烧滚，加入适量盐、淋上麻油即可。

【营养特点】 鲜香亮泽,滑糯润口。营养丰富,健脑益智。

③ 白玉肝糕丁(图5-1-27)

【材料】 豆腐400克,鸡肝100克,鸡蛋2个,葱姜水适量,盐、麻油、水淀粉适量。

【做法】 用刀背敲出鸡肝筋脉,去除筋脉留下肝泥,放入粉碎机,加入2个鸡蛋和适量的葱姜水、盐、黄酒、酱油、白糖拌匀,倒入容器,在沸水锅中火蒸10—12分钟,冷却后取出,改刀成丁。豆腐改刀成丁备用。炒锅里放葱姜水,放入豆腐丁烧开,加鸡肝丁、盐烧开,淋水淀粉勾芡,滴麻油起锅装盘。

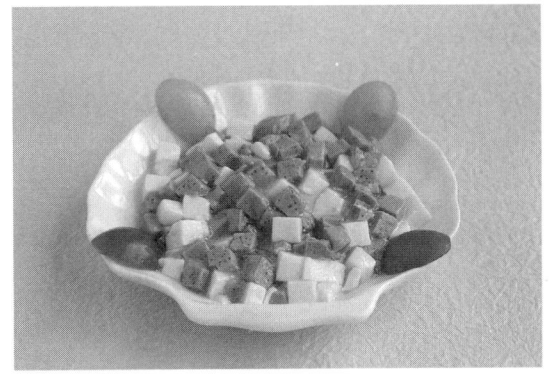

图5-1-27 白玉肝糕丁

【营养特点】 红白相间,香鲜独特。明目护眼、补血强身。鸡肝维生素A含量丰富,是猪肝的6倍,铁、锌、维生素B_2含量也充分。豆腐含丰富的优质植物蛋白。鸡蛋营养丰富且容易消化。

【制作小窍门】 鸡肝洗净,葱姜水浸泡1小时。

④ 丝瓜牛柳(图5-1-28)

【材料】 牛里脊肉250 g,鸡蛋1个,丝瓜1根,精制油、洋葱、酱油、盐、白糖、黄酒、麻油、鲜汤、水淀粉适量。

【做法】 牛里脊肉洗净制成茸,加入少许洋葱末,再加入酱油、盐、白糖少许,鸡蛋搅拌均匀,上劲加适量淀粉,拌匀后上笼蒸熟,取出冷却后,改刀成条。丝瓜去皮改刀成条。炒锅中放入鲜汤、黄酒、酱油、白糖,烧开后,放入牛肉条,用水淀粉勾芡,淋少许熟油,出锅装入盘中。

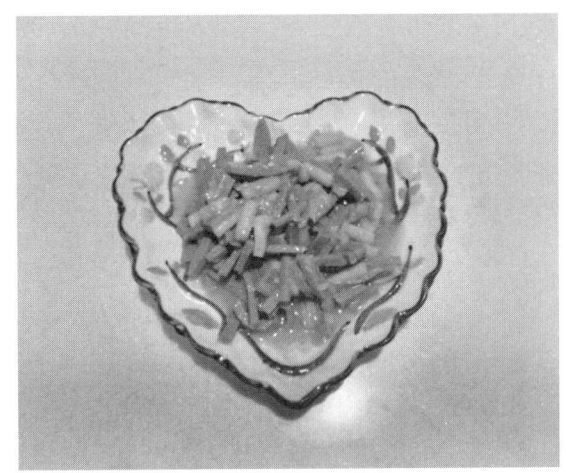

图5-1-28 丝瓜牛柳

【营养特点】 牛肉蛋白质含量高,洋葱杀菌起香,丝瓜清热,有利于婴幼儿补血、健体、强身。

【制作小窍门】 制作牛肉糕应加入洋葱,去除膻味。

⑤ 牛肉脯(图5-1-29)

【材料】 牛里脊肉250克,鸡蛋1只,洋葱20克,土豆20克,奶粉15克,橄榄油、番茄酱、盐、糖、老抽酱油、奶油和淀粉适量。

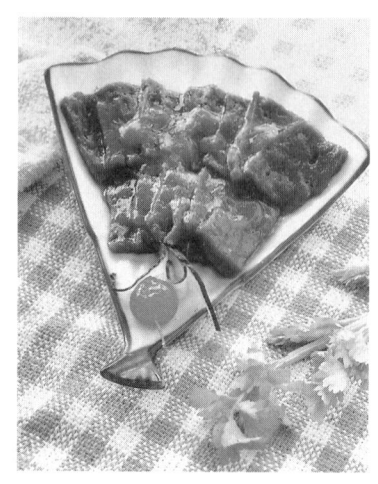

图 5-1-29 牛肉脯

【做法】 牛肉洗净剁成泥,洋葱切末,土豆洗净烧熟剁泥,奶粉加水调稀备用。牛肉中加入土豆泥、洋葱末(留出一小半)、鸡蛋、盐、老抽酱油、白糖适量和淀粉少许,搅拌上劲。取烤盘涂上橄榄油,放入上述原料摊平,表面涂油。烤箱预热至240℃,放入烤盘加热约20分钟,烤熟后取出,切成牛肉脯(没有烤箱的可用蒸制的方法)。炒锅中放入少许橄榄油加热,将剩余的洋葱末煸出香味,放入番茄酱、奶油、调匀的奶粉、盐和糖,一起炒至均匀入味,色泽红亮,最后放入牛肉脯,烧开勾芡,淋少量油即可。

【营养特点】 牛肉的蛋白质丰富,洋葱能杀菌、增香、开胃,土豆富含纤维、蛋白质和维生素,这是一道荤素搭配、营养丰富、强健脾胃的特色菜。

(2) 面制点心

① 奶酪小蛋糕(图 5-1-30)

【材料】 鸡蛋 500 克,白糖 200 克,奶油 15 克,奶酪 15 克,面粉 200 克。

【做法】 将鸡蛋打入容器中,加入白糖,用打蛋器顺着同一方向由慢至快搅拌蛋液,将蛋液打成奶黄色略发白起泡状,倒入面粉及融化的奶油和奶酪拌匀。将烤盘放入预热后的烤箱,烤箱190℃烘烤约20—25分钟左右,取出切成各种形状。

【营养特点】 质地松软,甜度适中。鸡蛋蛋白质丰富,维生素 A、维生素 D、维生素 B_2、卵磷脂含量丰富,健脑益智,钙质丰富。

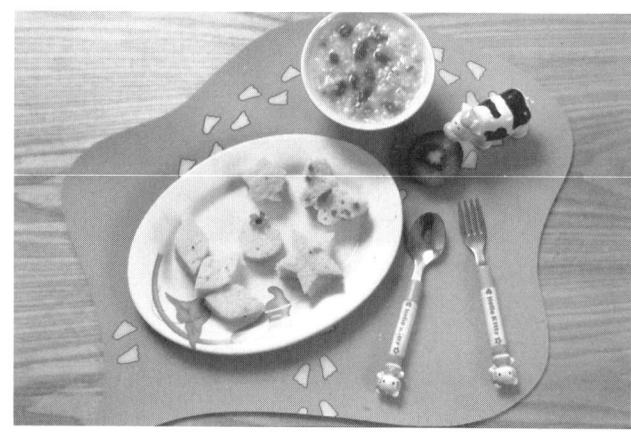

图 5-1-30 奶酪小蛋糕

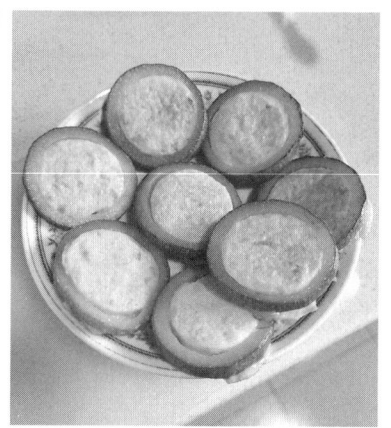

图 5-1-31 西葫芦鲜虾蛋饼

② 西葫芦鲜虾蛋饼(图 5-1-31)

【材料】 鸡蛋一个,白虾 100 克,西葫芦 200 克,面粉适量,玉米淀粉、油盐适量。

【做法】 西葫芦切片,去芯成圈。白虾切成虾泥,装入碗中,打入鸡蛋,放入面粉、淀粉、盐,搅拌均匀成糊状。烧开水,西葫芦圈下锅煮3分钟出锅。锅中倒入少许油,抹匀。放入西葫芦圈,圈中倒入虾泥糊,翻面至熟,即可。

③ 胡萝卜三文鱼蛋饼(图5-1-32)

做法同西葫芦鲜虾蛋饼,把西葫芦圈换成胡萝卜,白虾换成三文鱼,加入适量时蔬,就可以做成另一种辅食——胡萝卜三文鱼蛋饼。

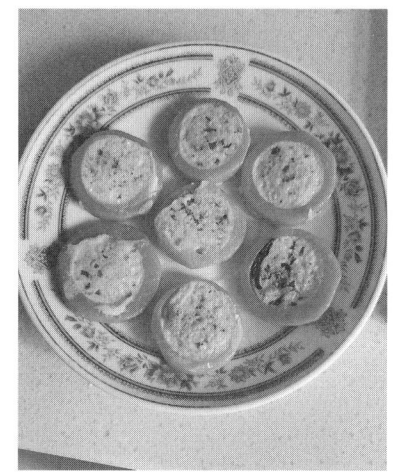

图5-1-32 胡萝卜三文鱼蛋饼　　图5-1-33 奶香缤纷土豆糕

④ 奶香缤纷土豆糕(图5-1-33)

【材料】 土豆50克,胡萝卜15克,豌豆15克,鸡蛋2个,配方奶20克,奶酪20克。

【做法】 将2个鸡蛋、配方奶搅拌均匀。土豆、胡萝卜切丁,豌豆搅碎备用。平底模具底部铺上油纸,倒入土豆丁铺平,第二层倒入豌豆碎和胡萝卜丁铺平,倒入蛋液,放入奶酪。大火蒸半小时,取出脱模切块,即成。

五、19—24个月

(一) 膳食建议

19个月以后的幼儿依然以乳类为主要食物。进入以母乳为主,向以配方奶为主的过渡阶段,配方奶的量逐步增加,最终以配方奶取代母乳。每日奶量应维持500毫升。如果条件允许,建议配方奶食用到3岁以后。可引入少量的鲜牛奶、酸奶等作为幼儿辅食的一部分。继续三正餐、三加餐的饮食规律。不过从现在起,要充分做好从以乳类为主食的食物结构向以普通食物为主食的食物结构转化的准备工作。

此时的幼儿基本上可以吃家里所有的饭菜,有些饭菜可以和成人的一起做,但要将幼儿吃的部分先取出来,并将饭菜切碎或压碎。成人吃的那部分可以再加一些盐和调料。此时的幼儿基本可以自己用勺子吃饭了。虽然还会洒出来,但只要坚持自己吃饭就好。

这一时期的幼儿虽然牙齿在逐步萌出,但尚未完全出齐,咀嚼能力相对较差,胃肠道蠕动及调节能力较低,各种消化酶的活性也远不及成人,消化功能还未发育完善。食物制作依然要注意碎、细、烂、软、嫩。这一时期的幼儿各方面生长发育仍然非常迅速。处于从母乳向配方奶、乳类从主变辅的过渡阶段,因此应该更要保证其各种营养素及能量的供应。如果长期能量不足,其他的营养素在体内也不能很好地被利用,幼儿的生长发育就会受到严重影响,出现组织器官发育不良、体重下降、身体日渐消瘦,生长发育缓慢、停滞,甚至营养不良。当然,能量供给也不能太多,如果长期超过身体的消耗又会造成肥胖。

(二) 注意事项

第一,配方奶代替母乳,要循序渐进,一日奶量不少于500毫升。

第二,禁止食用整粒坚果以及果冻等胶状食物。

第三,果蔬要去皮、去核、去籽,确保食用安全。

第四,形成三次正餐、三次加餐的饮食规律。

第五,养成良好饮食习惯。

第六,保证饮用足够的水。

(三) 一日膳食安排与辅食制作推荐

1. 一日膳食安排

19个月后以后的幼儿依然要保证每日500毫升的奶量,逐渐以配方奶代替母乳。与家人一起进食一日三餐。在早餐和午餐、午餐和晚餐之间,以及临睡前,各安排一次奶和点心。养成三正餐、三加餐的饮食规律,加餐以奶为主,点心、水果为辅。具体安排建议如表5-1-4所示。

表5-1-4 19—24月龄幼儿进食时间安排建议

7:00	10:00	12:00	15:00	18:00	20:00
早餐	奶+水果	午餐	奶+水果	晚餐	奶

每天坚持给幼儿吃1个鸡蛋加50—75克的肉禽鱼和50—100克的谷类食物,蔬菜水果的量仍然以幼儿需要而定。食物种类更丰富,进食量适当增加。

2. 辅食制作推荐

(1) 三味鸭肉粒(图5-1-34)

【材料】 鸭胸脯250克,胡萝卜25克,青豆20克,土豆25克,1个蛋的蛋清,鲜汤、麻油、盐、生粉适量。

【做法】 将鸭胸脯去皮切成肉粒,加葱姜水、盐、蛋清、黄酒、生粉拌匀打透,放入方盘蒸熟,改刀成粒。将土豆、胡萝卜分别刨皮,改刀成粒。青豆剁碎粒备用。将土豆粒、胡萝卜粒、青豆碎粒煮熟。在炒锅中加鲜汤烧滚,加入土豆粒、胡萝卜粒、青豆碎粒烧开,加入鸭肉粒煮滚,加盐、水淀粉勾芡,淋数滴麻油即可。

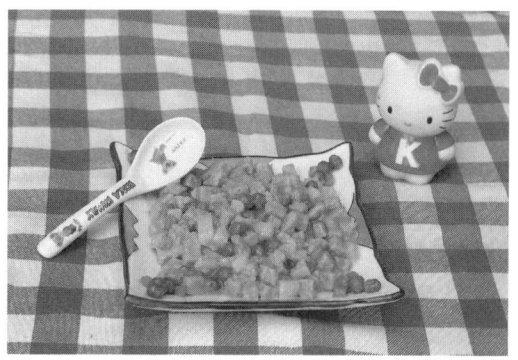

图 5-1-34 三味鸭肉粒

【营养特点】 鸭肉蛋白质比鸡肉低,脂肪、碳水化合物高于鸡肉,另含较多的维生素和矿物质,可滋阴润燥。土豆富含食物纤维素,可通便降脂。青豆植物蛋白丰富,还富含钙、铁、维生素。胡萝卜含丰富胡萝卜素,经常食用对眼睛和皮肤有益。滋润肠胃,健美皮肤,明亮眼睛。

(2) 幼儿夏季午套餐(图 5-1-35)

① 主食:粳米饭

【材料】 粳米 300 克。

【做法】 粳米漂洗干净,加水蒸煮即可。

【营养特点】 热量丰富,暖胃健体。

【制作小窍门】 粳米不能用手搓洗,以免营养流失。

② 面食搭配:肉松小蒸卷

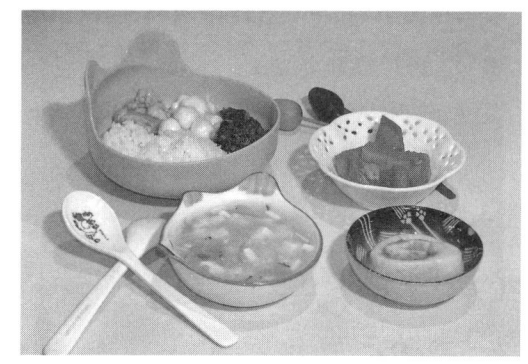

图 5-1-35 幼儿夏季午套餐

【材料】 面粉 150 克,肉松 25 克,糖 6 克,干酵粉、泡打粉若干。

【做法】 面粉中加入干酵粉、泡打粉及 6 克糖,用温水拌和成软硬适中的发酵面团。将发面团搓成长条,擀成片状,放上一层均匀的肉松,卷起后切成段状醒发。将醒发后的肉松小卷分别放入蒸笼中,大火沸水蒸约 15 分钟即可。

【营养特点】 肉松蛋白质、铁、锌含量丰富,做成小蒸卷与米饭形成米面搭配,热量充足。

【制作小窍门】 肉松要均匀抹放,卷状色泽分明。

③ 红片鲈鱼珠

【材料】 鲈鱼 1 条,2 个鸡蛋蛋清,番茄酱、精制油、盐、黄酒、鲜汤、白糖、葱姜水、淀粉适量。

【做法】 鲈鱼去皮和龙骨,取净肉均分成两份,一份改刀成片,用蛋清、盐、葱姜水调淀粉适量,拌匀上浆。另一份鱼肉剁成鱼茸,加入盐、蛋清、葱姜水、淀粉拌匀打透备用。锅中加水烧开,鱼茸挤成丸状入水锅中,放置炉火上烧至九成开,鱼丸熟后捞出。将锅中水再度烧开,加入鱼片,熟即捞出。炒锅中加入葱姜水、盐、鲜汤、黄酒少许、适量白糖并烧开,倒入鲈鱼丸勾芡,翻炒均匀,淋少许熟油即可装盘。洗净炒锅加热,加入精制油烧热,加番茄酱、盐、糖熬出红油,加鱼片轻翻均匀勾芡,淋熟油再装入盘。

【营养特点】 鲈鱼蛋白质丰富,易消化,一条鱼两种烹制方法,形成营养全面、消化吸收的双味鱼,增强婴幼儿食欲。

【制作小窍门】 鲈鱼切斜片,烹饪时不易碎。

④ 金针菇炒小毛菜

【材料】 金针菇 100 克,鸡毛菜 300 克,油、盐、水淀粉适量。

【做法】 金针菇、鸡毛菜分别洗净切碎。炒锅加油烧热,放入金针菇、鸡毛菜炒熟,加适量盐、水淀粉勾芡即成。

【营养特点】 金针菇为益智菌菇,鸡毛菜含丰富维生素 A 和维生素 C,能促进大脑发育。

【制作小窍门】 水淀粉勾芡,能保留更多营养素。

⑤ 彩丝鸡茸豆腐羹

【材料】 豆腐 200 克,黄瓜 20 克,胡萝卜 20 克,鸡脯肉 25 克,精制油、盐、鲜汤、葱姜水、水淀粉适量。

【做法】 黄瓜去皮后切细丝,胡萝卜削皮切细丝,鸡脯肉切粒剁碎,豆腐切粒。锅中加油烧热,加入用鲜汤和葱姜水调拌的鸡茸烧熟,加入豆腐粒、胡萝卜丝、黄瓜丝烧滚,再加盐、水淀粉勾芡即可。

【营养特点】 黄瓜清热排毒,胡萝卜保护眼睛和皮肤,鸡脯肉富含优质蛋白质,豆腐富含优质植物蛋白,是清热健体的夏季特色菜。

【制作小窍门】 葱姜水调鸡茸,去腥添香。

(3) 面制点心

① 芋香秋叶小包(图 5-1-36)

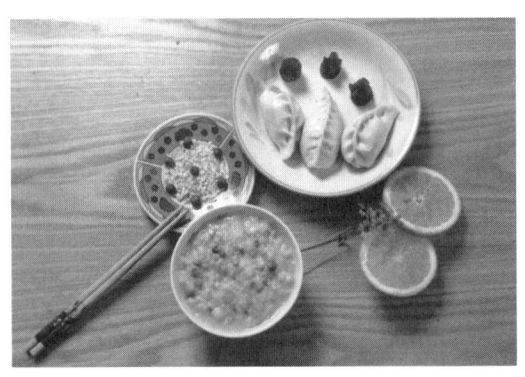

图 5-1-36 芋香秋叶小包

【材料】 面粉 250 克,芋头 200 克,白糖 70 克,泡打粉 10 克,干酵粉 10 克。

【做法】 将芋头去皮上笼蒸酥后制成泥状,拌入 50 克白糖成馅心。面粉加入 10 克干酵粉、10 克泡打粉和 20 克白糖,用温水搅拌均匀成软硬适中的发酵面团,放置片刻后,搓条制成 15 个剂子,包入馅心,制成秋叶形状的包子。分别放入蒸笼,大火沸水蒸约 15 分钟即可。

【营养特点】 芋头含有大量淀粉,质地细软、容易消化,有消结散瘀、疗热止渴的功效。这是一道热量丰富、增强抗病能力的幼儿保健点心,形态独特、芋香可口。

② 山楂果酱卷(图5-1-37)

【材料】 面粉500克,山楂糕200克,果酱适量。

【做法】 将山楂糕切成碎末,用适量果酱及少许干面粉拌匀后制成山楂果酱馅备用。面团发酵,制作面团时要稍柔软些。将面团搓成长条,擀成片状,均匀地涂上山楂果酱,然后从一端均匀卷起,将长条搓得粗细均匀。切成刀切馒头状,上笼用大火沸水蒸约20分钟即可。

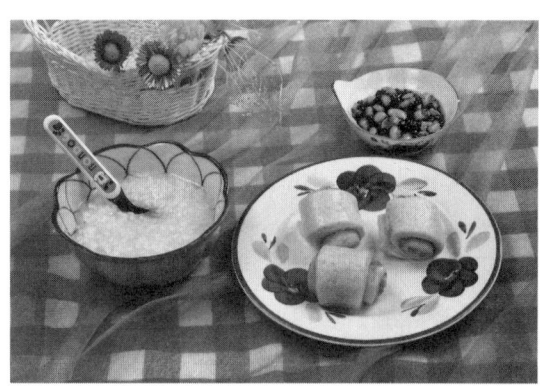

图5-1-37 山楂果酱卷

【营养特点】 山楂果酱开胃助消化,富含维生素C。山楂果酱卷色泽分明,果酱酸甜适口。

③ 蔬菜蛋挞(图5-1-38)

【材料】 面粉80克,鸡蛋1个,土豆100克,胡萝卜30克,西葫芦30克(可以换成其他蔬菜),芝麻、鲜菇粉适量。

【做法】 土豆、胡萝卜、西葫芦切碎,倒入面粉和调料,加水调得黏稠,做成蛋挞形状。平底锅底刷一层油,蛋挞摆入锅中,每个蛋挞中间放入一勺蛋液。锅底放入一点热水,盖上盖子,中小火焖一会儿,待蛋液半凝固,撒上芝麻,即成。

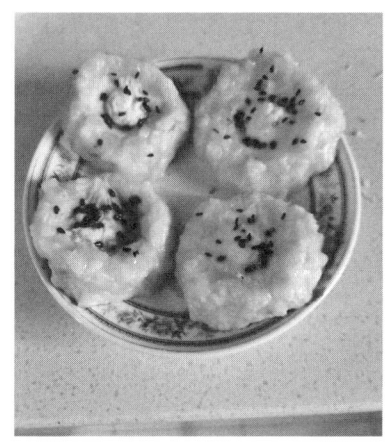

图5-1-38 蔬菜蛋挞

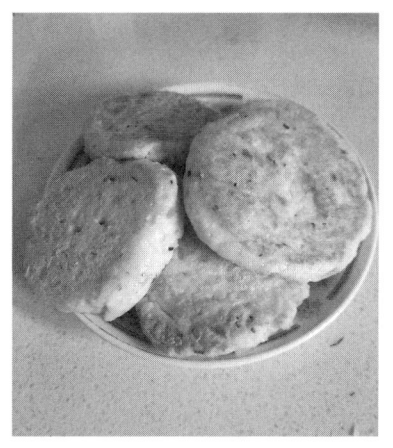

图5-1-39 豆腐蔬菜饼

④ 豆腐蔬菜饼(图5-1-39)

【材料】 豆腐180克,黄瓜40克,胡萝卜30 g,面粉35 g,鸡蛋1个,芝麻、盐、鲜菇粉适量。

【做法】 黄瓜、胡萝卜切丁。豆腐捣成泥,加入盐、鲜菇粉、1个鸡蛋的蛋清(蛋黄备用)、面粉,再把黄瓜、胡萝卜丁倒入后搅拌均匀。平底锅底刷上一层油,舀入豆腐糊,整理成小饼,中间压成一个凹槽,舀入剩余的蛋黄液,撒上黑芝麻,小火煎至底部上色,定型后翻面,煎至两面金黄,盛出即可。

【营养特点】 补钙佳品。

六、25—36个月

(一) 膳食建议

25—36个月幼儿的食物从以奶类为主过渡到以谷类为主,每天应保持400毫升左右的奶(有条件的家庭最好继续选择配方奶)或相当量的奶制品摄入。应逐渐从奶类食物向普通食物过渡,做到平衡膳食、规律就餐、自主进食。饮食规律从三正餐、三加餐过渡到三正餐、两加餐。此时的幼儿进入良好饮食习惯培养的关键期。

平衡膳食能满足幼儿热量及各种营养素的需要。要做到平衡膳食,首先要做到膳食多样化,各种食物和营养素种类齐全,供应量适宜。中国营养学会建议的婴幼儿每天各类食物建议摄入种类和数量如表5-1-5所示。

表5-1-5 7—36月婴幼儿每天各类食物建议摄入种类和数量(克/天)

年龄(月)	谷类	油	蔬菜	水果	鱼虾禽畜	蛋类	奶类	盐	大豆
7—12	25—75	0—10	25—100	25—100	25—75	15—50	700—500	0	
13—24	50—100	5—15	50—150	50—150	50—75	25—50	600—400	0—1.5	
25—36	75—125	10—20	100—200	100—200	50—75	50	500—350	<2	5—15

同时,还要做到食物的搭配科学、合理。一般要做到主副食、粗细粮、荤素菜、干稀、果蔬的合理搭配,保证合理的优质蛋白比例和三大营养素的供热比例。优质蛋白应占蛋白质总量的50%以上。25—36个月的幼儿所需热量大约为1 000—1 250千卡,比上一阶段有所增加。三大营养素供热比例中蛋白质至少占8%,脂肪占35%,碳水化合物占50%～65%较为适宜。

平衡膳食和规律就餐是婴幼儿获得全面、足量的食物摄入和良好消化吸收的重要保障。此时的幼儿神经心理发育迅速,自我意识和模仿力、好奇心增强,易出现进食不够专注的现象,因此要注意引导幼儿自主、有规律地进餐,保证每天三次正餐、两次加餐,不随意改变进餐时间、环境和进食量,培养幼儿摄入多样化食物的良好饮食习惯,纠正他们挑食、偏食等不良饮食行为。

(二) 注意事项

第一,每天保持400毫升左右的奶量,配方奶、普通鲜奶等均可。如果幼儿饮用普通鲜奶出现胃肠不适(如腹胀、腹泻、腹痛),可能与乳糖不耐受有关,可以尝试如下措施:少量多次饮奶或吃酸奶;饮奶前进食一定量主食,避免空腹饮奶;改吃无乳糖奶或饮奶时加乳糖酶。

第二,两正餐间隔4—5小时,加餐与正餐间隔1.5—2小时。

第三,加餐量不宜多,以免影响正餐进食量。

第四,尽量保持食物的原汁原味,争取色、香、味俱全。

原汁原味有利于幼儿品尝和接纳各种食物的原味。色、香、味有利于食欲的激发。

第五,烹调方式要有利于幼儿消化吸收。

3岁以下幼儿食物应专门单独加工烹制,烹调方式应以蒸、煮、炖、煨为主,尽量少用炸、煎、烤。食物要做到细、嫩、烂、软,完全去骨、去刺、去核等,易于咀嚼、吞咽与消化。因为此时的幼儿消化系统功能尚未发育成熟,牙齿的咀嚼能力较差。

第六,一周膳食安排尽量少重复,烹调方法不重复。科学搭配荤素、粗细、干稀以及米面。

第七,根据季节和饮食习惯更换和搭配食谱。春天温暖,幼儿成长速度快,应及时补充富含钙和维生素D的食物。夏天炎热,以清淡消暑为宜。秋天幼儿体重增长快,及时供给一些热量高的食品。冬天寒冷,是能量储存的最好季节,可适量多供给高热量的食品以及甜点。根据地方饮食习惯,科学搭配。

(三) 一日膳食安排建议与食谱制作推荐

1. 一日膳食安排

每天早、中、晚三次正餐,再加上两至三次加餐。早餐提供热量充足的食物,适量的蛋白,适当调配果蔬。午餐、晚餐营养最全面,品种丰富多样,搭配合理。午餐要热量充足,晚餐应口味清淡。加餐一般在上、下午各一次,晚餐时间较早时,可在睡前安排一次加餐。加餐以奶类、水果(最好与正餐后水果种类不同)为主,配以少量松软面点。晚间加餐不宜安排甜食,预防龋齿。具体安排建议如表5-1-6所示。

表5-1-6 25—36月龄幼儿进食时间安排建议

8:00	10:00	12:00	15:00	18:00	20:00
早餐	奶+水果	午餐	奶+水果	晚餐	奶(视需要)

2. 食谱制作推荐

(1) 蟹柳芋头面条(图5-1-40)

【材料】 蟹柳15克,芋艿20克,空心面50克,盐、黄酒、葱、麻油适量。

【做法】 蟹柳洗净切成丝,芋艿削皮切成丝,空心面冷水泡软备用。在开水锅中放入泡软的空心面、芋艿丝、蟹柳丝,煮至面烂、芋艿烂,加入盐、葱末、麻油即可。

【营养特点】 海鲜味美,滑顺柔软。蟹柳是高蛋白质的海味品,芋艿淀粉含量高,富含维生素和矿物质,能调和肠胃,滋阴补肾,强壮健身,是一款适合幼儿秋季食用的特色营养面条。

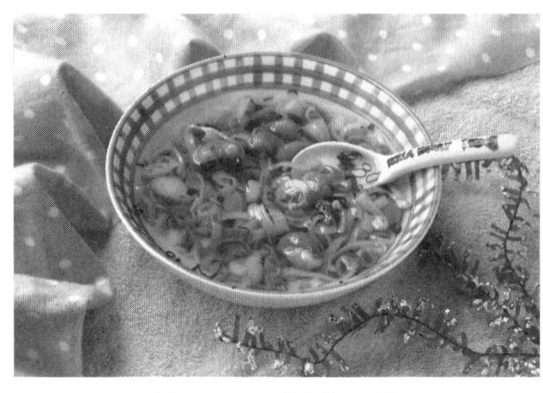

图 5-1-40 蟹柳芋头面条

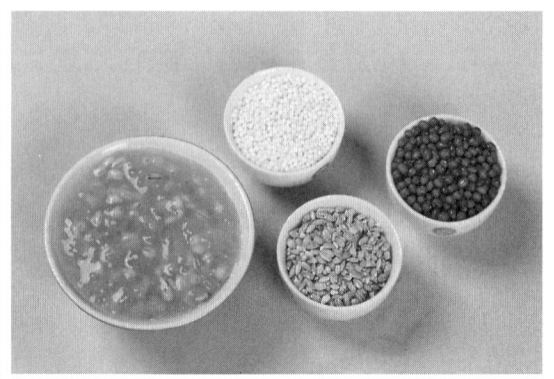

图 5-1-41 椰香绿沙薏米粥

(2)椰香绿沙薏米粥(图 5-1-41)

【材料】 绿豆 25 克,薏米 10 克,粳米 75 克,椰浆 50 克,冰糖 20 克。

【做法】 将薏米、粳米、绿豆漂洗干净,椰浆开罐备用。将绿豆煮至开花,取出,粉碎成绿豆沙备用。锅中加适量冷水,放入粳米、薏米烧开后改小火熬制成粥,再加入椰浆和绿豆沙煮开后,加入冰糖即成。

【营养特点】 清内火,祛湿毒,健脾。放入适量切碎的鲜百合去暑效果更好。口感香甜,清香诱人,糯滑润口。

(3)虾仁鲜肉蒸饺(图 5-1-42)

【材料】 富强面粉 500 克,夹心猪肉 250 克,净虾仁 150 克,盐、酱油、黄酒、糖适量,葱花、姜末少许。

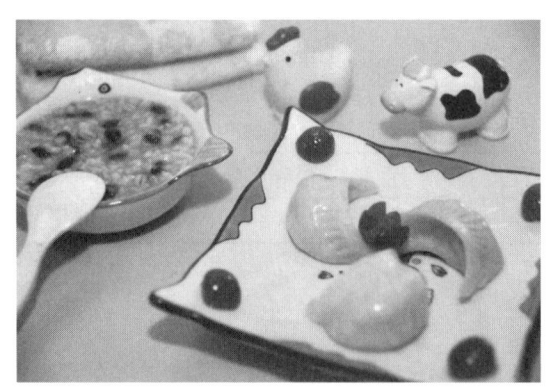

图 5-1-42 虾仁鲜肉蒸饺

【做法】 将面粉置于面板上,用近八成开的开水将其拌匀,面团揉至光洁柔软,放置一边。将虾仁洗净备用,猪肉剁成茸,在肉中加葱花、姜末、盐、酱油、糖、黄酒一起搅拌上劲,然后拌入虾仁,做成蒸饺馅。将面团搓成长条,做成每个约 12.5 克的剂子,用擀面杖擀成类似饺子皮形状,包入馅后收口,捏成花纹状,上笼大火沸水蒸约 15 分即可。

【营养特点】 富含蛋白质、钙、维生素 B_1、脂肪、碳水化合物。外皮软糯，馅心鲜美。

(4) 瓜仁枣泥糕(图 5-1-43)

【材料】 粳米粉 500 克,红枣 300 克,瓜仁 50 克,白糖适量。

【做法】 将红枣洗净,上笼蒸透,取出冷却,去皮、去核备用。将粳米粉放入一盛器中,放入枣泥、瓜仁、白糖,加入适量清水,均匀的颗粒后,取一方盘涂上油,将生坯均匀地铺入盘中,稍稍压实。将盘入笼用大火沸水蒸约 30 分钟,取出冷却后,改刀成块即可。

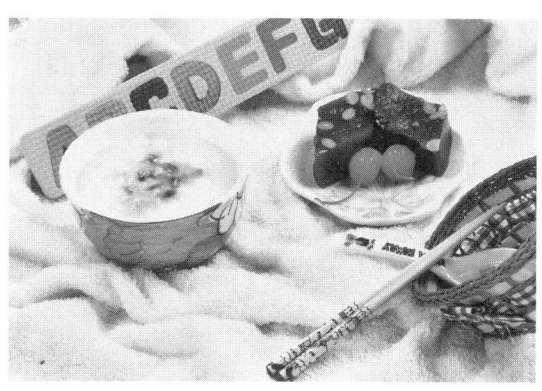

图 5-1-43 瓜仁枣泥糕

【营养特点】 热量丰富,含有一定的矿物质和维生素。瓜仁含不饱和脂肪酸。枣香味甘,香米糯软。

(5) 花生香酥排(图 5-1-44)

【材料】 面粉 500 克,花生仁 200 克,鸡蛋 200 克,精制油 200 克,白糖 150 克,泡打粉少许。

【做法】 将花生仁炒熟后去皮,粉碎备用。面粉中加入鸡蛋、精制油、白糖、泡打粉以及碎花生,加适量温水拌匀,做成较柔软的面团,搓成长条,揿成扁平状后用曲形花刀切成长条状,涂上蛋液,放入 220℃的烤箱中,烤约 20 分钟,表面色泽金黄即可取出。

【营养特点】 花生富含蛋白质、脂肪、维生素 E 及矿物质。成品酥松,花生味浓。

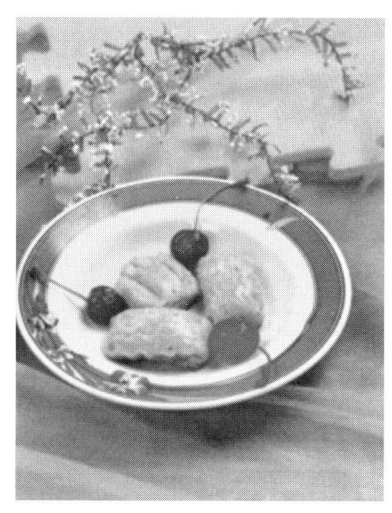 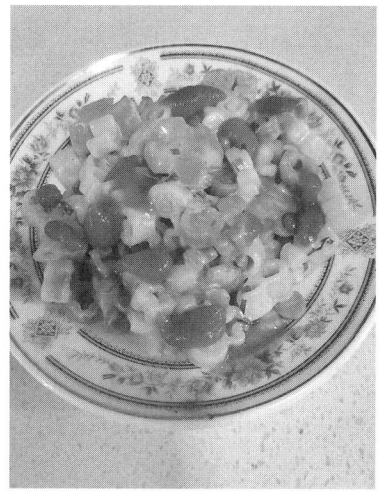

图 5-1-44 花生香酥排　　　　图 5-1-45 奶酪意面

(6) 奶酪意面(图 5-1-45)

【材料】 玉米粒 15 克,奶酪 25 克,豌豆 15 克,胡萝卜 15 克,意面 50 克,芹菜 15 克,番茄酱、油少许。

【做法】 将意面煮 10 分钟后过水备用。胡萝卜、豌豆、玉米粒焯水。平底锅放油，倒入胡萝卜、玉米粒、豌豆炒出香味，然后把芹菜放入锅中翻炒，放入意面，加少许温水，待水分快干，放入奶酪翻炒均匀，起锅入盘，挤上番茄酱即可。

更多 2—3 岁幼儿食谱推荐见本章第四节。

第二节　零食与保健品

一、零食

零食是指非正餐时间食用的各种少量的食物和饮料。零食是 2 岁以上幼儿合理膳食的组成部分。选择零食时，不要一味迎合幼儿的口味和喜好，以防止其养成只吃零食，乱吃零食，不吃或少吃正餐的习惯。零食应尽可能与加餐相结合，以不影响正餐为宜。

（一）选择要求

1. 选择新鲜、天然、多样、营养、易消化的食物

新鲜的食物含有其固有的营养成分，如新鲜的橘子、苹果、黄瓜、樱桃、番茄等，含有丰富的维生素、矿物质和膳食纤维。水果加工制品，如果汁、果脯或果干等，在加工过程中提高了含糖量，且损失了较多的维生素 C、膳食纤维等营养成分，降低了原有的营养价值，应少吃。

幼儿接触的食物种类越多，日后越不易偏食或挑食。家长选择零食时，应注意品种多样，让幼儿尝试和体验更多食物。

由于幼儿胃肠道还未发育完全，消化能力弱，家长应为其选择易于消化的零食，不选肉脯、肉干等不易消化的零食。

2. 以奶类、果蔬类、坚果类为优先

《中国儿童青少年零食指南（2018）》（2—5 岁版）建议应优先选择水果、奶类和坚果，作为正餐营养需求的必要补充。

奶类营养成分丰富、组成比例适宜、易于消化吸收，是营养价值高的天然食品。奶类能够提供优质蛋白质、钙和维生素 B_2，含人体所需的脂肪酸。此外，奶类中的乳糖能促进钙、铁、锌等矿物质的吸收。对于喝奶后出现腹痛、腹泻、肠鸣等乳糖不耐受症状的 2 岁以上幼儿，可首选酸奶或低乳糖奶制品。

新鲜蔬菜水果含有较多水分，口感多样、美味，富含维生素、矿物质、膳食纤维等。另外，水果中果酸、枸橼酸、苹果酸、酒石酸等有机酸含量丰富,能刺激人体消化腺分泌,增进食欲,有利于食物的消化,同时,有机酸对维生素C的稳定性有保护作用。

坚果富含脂肪、蛋白质、矿物质、维生素E和B族维生素,其中脂肪主要由不饱和脂肪酸构成,是人体必需脂肪酸的良好来源。

3. 少吃油炸、含糖过多、膨化食品与过咸的食品

油炸食物不仅不易消化,而且脂肪高,经常食用容易导致肥胖。含糖多的食物(包括含糖饮料),容易引起幼儿喜好甜口味而造成偏食挑食,有因能量摄入过多增加肥胖的危险,同时还会增加龋齿、高血压、脂肪肝和糖尿病的发病风险。

膨化食品是以谷类、薯类、豆类、果蔬类或坚果籽类等为主要原料,采用膨化工艺制成的组织疏松或松脆的食品。虽然容易消化吸收,但由于添加了大量的食品添加剂,造成膨化食品不健康。如某些人工合成色素自身或其代谢产物具有一定毒性,如果长时间进食含合成色素的食品,会影响神经系统的冲动传导,刺激大脑神经,出现躁动、情绪不稳、注意力不集中、行为过激等现象。膨化食品往往含铝量较高,一是膨化食品使用的发酵粉里面可能含有铝;二是作为膨松剂的明矾是一种含铝化合物。虽然无铝膨松剂早已研制成功,但是无铝膨松剂的成本要比含铝膨松剂高出三到四倍,因此很多膨化食品生产企业还在使用含铝膨松剂。铝超标的膨化食品对幼儿健康会造成危害。研究证明,长期铝摄入过多对幼儿骨骼生长和智力发育都会造成不良影响;还可能导致钙流失,抑制骨生成,发生骨软化症。另外,膨化食品中的铅含量较多,铅积聚在人体内难以排出,会损害神经系统、造血系统、血管和消化系统,主要表现为一些神经系统的行为,如注意力不集中、记忆力差、多动、爱发脾气等,或者出现呼吸道感染、厌食、贫血、呕吐等症状。

过咸的食物不仅会加重幼儿肾脏负担,还会增加儿童期及成人期患高血压、心血管疾病的风险。表5-2-1为推荐和限制的幼儿零食。

表5-2-1 推荐和限制的幼儿零食

推 荐	限 制
新鲜果蔬	果脯、果汁、果干、水果罐头
乳制品(液态奶、酸奶、奶酪等)	乳饮料、冷冻食品类食物(冰激凌、雪糕等)、奶油、含糖饮料(碳酸饮料、果味饮料等)
面包、馒头	膨化食品(薯片、爆米花、虾条、虾片等)、油炸食品(油条、麻花、油炸土豆等)、含人造奶油的甜点
鲜肉、鱼制品	咸鱼、香肠、腊肉、鱼肉罐头等
鸡蛋(煮鸡蛋、蛋羹)	咸蛋、松花蛋
豆制品	烧烤类食品
坚果类(磨碎)	高盐坚果、糖浸坚果

4. 注意食用安全，零食的性状要符合幼儿的生理特点

幼儿活泼好动，注意力易受环境影响，加之喉的保护性反射机能差，进食时，食物容易进入气管，造成窒息的危险。选择零食时，要注意食物的性状，对于大小、硬度和形状等容易引起呛堵的零食，要特别注意食用方式，如不吸食果冻，不以抛接的方式进食坚果等。建议坚果和豆类食物磨成粉或打成糊食用。如果吃整粒的坚果，一定要在成人看护和指导下安静进食，切忌边吃边玩或在跑跳、哭闹时进食，以免食物呛入气管，造成窒息。

5. 吃零食的时间安排在两次正餐之间，量不宜多，睡前半小时不吃零食

吃零食的时间不要离正餐太近，食量以不影响规律正餐为准，零食所提供的能量不要超过每日总能量摄入的10%。不要养成睡觉前吃零食的习惯，以免影响胃肠道和牙齿的健康。

6. 吃前洗手，吃后漱口

吃零食应注意卫生，养成吃东西前洗手的好习惯，吃完零食要漱口或刷牙，预防龋齿的发生。

（二）特色零食制作

1. 圣果聚宝盆（图5-2-1）

【材料】 猕猴桃100克，香蕉100克，菠萝肉50克，橙子100克，草莓20克，圣女果50克，盐1克，糖25克，柠檬汁适量。

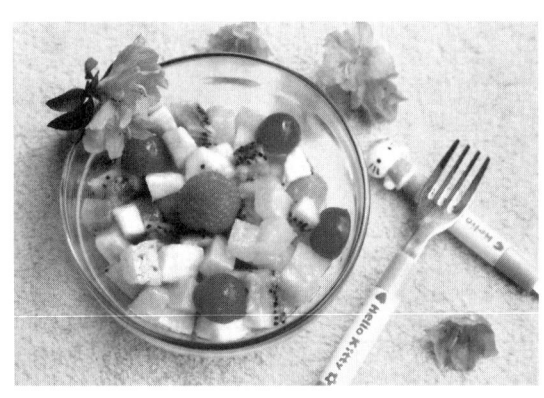

图5-2-1 圣果聚宝盆

【做法】 猕猴桃、香蕉、橙子分别剥皮，一并改刀成丁。菠萝肉切丁拌入适量盐，静置片刻后，用凉开水去咸味，加入适量糖浸泡。圣女果、草莓浸泡片刻，冲洗干净备用。将所有加工后的水果放入干净的容器中，加入少许盐，适量白糖、柠檬汁拌匀即可。

【营养特点】 猕猴桃富含维生素C，清热止渴、滋补强身、健脾止泻。香蕉含有碳水化合物，也含有蛋白质、脂肪，还有多种维生素、果胶、钙、铁、磷和多种酶。增强体质、抵抗疾病。

【制作小窍门】 所有水果凉拌前用盐水浸泡，可以保持水果新鲜不变色。

2. 卤香鹌鹑蛋（图5-2-2）

【材料】 新鲜鹌鹑蛋250克，糖5克，酱油15克，葱、姜、料酒适量。

【做法】 鹌鹑蛋洗净，放入冷水锅中，用中火煮，等水开后捞出，用勺背轻轻将蛋壳敲裂备用。锅中换干净水,放入葱姜,烧开后调至中火,倒入鹌鹑蛋,加入酱油、糖,煮开后再调小火焙3分钟左右或关火加盖焖至卤味渗透入蛋内即可。

【营养特点】 鹌鹑蛋营养全面,富含维生素 A 和维生素 D,幼儿每天食用不宜超过4个。

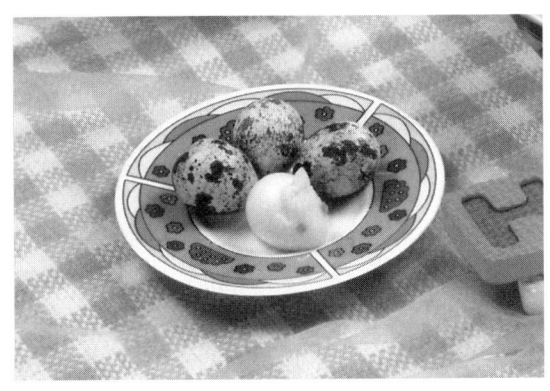

图 5-2-2 卤香鹌鹑蛋

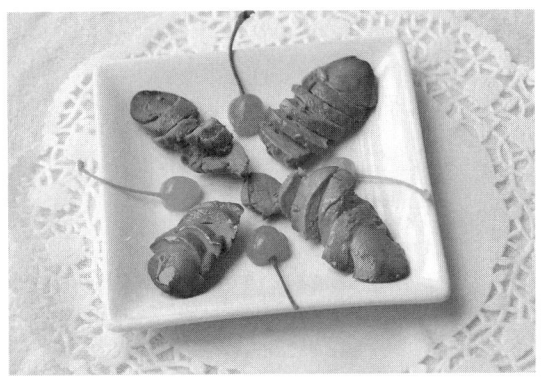

图 5-2-3 酱香鸡(鸭)肝

3. 酱香鸡(鸭)肝(图 5-2-3)

【材料】 新鲜鸡(鸭)肝 300 克,盐 1.5 克,糖 20 克,酱油 10 克,葱、姜、料酒、茴香、桂皮适量。

【做法】 鸡(鸭)肝洗净,放在水中浸泡 30 分钟。倒入沸水锅中,加料酒焯一下,捞出,用清水冲净。锅中换干净水,放入葱姜、少许茴香及桂皮,烧开后倒入冲净的鸡(鸭)肝,加入料酒、酱油、糖、盐,待煮沸后调中小火,盖上锅盖焖烧 15 分钟左右。

【营养特点】 肝脏是动物体内储存养料和解毒的重要器官,含有丰富的营养物质,具有营养保健功能,是理想的补血佳品之一。

【制作小窍门】 动物内脏有腥臊味,焯水后加入酱油、葱、姜、料酒、茴香、桂皮,能有效去除异味,增加香味。

4. 琥珀核桃仁(图 5-2-4)

【材料】 生核桃仁 200 克,白砂糖 50 克。

【做法】 生核桃仁用热水浸泡 30 分钟后,剥去薄皮,擦干水。将白砂糖加水熬成糖油,与核桃仁充分拌匀,平铺在锡纸上。烤箱上下火 120℃烤 15 分钟,即可(如果糖油还没有完全裹在核桃仁上变稠,再继续烤)。

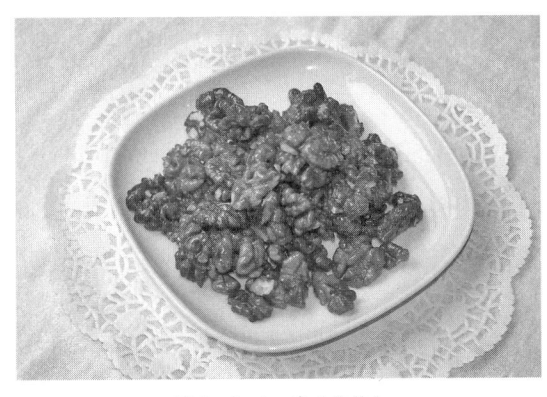

图 5-2-4 琥珀核桃仁

【营养特点】 核桃仁含有较多的蛋白质及人体必需的不饱和脂肪酸,这些成分皆为大脑组织细胞代谢的重要物质,可以滋养脑细胞,增强脑功能。

【制作小窍门】 还可以加入松仁、腰果等,营养更充足。

5. 紫薯奶香小馒头(图5-2-5)

【材料】 面粉100克,牛奶60克,酵母1克,紫薯40克,芋头50克,白糖8克。

【做法】 紫薯、芋头切片,上锅蒸熟,加入白糖,捣成泥,装入裱花袋备用。面粉、牛奶、酵母一起和面,揉成光滑细嫩的面团,搓成长条擀成薄皮。把紫薯芋泥挤在薄皮上,收口捏一捏,切成小块。摆上蒸屉,热水上锅,帮助发酵,先不开火,静置发酵成之前的2倍大,大火蒸15分钟,关火焖5分钟。

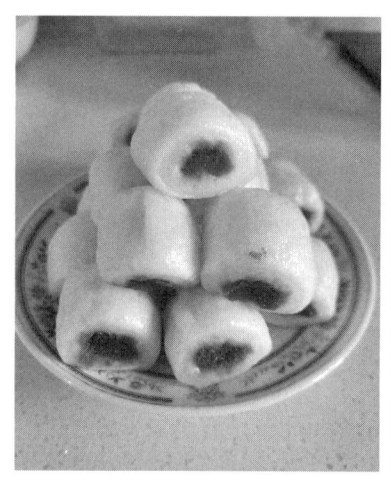
图5-2-5 紫薯奶香小馒头

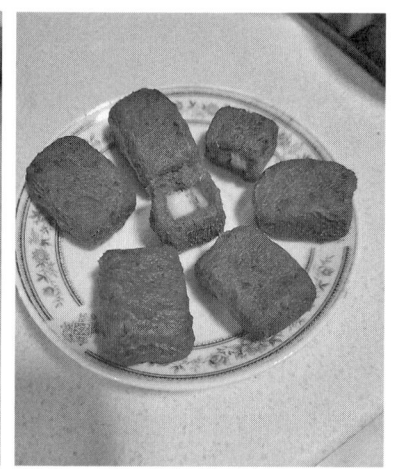
图5-2-6 紫薯香蕉糕

6. 紫薯香蕉糕(图5-2-6)

【材料】 紫薯100克,香蕉100克,牛奶10克。

【做法】 紫薯切片蒸熟,倒入少量牛奶捣碎成泥糊。香蕉切成小块儿。紫薯泥整理成小饼,把香蕉块儿放在中间,转圈收口,捏成圆形或方形即成。

二、保健品

《食品安全国家标准保健食品(GB16740-2014)》第2.1条将保健食品定义为:"声称并具有特定保健功能或者以补充维生素、矿物质为目的的食品。即适用于特定人群食用,具有调节机体功能,不以治疗疾病为目的,并且对人体不产生任何急性、亚急性或慢性危害的食品。"

(一)选择原则

婴幼儿生长发育所需要的营养应该主要来自日常的均衡饮食,而不是来源于保健品。

保健品应该是安全等级最高的健康食品,但不应是婴幼儿生长发育的"必需品",健康婴幼儿无需额外补充。

保健品的选择因人而异,一般本着"科学判断""饮食调节为先""治补结合""非必需不选择"的原则,尽可能避免食用含有激素类的食物和药物。

判断婴幼儿是否需要某些保健品,一定要请专业营养医师根据婴幼儿日常饮食习惯仔细分析膳食摄入情况,评价婴幼儿生长发育情况(身高、体重、头围、胸围等)和精神状态,结合反映体内营养状况的血液生化检验结果等进行综合判断,然后有针对性地调节饮食,科学进行药物治疗及添加营养补充剂。家长应谨慎选择保健品,千万不要盲目跟风,轻信某些广告宣传,给婴幼儿盲目进补。

(二)保健品种类与选用注意事项

婴幼儿保健品种类繁多,常见的有健脑益智类、矿物质维生素补充类、增强免疫类、调节肠道菌群类、促进排铅类、改善生长发育类等。

1. 健脑益智类

健脑益智类保健品是指以蛋白质、DHA、牛磺酸等为主要成分的产品。DHA俗称"脑黄金",是一种不饱和脂肪酸,是神经系统细胞的一种主要成分,也是视网膜的重要成分,对婴幼儿智力和视力发育非常重要。

有医生建议妈妈和婴幼儿可以适当补充DHA。孕妇怀孕期间每天补充200—300毫克,生产之后每天补充200毫克。婴幼儿配方奶粉中都添加了DHA,6个月以后婴幼儿每天补充DHA的剂量以15—20毫克为宜。婴幼儿1岁以内补藻油,1岁以后可以补充藻油和鱼油(包含DHA和EPA)。EPA也是一种不饱和脂肪酸,可以软化血管,预防高血压。但EPA并不是脑营养品,故不能被称为"脑黄金"。

(1)产品选用注意事项

由于DHA和EPA两者很难分离,声称"脑黄金"的实际上是DHA和EPA的混合品。专家认为,DHA的确是重要的脑营养品,但并非摄入越多越好,若长期过量服用,可引起精神过度兴奋,不易入睡。EPA非但没有增进智力的作用,不适当地应用反而会抑制婴幼儿智力的发育。严重者可引起婴幼儿出血死亡。一般来讲,婴幼儿EPA用量应控制在每天4毫克以内,DHA与EPA的比例应为4∶1左右。

市售产品中,有的DHA与EPA的比例不当;有的只标有DHA的含量而省去了EPA的含量;还有的片面强调自己产品的高含量,甚至有的宣传自己的产品DHA和EPA含量高达70%甚至80%以上,这样的含量比某些药物中DHA和EPA含量还要高,用这样的产品来给婴幼儿健脑,有可能引起严重副作用,家长必须慎重。

（2）健脑食物推荐

深海里的动植物都含有丰富的DHA,如海鱼、海苔、海带等。建议乳母每周食用海鱼（如鲑鱼）2—3次,以获取丰富的DHA。婴幼儿辅食同样可以添加。当然脑的发育,不能仅靠DHA一种营养素。中国儿童中心提出的营养健康指导指出,婴幼儿健脑食物有:鲑鱼、蛋类、花生酱、全麦制品、糙米、燕麦、草莓、豆类、蔬菜、牛奶等乳制品、瘦牛肉。

2. 矿物质维生素补充类

矿物质维生素补充类保健品主要是以婴幼儿容易缺乏的某些矿物质和维生素为主要成分的产品,如钙、铁、锌、维生素C、维生素D等。

（1）钙

① 补充钙剂注意事项

钙剂尽量不与富含草酸盐、磷酸盐的食物同吃。一些蔬菜,如菠菜含有丰富的草酸,它们会和钙结合生成难以吸收的草酸钙,从而妨碍钙剂的吸收。在食用菠菜时,可以先用水焯一下,这样会使大量草酸溶于水,从而减少对钙吸收的影响,但焯水会使蔬菜中的维生素C受到损失。

钙剂尽量不与油脂类食物同吃。油脂分解之后生成的脂肪酸与钙结合会形成奶块,不容易吸收,最终会随大便排出体外。

适当补充维生素D。钙剂的吸收必须有维生素D的参与,维生素D可以促进钙的吸收,一般婴儿自出生以后就可以开始补充维生素D,但补充维生素D不可过量,每天400国际单位即可,否则会引起中毒。摄取维生素D的来源之一是晒太阳,阳光中的紫外线可以使皮肤下7—脱氢胆固醇转化成维生素D。当婴幼儿有足够的户外活动时间后,就可以不用再额外补充了。

蛋白质、乳糖供给要充足。充足的蛋白质和乳糖有利于钙的吸收。要保证各种矿物质比例的平衡,单独注重钙剂补充,往往效果不佳。

补钙剂量要适当。一般情况下,能自行咀嚼进食、能吃块状食物、能保证奶的摄入量、能在太阳底下自由活动的婴幼儿,不需要额外补钙。两岁以内的婴幼儿,因为咀嚼和消化能力有限,食物相对比较单调,户外活动也比较少,可以补充一定量的钙剂和鱼肝油。缺钙固然会影响婴幼儿的健康,但钙剂补充也不宜过量,钙的过量会导致高钙血症、高钙尿症、肾结石等不良后果,具体服用量要遵医嘱。

② 含钙丰富的食物推荐

很多食物的钙含量都比较高,如乳类、大豆、海产品、蔬菜、芝麻等。

(2) 铁

① 补充铁剂注意事项

与富含优质蛋白质(如奶类、大豆及豆制品)和维生素C(如新鲜的蔬菜和水果)丰富的食物同吃,有利于铁的吸收。蛋白质和维生素C不仅有利于铁的吸收,还有利于提高机体免疫力。

补铁期间忌用茶、咖啡。茶、咖啡等可抑制铁的吸收。

铁剂不宜过量服用。药剂量要遵医嘱。如果用量较大,可刺激胃肠黏膜,引起腹痛、腹泻等症状,严重者可发生昏迷,甚至死亡。同样应该注意矿物质之间的比例平衡。

② 含铁丰富的食物推荐

动物性食物中的铁比较容易被吸收,如动物血、肝脏、肾脏、瘦肉、蛋黄。大豆含铁量也较高,但其所含的铁较动物性来源的铁吸收率要稍差一些。

(3) 锌

① 补充锌剂注意

口服锌剂最好在饭前1—2小时,有利于吸收。服锌的同时应增加蛋白质摄入以治疗缺铁性贫血,可使锌缺乏改善更快。婴幼儿夏季往往食欲不佳,锌摄取减少,而且出汗多,锌流失多,因此夏季补锌很重要。锌的补充也不宜过量,请遵医嘱。

② 含锌量多的食物

动物性食物如肉类、乳类、蛋类等含锌量多。日常可以给稍大月龄婴幼儿适当补充动物肝、蛋黄、肉末、鱼泥等。另外,核桃、瓜子等含锌较多的零食,也能起到较好的补锌作用。

选购婴幼儿保健品前可以登录食品药品监督管理局官网对相应产品进行查询,了解其是否通过专业的检验,认清保健品标识,认真阅读食品营养标签,根据产品所含营养素的含量及适宜人群进行选择,确保产品不含对婴幼儿身体健康不利的成分。

第三节 婴幼儿良好饮食行为习惯的培养

《托育机构保育指导大纲(试行)》中明确指出婴幼儿营养的目标:1. 获取安全、营养的食物,达到正常生长发育水平;2. 养成良好的饮食行为习惯。培养婴幼儿良好的饮食习惯是保证婴幼儿营养均衡、身体健康、精神愉悦、身心正常发育的重要前提。婴幼儿时期是培养良好饮食习惯的关键阶段。

一、正确的饮食习惯

（一）固定就餐位置

婴幼儿进食时随意走动容易引起碰伤、烫伤，为保证安全，婴幼儿进食时应坐在固定的位置，且必须有成人看护。从开始添加辅食起就要为婴幼儿安排固定的座位。

（二）规律就餐，定时定量

规律进餐是婴幼儿获得全面、足量的食物摄入和良好消化吸收的保障。婴幼儿出生后前3个月纯母乳喂养应基本遵循按需喂哺的原则，不强求喂奶次数和时间，而后随着月龄的增加，婴儿胃容量也逐渐增加，单次摄入量也随之增加，喂奶间隔应相应延长，喂奶次数减少，逐渐建立起规律喂哺的良好饮食习惯。

6个月后开始添加辅食，家长根据婴幼儿的年龄特点准备好合适的辅食，并按照婴幼儿的生活习惯决定喂食辅食的适宜时间，一般将辅食喂养尽量安排在家人进餐的同时或相近之时，至少保证一天中有一餐婴幼儿与家人共同进食（婴儿的进餐规律是逐渐形成的，不一定初期一开始就和家人相同和相近，随着辅食次数的增加，总有一餐与家人共食）。10个月以后，婴幼儿每天至少保证三次正餐、三次加餐直至三岁以后每天至少三次正餐、两次加餐（两次加餐一般分别安排在上、下午各一次，若晚餐时间比较早，可在睡前2小时安排一次加餐。加餐以奶类、水果为主，配以少量松软面点。晚间加餐不宜安排甜食，以预防龋齿）。不随意改变进餐时间、环境和进食量。

（三）专注进餐，保持情绪愉快

由于婴幼儿注意力不集中，易受环境影响，玩具、电视、游戏等都会降低其对食物的关注度，影响进食和营养摄入。更重要的是婴幼儿神经系统发育不完善，喉的保护性反射机能差，进餐不专注食物容易呛入呼吸道而发生危险。家长一定避免追着喂、边吃边玩、边吃边看电视等行为。

消化道和消化腺的活动是受神经调节的，所以食欲是否旺盛与婴幼儿的情绪有关。精神紧张时，促进胃液分泌的副交感神经被抑制，胃液分泌减少，食欲会降低。因此，整个进餐过程中要保证情绪愉快，使副交感神经兴奋，促进胃液分泌，提高食欲。进餐时不要处理任何行为问题，不吓唬、不批评、不训斥婴幼儿。

（四）自主、独立进餐

自主进餐既可增加婴幼儿进食兴趣，又可培养其自信心和独立能力。婴幼儿学会自主进食是其成长过程中的重要一步,需要反复尝试和练习。父母应有意识地根据婴幼儿感知觉,以及认知、行为和运动能力的发展,逐步训练和培养婴幼儿的自主进食能力。7个月后的婴幼儿喜欢抓握,喂食时可以让其抓握、玩弄小勺等餐具,或提供可以抓着吃的香蕉,煮熟的土豆等手指食物。1岁到1岁半的幼儿可尝试抓握小勺自喂,1岁半到2岁的幼儿可用小勺自喂,2—3岁的幼儿在成人的帮助下,学着自己一手扶碗,另一手用小勺自己喂食,提供漂亮的餐具有利于培养婴幼儿独立进餐的习惯。

(五) 细嚼慢咽,不吃汤泡饭

细嚼慢咽一方面可以充分发挥牙齿的咀嚼功能,使食物和唾液充分混合,形成食团后容易进入胃肠,这种磨碎的食团容易被胃液消化。同时,咀嚼可使胃肠充分分泌各种消化液,对食物进行消化吸收,从而相应地减轻胃肠道负担。汤泡饭中的汤水会冲淡胃液,影响消化吸收功能,泡软的饭食不能刺激口腔分泌唾液,更不能锻炼咀嚼能力,长此以往,婴幼儿的消化吸收功能越来越差,易造成营养不良。

对吃得太快,不能细嚼慢咽的婴幼儿可以适当采取一些措施:准备小点的勺子来减少其每一口的进食量,增加每餐食物入口的次数,从而起到减慢进食速度的作用;进餐时与婴幼儿充分交流,一同讨论食物的味道(例如什么食物越嚼越香,什么食物先苦后甜等),使其在咀嚼时注意品尝味道,吃饭的速度自然就慢了下来;对于因"贪心"而狼吞虎咽的婴幼儿可以将一餐所要吃的食物全部放进一个盘子,让他清楚这一餐吃完自己盘子里的食物就可以了;另外还可以练习使用非优势手进餐,同样可以降低吃饭速度。

吃饭虽然要细嚼慢咽,但不要拖延,最好在20—30分钟内吃完。吃饭拖延的婴幼儿,往往是因为咀嚼功能差,应加强训练。可以经常准备一些较为坚硬的固状食物,如干馍片、面包、芹菜等,利用这些需要多次咀嚼才能顺利进入食道里的食物,来培养婴幼儿咀嚼的习惯。咀嚼不仅锻炼了咬肌,而且还有利于牙齿的坚固性,可谓一举两得。

(六) 主动饮用白开水,避免饮用含糖饮料

水是生命之源,是人体需要的营养素之一。婴幼儿体内水占体重的比例较大(占70%～75%),单位体重的基础代谢率高于成人,而肾脏发育尚未成熟,更容易发生体液和电解质失衡。当然,摄入过多同样会有不良影响,摄入水分过多会造成消化液稀释而引起消化不良甚至发生水中毒,因此,适宜的水摄入量对婴幼儿尤其重要。不同年龄对水的需求量不同。6个月内纯母乳喂养,无需额外补充水分。如果是喂养配方奶或已添加辅食的婴幼儿应适当补水,总的水适宜摄入量为700毫升/天。7—12月龄婴儿水的适宜摄入量

为 900 毫升/天。1—3 岁的幼儿总水的适宜摄入量为 1 300 毫升/天。饮水应遵循少量多次的原则。2—3 岁后可按时喝水和随机喝水相结合,引导婴幼儿学会渴了就喝,主动饮水的习惯,并且学会取放杯子,开关水龙头,接水,端杯子等基本技能。晚饭后进水可根据情况而定。

理想安全的"水源"应该是符合卫生要求的白开水,一般以温白开为宜(35—40℃),夏天可以喝凉白开,但不能喝冰水,以免对胃黏膜造成强烈刺激。家庭自制的豆浆、果汁等天然饮品可根据不同季节适当选择,避免饮含糖饮料。含糖饮料除了会造成肥胖、龋齿隐患,还容易引起偏食、挑食(自制饮品推荐详见本章第四节)。

(七) 坚持喝奶与饮食多样化,不挑食、不偏食

婴幼儿从出生到 2 岁都是以奶喂为主,6 个月开始添加辅食,2 岁以后逐渐过渡到普通食物结构,多样化饮食,不挑食、不偏食是婴幼儿获取均衡营养的保证。目前,我国婴幼儿钙摄入量普遍偏低,而奶及奶制品是膳食中钙的最好来源,因此应鼓励 2 岁以后的幼儿坚持喝奶,建议每天喝奶(如果条件允许,3 岁前都饮用配方奶)300—400 毫升或等量的奶制品。这样可以保证 3 岁前婴幼儿钙的摄入量达到适宜水平。

挑食、偏食是发生在婴幼儿身上的常见的不良饮食习惯。由于婴幼儿自主性的萌发,对食物可能表现出不同的喜好,出现一时性偏食和挑食,此时需要家长适时、正确地加以引导和纠正,以免其形成挑食、偏食的不良习惯。

(八) 食物少油炸,少调料,以清淡口味为主

婴幼儿食物在烹调方式上尽量少用油炸、烤、煎等方式,宜采用蒸、煮、炖、煨等烹调方式。这样烹调的食物不仅易于消化,更有助于婴幼儿形成终身健康饮食的习惯。对于 3 岁以下婴幼儿的膳食,应专门单独加工烹制,并选用合适的烹调方式和加工方法,应将食物切碎煮烂,易于婴幼儿咀嚼、吞咽和消化,特别注意要完全去除皮、骨、刺、核等;大豆、花生等坚果类食物,应先磨碎,制成糊再喂食。幼儿 3 岁后的饮食也应尽可能保持食物的原汁原味,先让他们品尝和接纳各种食物的自然味道。膳食口味以清淡为好,尽可能不用味精或鸡精、色素、糖精等调味品。可选天然、新鲜香料(如葱、蒜、洋葱、柠檬、醋、香草等)和新鲜蔬果汁(如番茄汁、南瓜汁、菠菜汁等)进行调味。

(九) 进食前洗手,食后漱口擦嘴

进食前洗手是良好的卫生习惯,也是防止病从口入的重要措施。从帮助婴幼儿洗手到教会婴幼儿自己洗手,每一个环节都不容忽视。饭后漱口(或刷牙)以保持口腔清洁。婴幼

儿学会自主漱口(刷牙)之前,喝奶或餐后可喂其几口水用以清洁口腔。随着年龄的增长,家长要耐心地教会婴幼儿正确的漱口、刷牙方法。饭后擦嘴是良好的文明进餐行为。从亲自为婴幼儿擦嘴到教会其自己擦嘴,需要家长有极大的耐心。

(十)进餐前后不宜大量饮水和剧烈运动

进餐前后大量饮水,水充盈胃容量,不仅冲淡了胃液,影响食欲和消化,同时还会引起胃部不适。剧烈运动时大部分血液涌向肌肉,胃肠里血液减少,同时副交感神经被抑制,消化液分泌减少,因而不能很好地消化。饭后胃肠里充满食物,由于重力,可能造成胃下垂,运动时振动较大,可把肠系膜拉紧,甚至扭转,发生疼痛。一般进餐前后1小时内不做剧烈运动。

二、培养良好饮食习惯的策略

(一)顺应喂养,鼓励但不强迫进食

无论是母乳喂养、辅食添加还是平衡膨食都要遵循顺应喂养的原则。顺应婴幼儿胃肠道成熟和生长发育过程的特点,母乳喂养从按需喂哺到规律喂哺。随着婴幼儿消化器官的发育和消化能力的提高以及对营养的需求,应以母乳喂养为根本,适时引入适宜种类、适宜性状、适宜数量的食物作为母乳的补充。家长应负责准备安全、营养、适合的食物,并根据婴幼儿需要及时提供;家长应负责创造良好的进餐环境;具体吃什么、吃多少,由婴幼儿自主决定;家长应及时感知婴幼儿饥饿与饱足的信号,充分尊重婴幼儿的意愿,耐心鼓励,但决不强迫喂养。

1. 及时回应婴幼儿发出的饥饿或饱足的信号,及时提供或终止喂食

当婴儿看到食物表现出兴奋,小勺靠近时张嘴、舔吮食物等,表示婴儿饥饿;而当婴儿不再专心进食、吃得越来越慢、紧闭小嘴、扭头、推开食物、吐出食物、打挺儿、挣扎,甚至哭泣等,表示婴儿已经吃饱。随着婴幼儿语言的发展,他们逐渐学会用语言表达意愿。家长应以正面的态度,鼓励婴幼儿以语言、肢体语言等发出要求或拒绝进食。如果婴幼儿拒食,千万不要再强喂,因强塞硬喂会使其对吃产生反感和抵触,会导致日后发生与进食有关的行为问题。

2. 提供适宜的食物,允许婴幼儿挑选自己喜爱的食物

提供适宜的辅食不仅能满足婴幼儿营养的需求,也是培养良好习惯的重要保证。成人应根据婴幼儿的年龄、生活习惯为其提供多样化,且与其发育水平相适应的食物及食物性状,如不同质地辅食的及时添加(泥糊的从稀到稠,颗粒的从小到大,固体的从软到稍硬,而不能一直吃糊状食物或干脆只喝奶或过早给婴幼儿喂食成人饭菜等),提供白开水而非糖

水、饮料等,鼓励婴幼儿从中选择多种食物。对于婴幼儿不喜欢吃的食物,应反复多次提供并鼓励其尝试。可通过变换烹调方法或盛放容器,如将蔬菜切碎、将瘦肉剁碎、将多种食物制作成包子或饺子等,也可采用同类食物替换、少盛多添等方法,鼓励其尝试并及时给予表扬,不可强迫喂食。应避免以食物作为奖励或惩罚的措施。如"吃完了,带你下楼玩滑梯""吃不完就不让你看动画片了",就是常见的把食物作为奖惩的例子。

3. 创设良好的进餐环境,建立愉快的进餐体验

从开始添加辅食起就应为婴幼儿安排固定的座位和餐具,营造安静、轻松、愉悦的进餐环境。可以播放舒缓、轻松的音乐,杜绝电视、手机、玩具等的干扰。进食过程中,家人不要来回走动或逗引婴幼儿,以免分散其注意。餐前除了让婴幼儿固定位置、洗净双手、戴好围兜等以外,还可以给他们读一读良好用餐习惯的儿歌,讲一讲即将食用的食物的故事。餐中应与婴幼儿保持面对面,便于喂食、观察与交流。进餐的节奏由婴幼儿来主导,按照其进食的速度来喂食。家人应与婴幼儿建立良好互动,微笑着与其说话,使其放松心情。当婴幼儿有沟通的意愿表现时,要给予积极地回应。对于婴幼儿进餐中的良好表现多鼓励、多赞美。对婴幼儿表现出的不正确的做法,家人可以做示范给予纠正,不要批评训斥,帮助婴幼儿建立愉快的进餐体验。

(二) 善于激发婴幼儿食欲

1. 注重食物形、色、香、味与花样变换

"高颜值"的饭菜能激起婴幼儿进食的"条件反射"。可以从食物的造型、烹调方法、花样变换等几方面来入手,提高食物"颜值",激发婴幼儿的食欲。将面食做成各种小动物、各色花朵的形状;将食物的颜色进行合理搭配;呈现的食物无论闻起来,还是吃起来都让婴幼儿感受到美。食物的好品相无疑会增加婴幼儿对食物的好奇与兴趣。此外,除了做到色香味俱全,还要避免食物种类单一,要定期更换,不断变换花样,做到食物多元化。

2. 提供漂亮的餐具

颜色鲜艳、形态各异、充满童趣的碗和勺子深受婴幼儿喜爱,可增加他们用餐的兴趣,也有利于培养婴幼儿独立进餐的习惯。婴幼儿餐具最好定期更换(哪怕原餐具尚且完好无损)。一方面可以让婴幼儿因新餐具而增加食欲,另一方面可以避免餐具老化而释放对人体有害的物质,影响婴幼儿身体健康。

3. 控制零食摄入量,把握零食摄入时间

零食是婴幼儿膳食的有益补充,吃什么固然很重要,但什么时候吃,吃多少同样重要,把握不好,会影响婴幼儿对正餐的兴趣。婴幼儿零食应该安排在两次正餐之间,临近正餐前不

宜进食,量宜少不宜多,否则会影响正餐的进食量。

4. 增加运动量

通过增加婴幼儿运动量,能使肌肉得到充分锻炼,增加能量消耗,进而增进食欲。八个月之前的婴儿可以通过抚触、抬头、翻身、被动体操等提高运动量。八个月之后的婴幼儿可以通过多爬、多走来增加运动量。随着年龄的增长,动作的发展,婴幼儿的活动能力大大增强,可以选择更多婴幼儿喜欢的运动(攀爬、滑梯、跑跳、骑小自行车等)或游戏项目(钻山洞、过独木桥、各种球类等)。户外活动的增加,不仅能让婴幼儿实现体能、智能的锻炼,还可以享受阳光的沐浴,促进皮下 7-脱氢胆固醇更好地转化成维生素 D,促进钙的吸收,同时还可以减少幼儿近视的发生。

5. 注重情绪感染

婴幼儿情绪易受感染。成人应以自身对食物的兴趣感染婴幼儿,用充满感情色彩的语言、表情、动作介绍食物,激发其食欲。

6. 提供给婴幼儿参与进食的机会

主动参与,可以大大提高婴幼儿的进食兴趣。不同阶段的婴幼儿可以有不同的参与方式。

(1) 拿一拿,摸一摸

添加辅食之初,当婴幼儿对勺子等餐具或食物感兴趣时可以允许其拿一拿、摸一摸、捏一捏、扔出去甚至敲一敲。这是婴幼儿的一种探索行为,是重要的学习过程。

(2) 鼓励自主进食

自主进食可以提高婴幼儿的进食兴趣。7月龄左右的婴儿就可以自己抓着食物吃,可为婴儿准备合适的手指食物。1岁以后幼儿可以学着用小勺进食,虽然大多洒落,但可以大大增强其对食物和进食的注意与兴趣,并促进其逐步学会独立进餐。幼儿学习独立进餐之初,可以准备两把小勺,幼儿一把,学着自己喂食,成人一把,帮着喂食。2岁以后幼儿基本能用小勺自主进食并较少洒落。

(3) 参与食物选择与制作

幼儿2—3岁以后,在保证安全的情况下,应鼓励其参与食物的选择和制作,增加对食物的认知,对食物产生心理认同和喜爱,从而学会尊重和爱惜食物。家长可经常带幼儿去市场选购食物,辨识应季蔬果,尝试自主选购蔬菜。让婴幼儿参观家庭(或托幼机构)膳食的制备过程,参与一些力所能及的加工活动,如择菜、淘米,体会参与的乐趣,获得成就感。

(4) 参与协助分餐、摆放餐具

幼儿2—3岁后,成人要鼓励其参与到分发餐具等餐前准备工作中,这不仅有利于提高幼儿进餐兴趣,还有利于培养他们的责任感。

(三) 成人以身作则

成人良好的饮食行为对婴幼儿具有重要影响,成人应以身作则、言传身教,并与婴幼儿一起进食,起到良好的榜样作用,帮助婴幼儿从小养成不挑食、不偏食的良好习惯。婴幼儿会模仿成人进食态度和行为,一定要保持自身良好的进餐行为和习惯,如细嚼慢咽;不边吃边喝;经常喝奶,饮用白开水,并提醒婴幼儿定时饮用白开水;不喝含糖饮料,并告知多喝含糖饮料对健康的危害;家中不购买各类饮料,避免将含糖饮料作为零食提供给婴幼儿;养成婴幼儿不挑食、不偏食、餐前洗手、餐后漱口、餐后擦嘴的卫生文明行为与习惯。

(四) 加强进餐过程中的看护,仔细观察,及时给予帮助

婴幼儿进餐过程中,尤其是2岁以后能独立进餐的幼儿,成人往往不会观察得那么仔细了。在托幼机构中,由于师幼比悬殊,教师顾不上仔细观察每一位幼儿,以上这些都应该最大限度地克服与避免。成人应认真观察每一位婴幼儿的进餐行为,发现问题及时处理。如有的婴幼儿把不爱吃的食物偷偷放到口袋里,对此要给予耐心引导,必要时可以亲自品尝,并表现出很好吃的样子,鼓励婴幼儿也大胆尝试一下。有的婴幼儿把掉到地上的食物捡起来,直接放进嘴里,需要引导婴幼儿懂得爱惜粮食固然很重要,但掉到地上的食物不能直接放进嘴里,小馒头可以把皮剥去再吃,饭粒、碎菜等就只能扔掉或喂给鸡、鸭等小动物了。所以进餐时要小心,尽量不洒落食物。

总之,良好习惯的养成,离不开科学喂养,离不开成人的细心、耐心、爱心与积极的榜样作用。

第四节 婴幼儿四季食谱推荐

一、春季食谱推荐

(一) 菜肴

1. 海鲜溜蛋饼(图 5-4-1)

【材料】 鸡蛋70克,虾仁25克,海参25克,墨鱼25克,盐1.5克,精制油10克,鲜汤、水淀粉适量,料酒、麻油少许。

【做法】 虾仁、海参、墨鱼切成小丁,放开水锅,焯水后沥干。鸡蛋加少许盐,调味打匀,

入盘蒸成小鸡蛋饼。锅中放入鲜汤烧开,放入虾仁等原料,加盐、料酒调味,水淀粉勾薄芡,滴上少许麻油,淋在蛋饼上即可。

【营养特点】 海参含有硫酸软骨素,有助于人体生长发育,虾营养丰富,蛋白质含量是鱼、蛋、奶的几倍到几十倍。适合2岁以上幼儿食用。

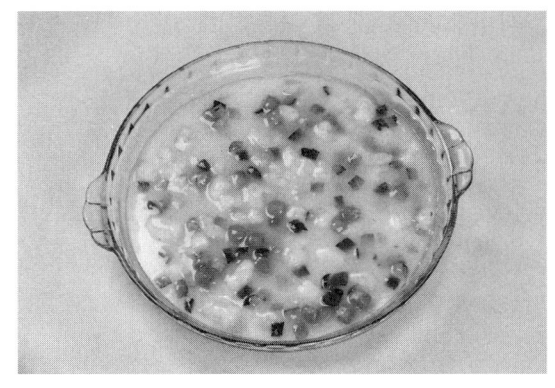

图5-4-1 海鲜溜蛋饼

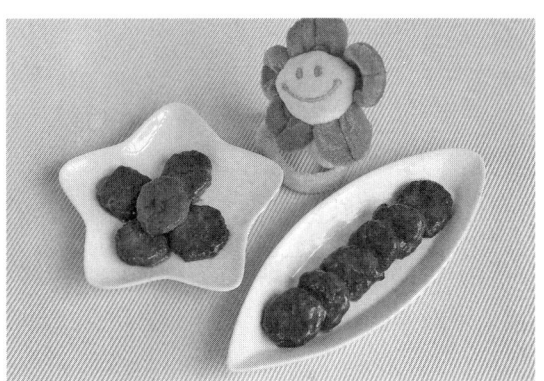

图5-4-2 沙司圆圆牛肉饼

2. 沙司圆圆牛肉饼(图5-4-2)

【材料】 牛肉75克,鸡蛋25克,洋葱、油各5克,番茄酱5克,酱油5克,糖5克,盐0.5克,淀粉、鲜汤适量。

【做法】 牛肉与洋葱一起绞碎,加鸡蛋、盐、糖、酱油、干淀粉,搅拌成牛肉馅,做成一个个一元硬币大小的圆饼(做成丸子后压扁),入烤箱180℃烤10分钟。小火温油将洋葱和番茄酱在锅里炒红、炒香,加适量鲜汤,盐和糖调味后加入牛肉饼,翻炒均匀,汤汁烧开后,用水淀粉勾芡即可。

【营养特点】 牛肉蛋白质含量高,洋葱杀菌起香,健体强身。这道菜酸酸甜甜,颜色鲜艳,适合2岁以上幼儿食用。

3. 红泥鸡柳(图5-4-3)

【材料】 鸡胸肉75克,胡萝卜50克,鸡蛋1个,油5克,盐0.5克,干淀粉适量,鲜汤和葱姜汁适量,水淀粉适量。

【做法】 胡萝卜去皮煮熟,粉碎成泥状备用。鸡胸肉绞碎,加鸡蛋、盐、葱姜汁、淀粉搅拌成胶状,放入盛器中入烤箱烤熟或上笼蒸熟成鸡肉糕后,切成小条。锅内放适量鲜汤,加少许油,倒入胡萝卜泥,炒开后倒入

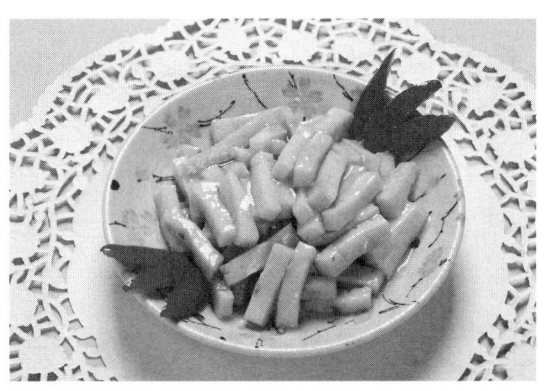

图5-4-3 红泥鸡柳

鸡肉条,加适量盐调味,用水淀粉勾芡,即可。

【营养特点】 鸡肉中含有大量优质蛋白质,能健脾胃,胡萝卜中丰富的维生素 A 对幼儿视力发育有很好的辅助作用,并易消化,与鸡肉一同组成营养高、易吸收、健脾胃的菜肴。这道菜颜色鲜艳、口感嫩滑,可根据幼儿咀嚼能力不同切成各种形状。适合 2 岁以上幼儿食用。

【制作小窍门】 煮胡萝卜时火不宜太大,用小火慢煮,颜色更鲜艳。

4. 红乳烩鳝丁(图 5-4-4)

【材料】 鳝丝 60 克,香菇 20 克,精制油 10 克,盐 0.5 克,麻油 2 克,胡椒粉、乳腐汁、糖、鲜汤、蒜泥、酒适量。

【做法】 将鳝丝洗净后切丁,沥干水分,香菇切丁。油锅烧热倒入蒜泥煸炒出香味,倒入鳝丁、香菇丁煸炒,加鲜汤、酒、盐、乳腐汁、糖烧开后,用水淀粉勾芡,然后加点胡椒粉,出锅前淋麻油,装盘即可。

【营养特点】 鳝丝蛋白质含量高,钙、锌、铁等矿物质和维生素 B 尤为丰富,香菇为菌类,能有效增强免疫力。适合 2 岁以上幼儿食用。

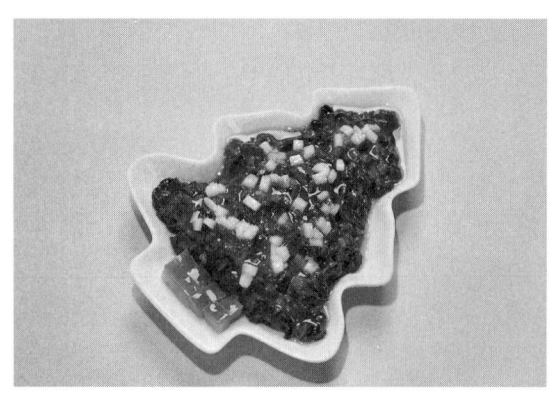

图 5-4-4 红乳烩鳝丁

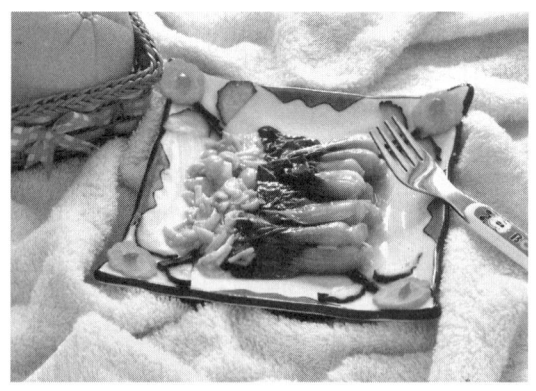

图 5-4-5 金针菇炒小青菜

5. 金针菇炒小青菜(图 5-4-5)

【材料】 金针菇 20 克,小青菜 100 克,油 5 克,盐 0.5 克。

【做法】 将金针菇、小青菜分别洗净、改刀。在炒锅中加入油烧热后,放入金针菇、小青菜煸炒,熟时加盐拌匀即成。

【营养特点】 金针菇为益智菌菇,青菜含丰富的维生素 A、维生素 C,能促进大脑发育,两者组合成菌菜合烹的益智佳品。

(二) 点心

1. 小葱花色卷(图 5-4-6)

【材料】 面粉 250 克,白糖 25 克,泡打粉 2.5 克,干酵母 2.5 克,食用油 15 克,盐适量,葱花适量。

【做法】 面粉中加入2.5克干酵母、2.5克泡打粉、食用油及25克白糖,用温水搅拌均匀,做成软硬适中的发酵面团,放置片刻。将面团搓成长条,擀成片状,均匀地涂上食用油,均匀地撒上盐和葱花,然后从一端均匀卷起后,将长条搓成粗细均匀状。切成段,拉伸折叠成花卷状,上笼用大火沸水蒸约20分钟即可。

【营养特点】 面团香甜,葱花清香,色泽分明,咸甜适口,组合成热量丰富的开胃点心。适合1岁半以上幼儿食用。

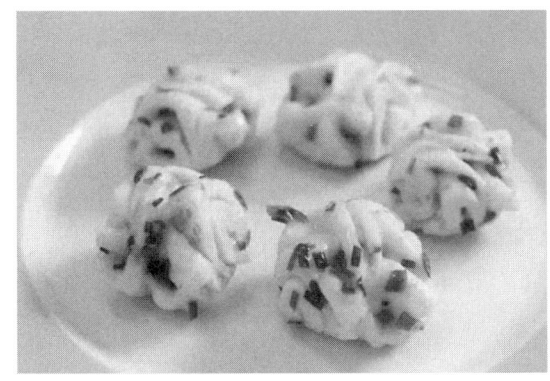

图5-4-6 小葱花色卷

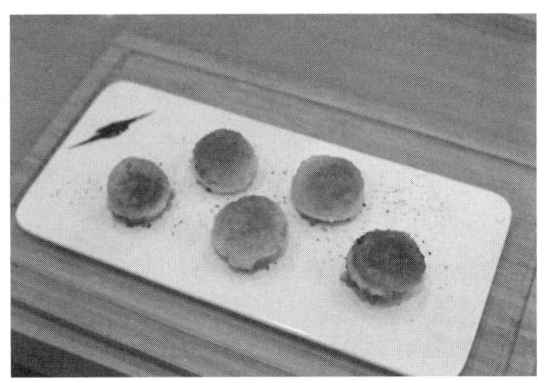

图5-4-7 白萝卜鲜肉馅饼

2. 白萝卜鲜肉馅饼(图5-4-7)

【材料】 白萝卜200克,猪夹心肉100克,面粉250克,食用油5克,酵母5克,酱油(生抽)、盐、料酒、葱花适量。

【做法】 将白萝卜削皮,切丝,用少许盐将萝卜丝腌制5分钟,等出水后把水分挤干备用。猪夹心肉用绞肉机搅成肉糜,加入盐、料酒、葱花、白萝卜丝,一起打匀制成白萝卜猪肉馅。面粉加入酵母粉,再放适量温水,和成软硬适中的面团,将面团搓成剂子,擀开,用包包子的手法包入肉馅成小包,反过来压扁。平底锅入油加热,将花纹朝下的小包入锅,煎制两面上色,待煎包两面上色后加入小于包子高度一半的水,加盖转中火烧6分钟,开盖后用大火将水收干,底煎脆,装盘即可。

【营养特点】 猪肉含有蛋白质、脂肪和维生素B_1、维生素B_2、钙、磷、铁。白萝卜含维生素C和胡萝卜素。这道菜热量丰富,营养全面,强健脾胃。

【特别建议】 可将猪肉换成不同的肉类,春季可做"香菜鸡肉蘑菇煎包",夏季可做"白菜马蹄猪肉煎包",秋季可做"牛心菜香芋鸭肉煎包",冬季可做"萝卜丝羊肉煎包"。适合2岁半以上幼儿食用。

3. 枣香瓜仁糯米糕(图 5-4-8)

【材料】 糯米粉 150 克,澄面 25 克,红枣 50 克,瓜仁碎 10 克,食用油 10 克,细糖 50 克。

【做法】 红枣洗净、蒸酥烂,去核,粉碎成泥状备用。将糯米粉和澄面、细糖混合,加入红枣泥和食用油,加适量清水调成面糊状。将调好的面糊倒入平盘中抹平,撒上碎瓜仁。

【营养特点】 瓜仁含不饱和脂肪酸。这道菜枣香味甘,热量丰富,香米糯软。适合 2 岁以上幼儿食用。

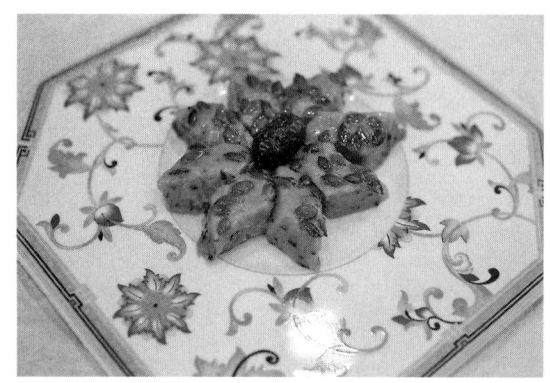

图 5-4-8 枣香瓜仁糯米糕

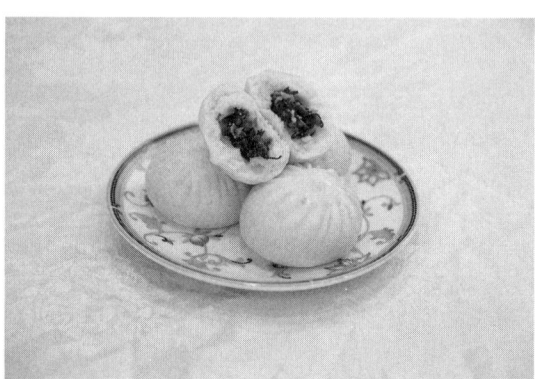

图 5-4-9 菌菇小菜包

4. 菌菇小菜包(图 5-4-9)

【材料】 面粉 150 克,青菜 250 克,干香菇 10 克,白糖 40 克,干酵粉 3 克,泡打粉 2 克,精制油、盐适量。

【做法】 将青菜洗净,开水烫熟后冷水冲凉,剁碎后挤干水分备用;干香菇泡发后切末,用油煸炒后冷却备用。将挤干的青菜和香菇混合,按每 50 克干料,1 克盐,4 克糖,10 克油的比例制成香菇青菜馅。面粉加入 3 克干酵粉、2 克泡打粉、20 克白糖,用温水搅拌均匀和成软硬适中的发酵面团,放置片刻后,搓条制成剂子,擀成皮,包入馅,制成荸荠形状的包子。将包好的包子放入蒸笼,待醒发后,大火沸水蒸约 12 分钟即可。

【营养特点】 青菜含丰富胡萝卜素、维生素 C,香菇有增强免疫力的作用,组合成热量充足,健康特色的鲜香包子。适合 2 岁以上幼儿食用。

【制作小窍门】 制作发酵面团时,可根据环境温度适当调整和面的水温,但一般不宜超过 30 摄氏度,以免影响发酵效果。环境温度较低时,可以适量增加干酵母、泡打粉和糖的比例。

5. 椰香甜酥饼(图 5-4-10)

【材料】 面粉 250 克,黄油 125 克,细糖 75 克,鸡蛋 75 克。

【器具】 搅拌器、不锈钢容器、面铲、网筛、擀面杖、动物模具、烤盘、烤箱。

【做法】 将黄油自然解冻、软化后放入容器中,加入细糖,用搅拌器打松。逐步加入鸡蛋,将油蛋混合液打泡成油糊。加入过筛的面粉,用面铲将面粉和油糊轻轻翻拌均匀,成混酥面团。用擀面杖将面团擀压成3毫米左右的面皮,撒上椰丝,切成长条状。烤箱180℃,放入放置面胚的烤盘,烘烤8—10分钟,待颜色至淡金黄色即可。

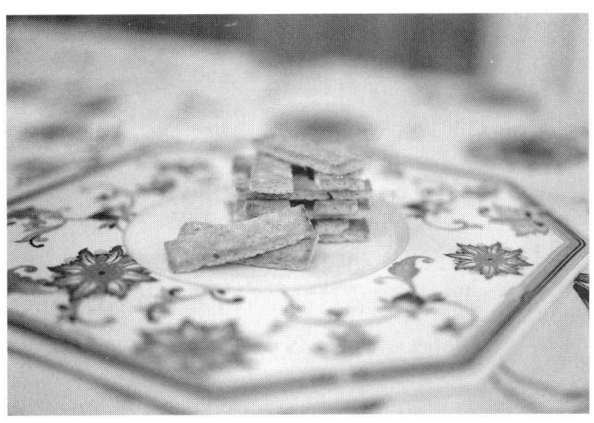

图 5-4-10 椰香甜酥饼

【营养特点】 奶香浓郁,富含热量,十分适宜偏瘦幼儿作为点心食用,有补充能量的作用。

(三) 汤饮(供10名幼儿饮用的标准)

1. 冰糖荸荠提干胡萝卜汤

【材料】 荸荠150克,提子干30克,胡萝卜50克,冰糖40克。

【做法】 将荸荠连皮洗净拍碎块,胡萝卜洗净连皮切小块待用。在沸水锅里加入碎荸荠、小胡萝卜块、提子干一起中小火煮到汤汁浓郁,加冰糖即可。

【营养特点】 荸荠清热生津润喉,有抗病毒的作用,胡萝卜有抗炎、抗过敏、健脾消食之效,提子干强筋补血,组合成增强幼儿抗病能力的春季营养保健汤水。适合1岁以上幼儿饮用。

2. 冰糖白菊枸杞芦根茶(图 5-4-11)

【材料】 白菊花50克,鲜芦根200克,枸杞子50克,冰糖50克。

【做法】 将芦根洗净,切断拍碎,白菊花用纱布包好备用。在沸水锅中加入芦根、枸杞子和白菊花,一并煮至汤香汁浓,加入适量冰糖,溶化便可。

【营养特点】 清香可口,甜润适中。菊花明目解毒,枸杞子平肝明目,芦根清热润喉、祛痰生

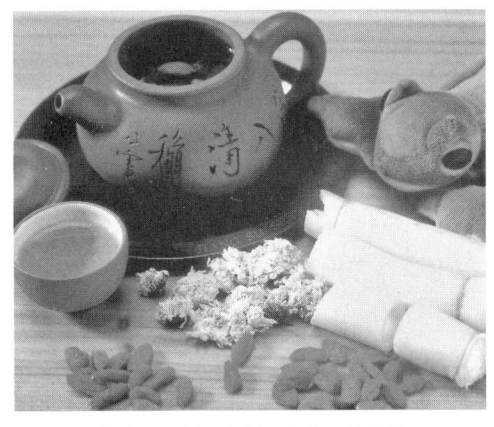

图 5-4-11 冰糖白菊枸杞芦根茶

津,组合成婴幼儿春季理想的保健营养茶水。适合1岁以上幼儿饮用。

3. 冰糖蒜头葱香水(图5-4-12)

【材料】 小葱80克,大蒜头30克,冰糖50克。

【做法】 洗净小葱、蒜头,用刀板拍碎。放入开水锅中火煮约20分钟,加入冰糖至溶化即可。

【保健特点】 葱蒜味浓,略带甜味。小葱有杀菌、助消化之效。大蒜头有抑菌、抗病毒功效,冰糖润喉暖胃,组合成疏散风寒,抑杀病菌的特色营养保健水。适合1岁半以上幼儿饮用。

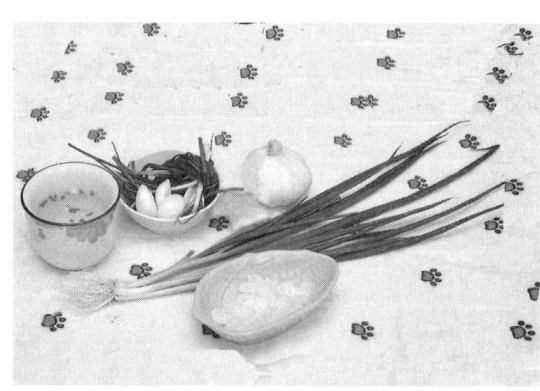

图5-4-12 冰糖蒜头葱香水

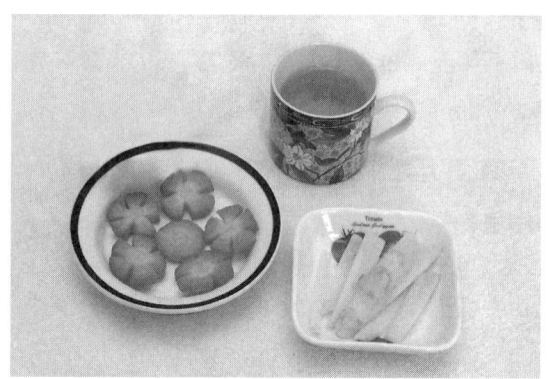

图5-4-13 冰糖嫩姜胡萝卜水

4. 冰糖嫩姜胡萝卜水(图5-4-13)

【材料】 胡萝卜100克,嫩生姜50克,冰糖50克。

【做法】 洗净胡萝卜,嫩生姜去皮、切片,放入开水锅中煮约15分钟后取出,加入冰糖溶化即可。

【营养特点】 胡萝卜味浓,略带甜辣,胡萝卜民间称为"小人参",有除寒湿、健脾胃、助消化的作用。嫩生姜有祛风散寒、发汗解毒的功用,冰糖温和暖胃,组合成早春幼儿的营养保健佳饮。适合1岁以上幼儿饮用。

5. 冰糖荸荠红枣水

【材料】 去核红枣40克,荸荠100克,枸杞子6克,冰糖50克。

【做法】 荸荠洗净切块或切片,枸杞子和红枣洗净,一并放入开水锅中火煮约20分钟,取出荸荠和枸杞子后,加入冰糖溶化即可取汁,红枣可随餐就食。

【营养特点】 清香味浓,甜润适口。红枣补血抗过敏,枸杞子明目益肝肾,荸荠含有不耐热抗菌成分——荸荠英,对金黄色葡萄球菌、大肠杆菌及产气杆菌有抑制作用,组合成补血养肝、抗菌防病的营养保健水。适合1岁以上幼儿饮用。

二、夏季餐饮推荐

(一) 菜肴

1. 番茄黑木耳烩双色蛋片(图 5-4-14)

【材料】 鸡蛋 300 克,黑木耳 15 克,番茄 50 克,盐 2 克,精制油 10 克,高汤适量水淀粉适量、麻油适量。

【做法】 将鸡蛋分蛋清、蛋黄分别打入盛器,打散后加入少许水淀粉拌匀,分别放入涂油的盘中,上笼中小火蒸熟,冷却后取出,分别改刀成片。番茄洗净去籽改刀成片,黑木耳温水涨发去杂质,改刀为大小均等的片状。炒锅中加入油,放入番茄略炒片刻,加少许高汤,放入黑木耳、蛋白片、蛋黄片、盐烧滚后加入水淀粉勾芡,淋少许麻油,即成。

【营养特点】 鸡蛋营养丰富,补脑健体。蛋黄易消化,富含维生素和矿物质。蛋白中蛋白质充足,黑木耳铁质高,对心血管有滋养作用。番茄中的有机酸,利于铁质吸收,开胃消食。适合 1 岁半以上幼儿食用。

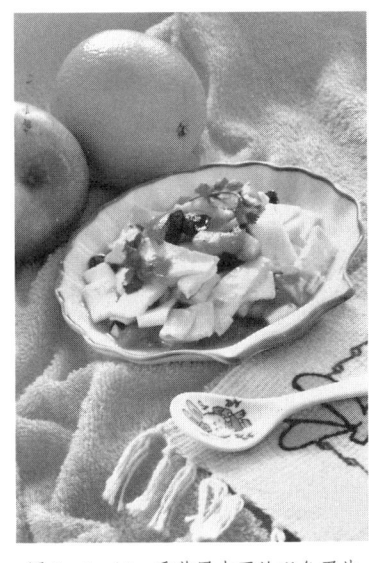

图 5-4-14 番茄黑木耳烩双色蛋片

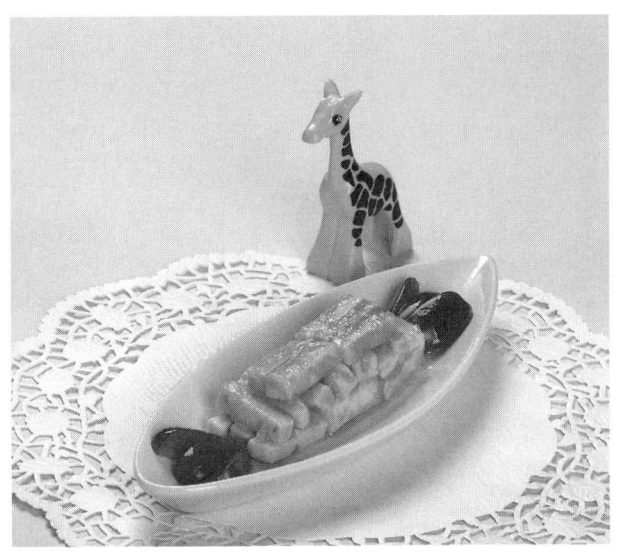

图 5-4-15 果味棒棒小鸡条

2. 果味棒棒小鸡条(图 5-4-15)

【材料】 鸡脯肉 300 克,鸡蛋 1 个,油 10 克,盐 1.5 克,酒、葱姜水、淀粉适量,果珍、吉士粉少许,高汤适量。

【做法】 鸡脯肉剁碎,加入盐、蛋清、葱姜水、生粉少许,拌匀上浆入锅,蒸熟切条待用。炒锅放入葱姜水,放入果珍、吉士粉,加高汤,用水淀粉勾芡即可。

【营养特点】 鸡肉高蛋白、低脂肪,并含有一定的钙、磷、铁,维生素 B_1、维生素 B_2 等,营养丰富,鲜香无比,能促进幼儿食欲。适合2岁以上幼儿食用。

3. 芦笋保健三丝(图5-4-16)

【材料】 芦笋100克,猪肉50克,绿豆芽150克,南瓜100克,青椒100克,精制油15克,葱、姜汁、黄酒、精盐各2克,蛋清、水淀粉少许。

【做法】 洗净芦笋,去皮切丝,南瓜削皮去籽,切成丝,绿豆芽去根洗净,青椒切丝,猪肉切丝后用少许盐、蛋清、淀粉拌匀上浆。锅中放入适量精制油,烧至三成热时,放入肉丝划散炒熟,放入其余各种原料丝,与肉丝划油后捞出沥净油。炒锅中留少许余油,放入少许葱、姜汁水加少许盐、黄酒烧开后,放入各种丝状原料翻炒几下,用水淀粉勾芡后即成。

【营养特点】 芦笋营养丰富,含有蛋白质、脂肪、糖类、钙、磷、铁、多种维生素等成分,有健脾祛湿的作用;猪瘦肉蛋白质含量丰富,富含维生素B_1、锌;青椒、绿豆芽维生素C充足;南瓜既是蔬菜又是粮食,富含胡萝卜素和淀粉,营养全面,亦有驱虫解毒之功效,为提高幼儿免疫力的夏令保健食品。适合2岁以上幼儿食用。

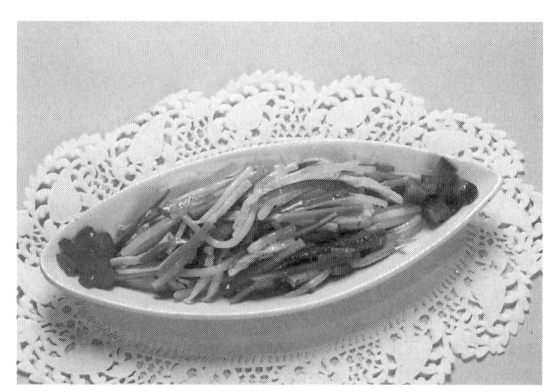
图5-4-16 芦笋保健三丝

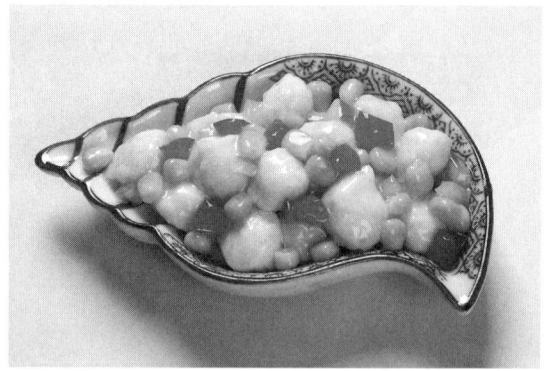
图5-4-17 三色健身鱼丸

4. 三色健身鱼丸(图5-4-17)

【材料】 净青鱼肉200克,鸡蛋1个,洋葱100克,番茄100克,玉米粒50克,精制油10克,葱姜水适量,盐2克,白糖1克,黄酒少许,水淀粉适量。

【做法】 净青鱼肉制成茸,加葱姜水、盐,拌上劲后加蛋清、少许水淀粉拌匀后,取一炒锅放入适量水,将茸制成大小相等的鱼丸,入水加热至九成熟,捞出备用。洋葱切成丁,番茄切成丁备用。炒锅烧热,放入洋葱煸出香味,放入番茄丁、玉米粒煸炒,加少许汤汁,放入鱼丸加盐、白糖、黄酒烧开后加入水淀粉勾芡,淋上熟油,盛入特制煲中,再置炉上,加热后煲至原料入味即可。

【营养特点】 洋葱具有杀菌、抵抗疾病之功效。适合2岁以上幼儿食用。

【特别建议】 若把玉米粒绞碎,更有利于幼儿消化吸收。

5. 三素炒卷心菜(图 5-4-18)

【材料】 鲜香菇 20 克,卷心菜 100 克,胡萝卜 20 克,山药 20 克,油 5 克,盐少许。

【做法】 将香菇、卷心菜、胡萝卜分别洗净改刀成片。油锅烧热,先炒香菇,再放入卷心菜、胡萝卜、山药炒熟后,加入盐调味,翻炒均匀即可。

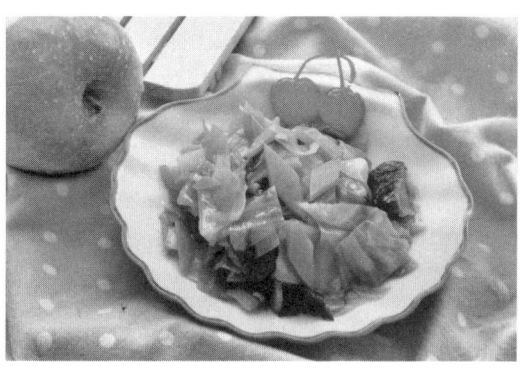

图 5-4-18 三素炒卷心菜

(二) 点心

1. 四喜蒸饺(图 5-4-19)

【材料】 富强面粉 250 克,猪夹心肉 150 克,净虾仁 100 克,胡萝卜 50 克,芹菜 50 克,鸡蛋 1 个,黑木耳 50 克,盐、黄酒、糖、葱姜汁、麻油、生抽各少许。

【做法】 盆中放面粉,倒入开水搅拌,揉成面团后盖上盖子醒 15 分钟左右。将虾仁洗

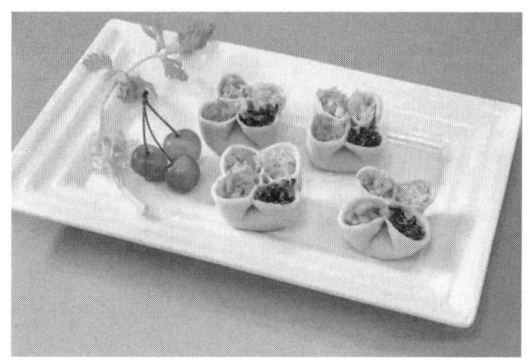

图 5-4-19 四喜蒸饺

净备用,猪肉剁成茸,在肉中加葱姜汁、盐、酱油、糖、黄酒、一起拌和上劲,然后拌入虾仁,即成饺馅。鸡蛋打散后摊成蛋皮,黑木耳用水泡软,将胡萝卜、黑木耳、芹菜、蛋皮分别切成末。将醒发好的面团取出分成若干份,取其中一份擀圆,包入肉馅,将两边的中间捏好,再将另两边的中间捏好,将露出来的口撑大,四边都要撑大,露出里面的肉馅。捏好后,装入四种不同颜色的馅料,底部放胡萝卜片,上锅蒸 10 分钟左右即可。

【营养特点】 猪肉、虾仁、鸡蛋均含丰富的蛋白质和矿物质,胡萝卜利眼润肤,芹菜通便利尿,黑木耳补血润肠。适合 2 岁以上幼儿食用。

2. 水果纸杯蛋糕(图 5-4-20)

【材料】 鸡蛋 120 克,面粉 50 克,水果或干果碎适量,白砂糖 30 克,食用油 25 克。

【做法】 鸡蛋打入盛器中,加入白砂糖,打发起泡,放入食用油。筛入面粉,用蛋糕刮刀轻轻翻拌均匀,倒入纸杯中,撒上果粒。烤箱 170—180℃,烘烤 15 分钟左右即可。

【营养特点】 鸡蛋蛋白质丰富,富含维生

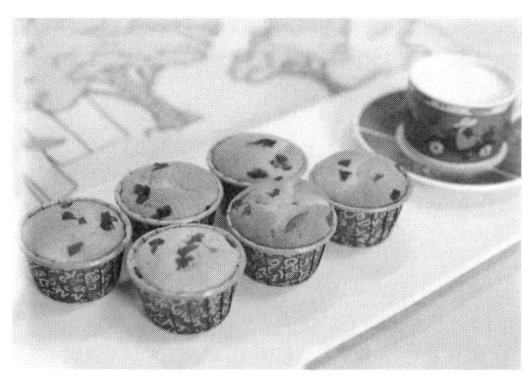

图 5-4-20 水果纸杯蛋糕

素 A、维生素 D、维生素 B_2、卵磷脂,健脑益智。适合 2 岁以上幼儿食用。

3. 椰汁小米糕(图 5-4-21)

【材料】 小米粉 150 克,鸡蛋 4 个,细砂糖 50 克,椰浆 100 克,食用油 15 克。

【做法】 将小米粉、椰浆、20 克细砂糖、食用油和蛋黄混合,搅拌成均匀的糊状;在蛋清中加入剩下的 30 克细砂糖,用电动打蛋器打发至蛋清发白、发泡(能竖筷子为标准);将小米糊和蛋清泡混合,搅拌均匀,倒入蒸盘中,上笼蒸 25 分钟左右(准确时间要看厚度,面浆越厚,时间越长)。

【营养特点】 小米强健脾胃,鸡蛋强身健体,组合成热量丰富的健康点心。适合 1 岁半以上幼儿食用。

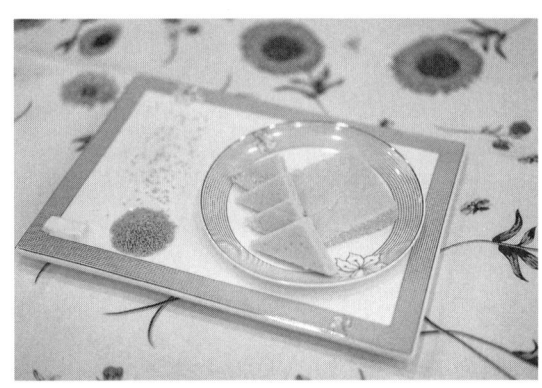

图 5-4-21 椰汁小米糕

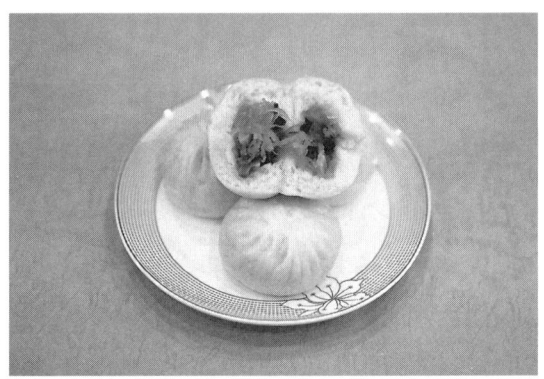

图 5-4-22 金瓜香菇胡萝卜三鲜素包

4. 金瓜香菇胡萝卜三鲜素包(图 5-4-22)

【材料】 崇明金瓜 150 克,干香菇 3 个,胡萝卜 25 克,面粉 100 克,细砂糖 26 克,酵母 2 克,泡打粉 2 克,盐、芝麻油少许。

【做法】 崇明金瓜上笼蒸 20 分钟,刮出金瓜丝;干香菇泡发后切丝;胡萝卜切丝后用少许盐捏一下,等软化后挤干水分。将金瓜丝、香菇丝、胡萝卜丝加盐、少许糖、芝麻油拌和成三鲜素馅。面粉加入 2 克酵母、2 克泡打粉、芝麻油及 20 克细砂糖,用温水拌和成软硬适中的发酵面团,放置片刻后,搓条制成剂子,擀成皮,包入馅心,制成荸荠形状的包子。将包好的包子放入蒸笼,待醒发后,用大火沸水蒸约 12 分钟即可。

【营养特点】 金瓜清热消暑,胡萝卜含丰富胡萝卜素,对幼儿眼睛和皮肤有滋养作用,香菇对提高幼儿免疫力有促进作用。适合 1 岁半以上幼儿食用。

(三) 汤饮

1. 冰糖冬瓜荷叶山楂饮

【材料】 冬瓜 300 克,山楂干 20 克,干荷叶 10 克,冰糖 40 克。

【做法】 冬瓜洗净带皮与籽切成片,山楂干用纱布袋扎紧,荷叶撕成片。在开水锅中放入冬瓜片、山楂袋、荷叶片一并煮至浓汁,放入冰糖即可。

【营养特点】 浓汁清香,酸甜润口。荷叶清热,冬瓜消暑,山楂消食开胃。适合1岁以上幼儿饮用。

2. 西瓜皮绿豆金银花水(图 5-4-23)

【材料】 西瓜皮 200 克,绿豆 100 克,金银花 10 克,冰糖 40 克。

【做法】 西瓜皮洗净切成片,绿豆用冷水浸泡,金银花用纱布袋扎紧。在开水锅中放入西瓜皮、绿豆、金银花袋一并煮至汁浓豆烂,取出西瓜皮和金银花袋。放入冰糖即可。

【营养特点】 清香甜美,浓汁润口。绿豆、金银花清热解毒,西瓜皮消暑清咽。适合1岁以上幼儿饮用。

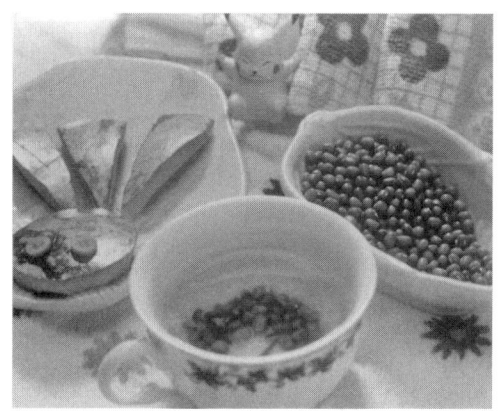

图 5-4-23 西瓜皮绿豆金银花水

3. 菊花丝瓜胡萝卜茶

【材料】 丝瓜 200 克,胡萝卜 100 克,菊花 25 克,冰糖 40 克。

【做法】 丝瓜、胡萝卜分别洗净连皮切片,菊花用凉水泡开。在开水锅中放入丝瓜片、胡萝卜片小火煮熟,加入菊花和水,烧开捞出所有原料,加入冰糖调味即可。

【营养特点】 菊瓜合香,口味清甜。丝瓜祛暑解毒、生津止渴,胡萝卜理气助消化,菊花清热明目,组成清热、止渴、明目的特效茶。适合1岁以上幼儿饮用。

4. 冰糖苦瓜甘蔗陈皮饮(图 5-4-24)

【材料】 苦瓜 100 克,甘蔗 100 克,陈皮 25 克,冰糖 40 克。

【做法】 苦瓜洗净弃籽去内筋,切成片,甘蔗洗净切段剖成四份,陈皮放入纱布袋扎紧。在开水锅中放入苦瓜片、甘蔗段、陈皮袋、一并煮至浓汁,放入冰糖即可。

【营养特点】 清香浓郁,甘甜略苦。苦瓜消暑醒脑,甘蔗清热、生津、润燥,陈皮消食开胃,组成具有清热醒脑、解渴开胃功效的保健营养汤水。适合1岁半以上幼儿饮用。

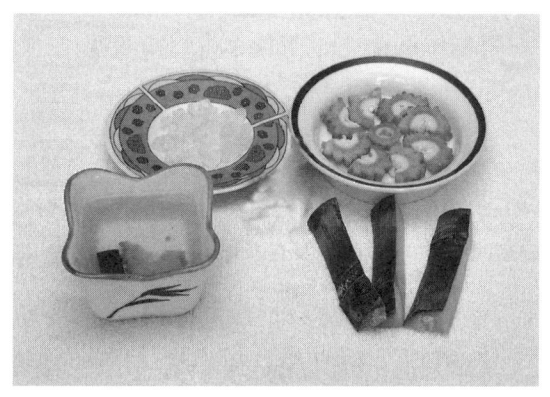

图 5-4-24 冰糖苦瓜甘蔗陈皮饮

5. 冰糖百合鲜藕汤

【材料】 鲜百合 200 克,鲜莲藕 100 克,冰糖 40 克。

【做法】 洗净鲜百合,掰成片,鲜莲藕洗净带皮切成片。在开水锅中放入百合片、莲藕片,一并煮至百合酥烂、莲藕酥软捞起,放入冰糖即可饮用。

【保健特点】 清香扑鼻,味甘微苦。百合消暑止渴、健脑强身、润肺止咳,莲藕健脾开胃、清热养血,组合成夏季健康营养汤水。适合 1 岁半以上幼儿饮用。

三、秋季餐饮推荐

(一) 菜肴

1. 五味润燥鸭丁(图 5-4-25)

【材料】 鸭胸肉 100 克,芋头 50 克,茭白 20 克,莴笋 10 克,南瓜 10 克,鸡蛋 50 克,洋葱 10 克,精制油 5 克,酱油、糖、盐、淀粉各适量。

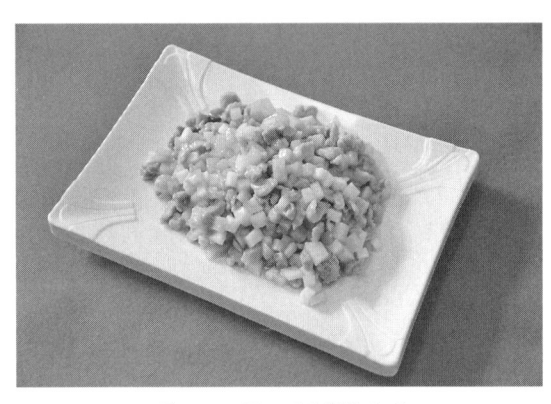

图 5-4-25 五味润燥鸭丁

【做法】 鸭肉与洋葱一起绞碎,加鸡蛋、盐、糖、酱油、干淀粉,搅拌成鸭肉馅,入烤箱 200℃烤成鸭肉糕,切成小粒(也可以鸭肉直接切丁,加鸡蛋、盐、糖、酱油、干淀粉搅拌备用)。芋头、莴笋、南瓜、茭白去皮,切成和鸭肉条大小相仿的形状,煮熟备用。炒锅中加适量鲜汤,烧开后放入鸭肉丁,炒熟后加各色蔬菜丁,汤汁烧开后再加少许盐,用水淀粉勾芡,淋上精制油即可。

【营养特点】 鸭肉蛋白质含量高,洋葱杀菌起香,健体强身。芋头含丰富的碳水化合物和食物纤维,有助于人体的消化。这道菜咸中带甜鲜,便于咀嚼。适合 2 岁以上幼儿食用。

【制作小窍门】 鸭肉尽量绞得细腻,制作出来的鸭肉糕口感会更嫩滑。

2. 蒜蓉四季豆(图 5-4-26)

【材料】 四季豆 70 克,干贝 2 克,蒜头 2 瓣,精制油 4 克,盐少许,黄酒、鲜汤适量。

【做法】 先将四季豆去头掐尾洗净,切成长约 1.5 厘米的段,焯水备用。干贝用黄酒浸软待用、蒜头剁成末备用。热锅加油煸炒蒜泥起香,加入干贝、四季豆、鲜汤焖浇 20 分钟至四季豆酥软,加盐调味,大火收汁起锅,装盘即可。

【营养特点】 干贝钙质丰富,四季豆植物蛋白含量高,矿物质含量丰富,钙、磷、铁含量高,并含一定量的胡萝卜素、核黄素,有增强幼儿新陈代谢功能的重要作用。适合 3 岁以上幼儿食用。

【制作小窍门】 四季豆焯水时,水中加少许盐和食用油,四季豆不易变色。

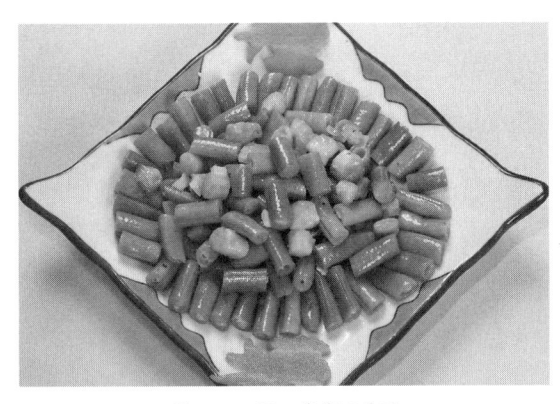

图5-4-26 蒜蓉四季豆

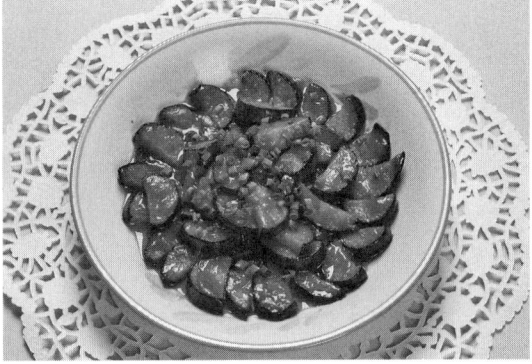

图5-4-27 小香茄

3. 小香茄(图5-4-27)

【材料】 茄子100克,肉糜10克,葱少许,精制油5克,盐、老抽酱油少许,糖5克,鲜汤适量,料酒适量。

【做法】 茄子切成半圆形的厚片,葱、姜、蒜切成末。锅中放油烧热,放入茄子过油至软捞出,锅中留少许油,煸香葱、姜、蒜,放入肉糜、酱油、料酒炒香后放适量鲜汤,放入糖、醋、盐调味,放入茄子煨一会,勾芡即可。

【营养特点】 茄子含丰富的维生素P,能增强人体细胞间的黏着力,有利于心血管保持正常的功能。此外,茄子还有防治坏血病及促进伤口愈合的功效。适合2岁以上幼儿食用。

4. 鸡汁蔬菜菌丝(图5-4-28)

【材料】 黄芽菜100克,胡萝卜10克,水发香菇5克,百叶10克,盐0.5克,鸡汤适量。

【做法】 黄芽菜取菜梗切丝,其余原料均切丝。炒锅中加入鸡汤,放入各种原料,烧开后加盐,大火收浓汤汁,即可装盘。

【营养特点】 黄芽菜为百菜之王,含有丰富的锌、钙、维生素C、维生素B_2,胡萝卜有增强幼儿免疫力的作用,香菇为菌类,富含蛋白质、钙、铁、磷和维生素,组合成增强幼儿体质,促进幼儿壮骨增高的菜肴。适合1岁半以上幼儿食用。

【特别提醒】 菌菜合烹,味美益智,增强体质,是幼儿膳食中的完美组合。

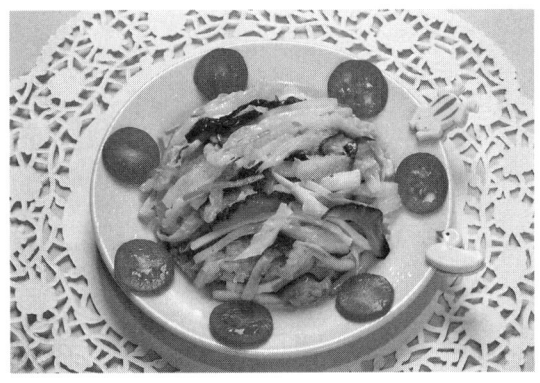

图5-4-28 鸡汁蔬菜菌丝

5. 西兰腰花(图 5-4-29)

【材料】 猪腰 100 克,西蓝花 100 克,食用油、盐、酱油、糖、淀粉、葱花、蒜片各适量。

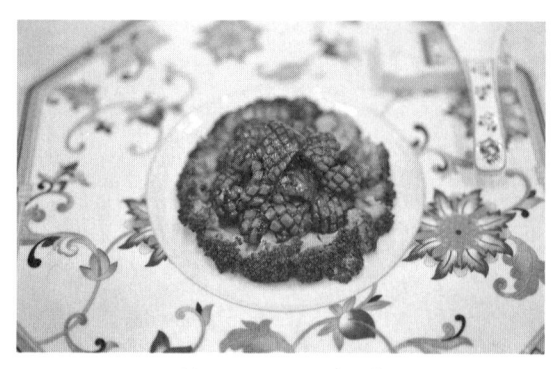

图 5-4-29 西兰腰花

【做法】 猪腰去黏膜去骚筋,改刀成腰花,焯水后冲净备用。西蓝花剪成小朵,入开水锅焯水(水锅中放少许油和盐)至熟,取出后在盘中围成一圈。锅中放少许食用油,放入蒜片,小火煸香后取出蒜片,加入酱油、糖炒匀,倒入腰花,淋入料酒,翻炒均匀,收汁后用少许水淀粉勾芡,撒上葱花拌和均匀,装在西蓝花中间,即成。

【营养特点】 西蓝花含丰富胡萝卜素,猪腰为内脏、蛋白质、维生素 B_1、锌含量充足,组合成强健幼儿体魄的美味膳食。适合 2 岁以上幼儿食用。

(二) 点心

1. 玫瑰豆沙迷你包(图 5-4-30)

【材料】 面粉 100 克,玫瑰豆沙 50 克,食用油 5 克,细砂糖 20 克,泡打粉 2 克,酵母 2 克。

【做法】 将玫瑰豆沙搓成弹珠大小的豆沙馅心。面粉中加入酵母、泡打粉、食用油及细砂糖,用温水搅拌成软硬适中的发酵面团,放置片刻后,搓条制成剂子,擀成皮,包入馅心,制成小圆包。将做好的小圆包放入笼屉中醒发至松软,大火蒸 12 分钟即可。

【营养特点】 红豆沙健脾利尿,通畅肠道,组合成热能丰富的特色点心。适合 1 岁以上幼儿食用。

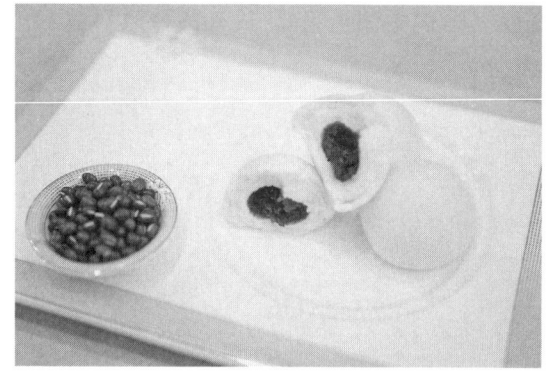

图 5-4-30 玫瑰豆沙迷你包

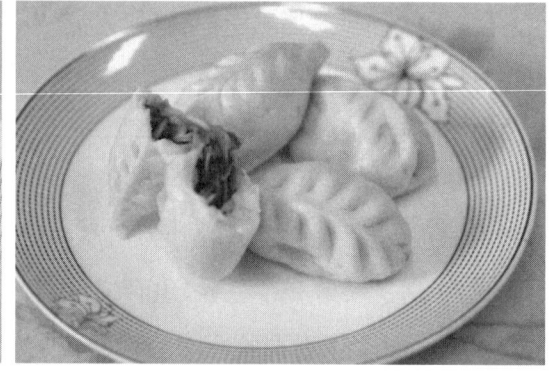

图 5-4-31 牛心菜虾皮小包

2. 牛心菜虾皮小包(图 5-4-31)

【材料】 牛心菜 100 克,虾皮 5 克,面粉 100 克,食用油 5 克,细砂糖 10 克,泡打粉 2 克,干酵母2克,芝麻油、盐少许。

【做法】 牛心菜焯水后切末挤干,虾皮用料酒浸泡后挤干切碎,将两者混合均匀,加少许盐、芝麻油拌和成馅。面粉中加入干酵母、泡打粉、食用油及细砂糖,用温水搅拌成软硬适中的发酵面团,放置片刻后,搓条制成剂子,擀成皮,包入馅心,制成秋叶形状的包子。将做好的秋叶包放入笼屉中醒发至松软,大火蒸12分钟即可。

【营养特点】 虾皮蛋白质、钙质丰富,牛心菜含有丰富的维生素C和矿物质,有健胃补脑,促进骨骼形成和发育,有助血液循环的作用。适合2岁以上幼儿食用。

3. 牛油果香米糕(图5-4-32)

【材料】 面粉60克,牛奶60克,蛋清10克,牛油果1个,细砂糖30克,黄油10克。

【做法】 将面粉放入容器,加入细沙糖、蛋清、牛奶搅拌均匀。加入融化的黄油搅拌均匀(黄油可以用微波炉加热10秒)。将面糊倒入蛋糕托中(最好是硬质蛋糕托),7分满即可,撒上切碎的牛油果粒,锅内水烧开后蒸10分钟即可。

【营养特点】 牛油果营养丰富,有滋润肠胃的作用,牛奶蛋白质、脂肪、钙质、维生素B_2等充足,组合成果香独特、奶香甜润的点心。适合2岁以上幼儿食用。

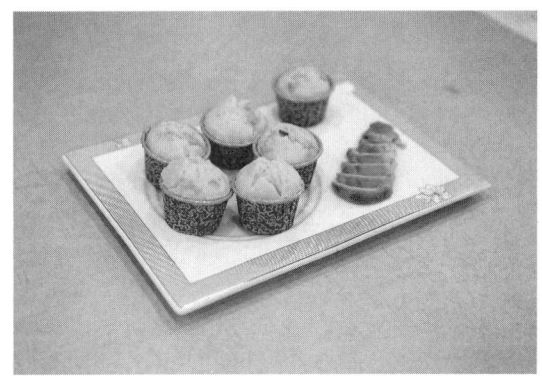

图5-4-32 牛油果香米糕

(三) 汤饮

1. 海参花生茸香粥(图5-4-33)

【材料】 粳米50克,水发海参20克,汤骨100克,花生10克,盐1.5克,黄酒、鲜汤、葱、姜各适量。

【做法】 粳米漂洗浸泡,海参去肠洗净切成小粒,花生烧酥打碎,汤骨洗净备用。将汤骨、葱段、姜块、黄酒和水放进锅中,烧开后撇去浮沫,用小火熬成鲜汤。捞出汤骨、葱段、

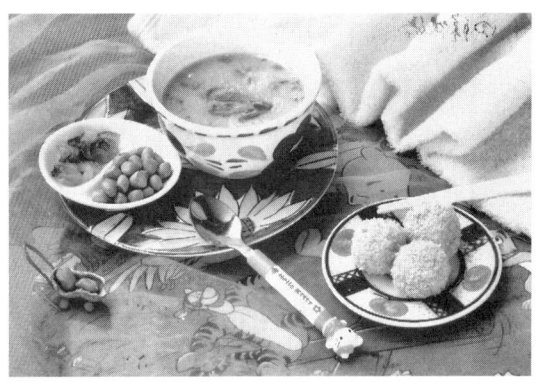

图5-4-33 海参花生茸香粥

姜块,加入粳米,煮滚后用小火熬至米开花,放入海参粒、碎花生熬成粥后,加入盐、葱末即可。

【营养特点】 海参中钙、铁、蛋白质丰富,花生含有丰富的不饱和脂肪酸、蛋白质、维生素E、维生素B_1、维生素K、铁及钙。咸鲜适口,香糯润滑,营养丰富,热量充足。适合1岁半

以上幼儿食用。

2. 银耳莲心大枣羹(图 5-4-34)

【材料】 银耳 25 克,莲子 2 颗,红枣 2 颗,冰糖少许。

【做法】 莲子洗好后,用清水浸泡至涨发,备用。银耳用温水浸泡 20 分钟,漂洗去除杂质,和莲子、红枣一起蒸至酥烂。将蒸好的原料用粉碎机粉碎一下(可根据食用幼儿的年龄,年龄小的粉碎得细腻一些,年龄大的粉碎得粗一些)。锅中盛适量清水,烧开后倒入粉碎的原料,放入冰糖烧开后,煮至汤汁浓稠即可。

【营养特点】 银耳滋阴润肺,莲心养心健脾,大枣补肝养血,组合成营养食补的甜粥。适合 2 岁以上幼儿食用。

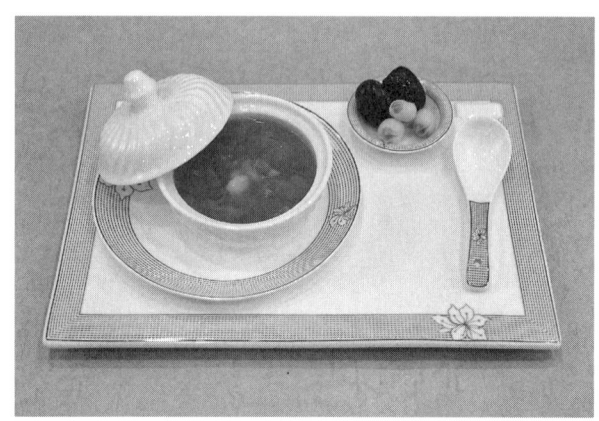

图 5-4-34 银耳莲心大枣羹

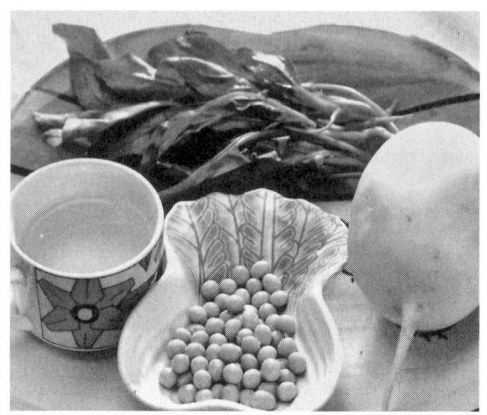

图 5-4-35 菠菜黄豆白萝卜水

3. 菠菜黄豆白萝卜水(图 5-4-35)

【材料】 白萝卜 250 克,菠菜 250 克,黄豆 100 克,少许盐。

【做法】 菠菜洗净,萝卜洗净切小块,黄豆浸泡涨发。在锅中加入水和涨发的黄豆,大火烧开,小火焖酥,再放入菠菜、萝卜煮酥烂,加入少许盐,最后倒出汤水,稍凉即饮。

【营养特点】 汤汁清澈,略带咸鲜。菠菜润肠,萝卜通气,黄豆膳食纤维丰富。润肠通便,清除燥热。适合 1 岁半以上幼儿饮用。

4. 蜂蜜柚皮圆葱大枣汤

【材料】 柚皮 100 克,圆葱 50 克,大红枣 50 克,蜂蜜适量。

【做法】 柚皮、圆葱洗净切块,大红枣清洗备用。在锅中加水大火烧开,放入柚皮、圆葱、大红枣烧滚,改用中火烧 30 分钟,稍凉后加适量蜂蜜即可。

【营养特点】 柚皮清火消食,圆葱清热化痰、解毒杀虫,红枣有抗过敏和提高人体免疫力的作用,蜂蜜有润肺润肠的功效。这是一款润燥消食,解毒抗过敏的秋季保健营养汤水。

香味独特,略带甜涩。适合 1 岁半以上幼儿饮用。

5. 蜂蜜柚皮胡萝卜汤(图 5-4-36)

【材料】 柚皮 100 克,胡萝卜 150 克,蜂蜜适量。

【做法】 柚皮、胡萝卜洗净切块待用。在锅中加水,大火烧开,放入柚皮、胡萝卜烧滚,改用中火烧 30 分钟,稍凉后加适量蜂蜜即可。

【营养特点】 柚皮清火消食,胡萝卜理气助消化,蜂蜜润肺润肠。香味独特,略带甜涩。是一款滋润消食的秋季强健脾胃的营养汤水。适合 1 岁以上幼儿食用。

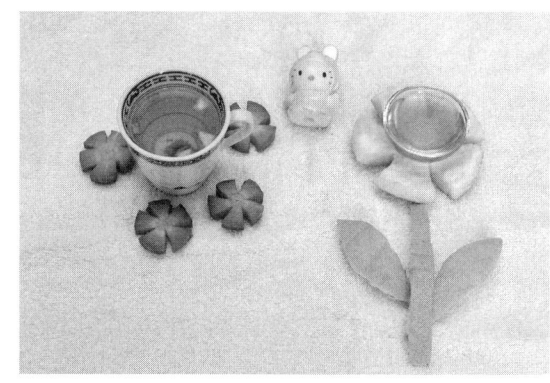

图 5-4-36 蜂蜜柚皮胡萝卜汤

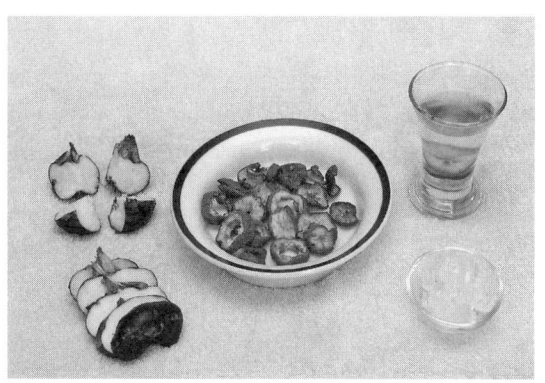

图 5-4-37 冰糖山楂荸荠茶

6. 冰糖山楂荸荠茶(图 5-4-37)

【材料】 荸荠 100 克,山楂干 8 克,冰糖 50 克。

【做法】 山楂干洗净,荸荠洗净连皮拍碎。在开水锅中加入荸荠、山楂干,中小火煮到汤汁收浓,捞出荸荠和山楂干,再加入冰糖即可。

【营养特点】 荸荠清热生津润喉,有抗病毒的作用,山楂干消食开胃,具有解渴健胃,提高人体免疫力的效用,是一款适合幼儿秋季润喉健胃的佳饮。清香扑鼻,甜酸适中。适合 1 岁半以上幼儿食用。

7. 冰糖圆葱金橘水(图 5-4-38)

【材料】 金橘 200 克,圆葱 50 克,冰糖 50 克。

【做法】 圆葱洗净切片,金橘洗净用刀板拍碎备用。在锅中加水大火烧开,放入金橘烧滚,改用中火烧 15 分钟,加入圆葱煮沸捞出原料,最后加冰糖即可。

【营养特点】 圆葱清热化痰、解毒杀

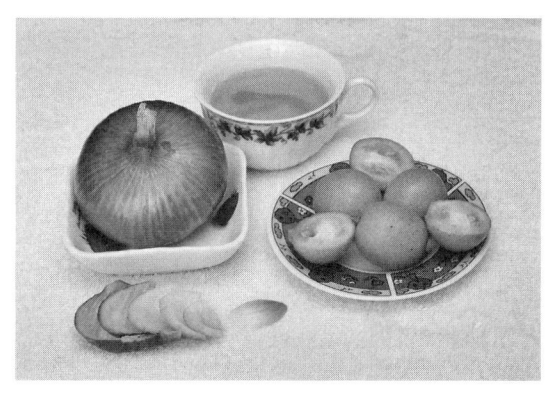

图 5-4-38 冰糖圆葱金橘水

虫,金橘生津利咽,理气化痰,冰糖滋润肠胃,是一款具有润燥消食、解毒化痰功用的秋季保健营养汤水。葱香独特,酸甜润口。适合1岁半以上幼儿饮用。

四、冬季餐饮推荐

(一) 菜肴

1. 西汁健胃牛肉粒(图5-4-39)

【材料】 牛肉100克,鸡蛋1个,芹菜30克,盐0.5克,精制油15克,白糖5克,番茄酱、洋葱、生抽、水淀粉适量。

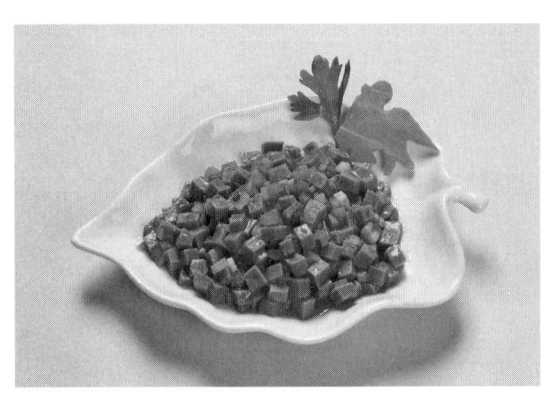

图5-4-39 西汁健胃牛肉粒

【做法】 牛肉洗净制成茸,加入洋葱末,盐少许,生抽少许,白糖3克,鸡蛋1个,适量水淀粉搅拌上劲。取一方盘将牛肉茸摊开,上笼蒸熟,切成小粒状。芹菜去根叶,切成颗粒状备用。洗净炒锅。烧热后放入油,加入洋葱末煸出香味后,加入适量番茄酱煸炒加适量汤水、盐、剩余白糖、生抽烧开后,加入牛肉粒翻炒均匀,用水淀粉勾芡,撒上芹菜末炒匀,淋上少许熟油,出锅装盘。

【营养特点】 牛肉蛋白质含量高、低脂肪,并含有多种矿物质,强身健胃。适合3岁以上幼儿食用。

【特别建议】 山药、胡萝卜健脾胃、助消化,若加入牛肉制作同类菜肴,健胃效果更好。

2. 多宝暖蔬片(图5-4-40)

【材料】 莲藕片100克,南瓜100克,圆椒100克,淮山药100克,盐0.5克,精制油15克,鲜汤、水淀粉适量。

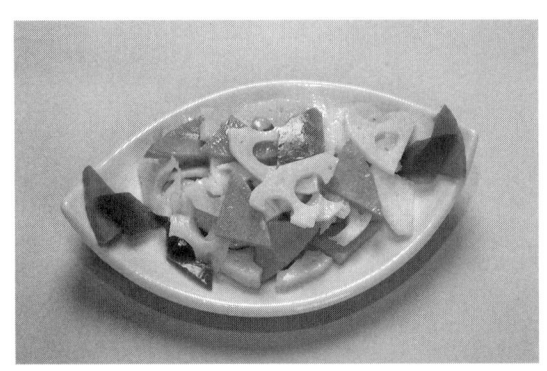

图5-4-40 多宝暖蔬片

【做法】 莲藕、淮山药刨皮切小片,圆椒、南瓜去皮、瓤、籽,改刀成小片,蘑菇切小片。热炒锅加少量油,放入莲藕片、南瓜片、圆椒片、淮山药片翻炒至熟,加盐、鲜汤、水淀粉勾芡,淋少量麻油即可。

【营养特点】 莲藕具有多种营养素,含蛋白质、维生素C,补心健胃、补血养血、强壮筋骨;南瓜是宜粮宜菜的热性食材,富含胡萝卜素,居瓜类之冠;圆椒维生素 C 丰富;淮山药健脾开胃滋补;组合成冬季幼儿暖身健体的蔬菜。适合 2 岁以上幼儿食用。

【特别提醒】 莲藕生食有清热作用,加热后有暖补效用。

3. 醋熘带鱼片(图 5-4-41)

【材料】 带鱼 100 克,糖 5 克,米醋 5 克,盐 0.5 克,精制油 15 克,水淀粉适量。

【做法】 将带鱼去骨切成菱形片,撒少许干粉。开油锅,带鱼片炸熟取出。锅中放入少许汤汁,加入醋、糖、盐调味成糖醋汁,放入带鱼,水淀粉勾芡即可。

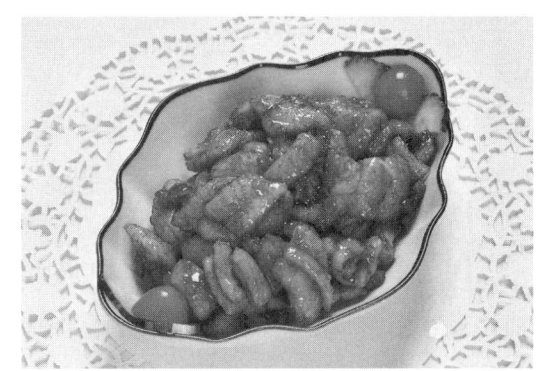

图 5-4-41 醋熘带鱼片

【营养特点】 带鱼的脂肪含量高于一般鱼类,且多为不饱和脂肪酸,有降低胆固醇和健脑强身的作用。适宜 2 岁及以上幼儿食用。

4. 爽口荷兰豆(图 5-4-42)

【材料】 荷兰豆 100 克,荸荠 30 克,黑木耳 20 克,盐 1 克,食用油 10 克,鲜汤适量。

【做法】 荷兰豆、荸荠、黑木耳改刀成菱形片状,焯水。锅中放油烧热放入荷兰豆、荸荠、黑木耳煸炒,放入少许鲜汤烧开,加盐调味勾芡即可。

【营养特点】 荷兰豆对增强人体新陈代谢有十分重要的作用。荸荠中含磷量是根茎类蔬菜中较高的,对人体生长发育,生理功能的维持,牙齿骨骼的发育有很大好处,同时可促进体内的糖、脂肪、蛋白质三大物质的代谢,调节酸碱平衡。适宜 2 岁及以上幼儿食用。

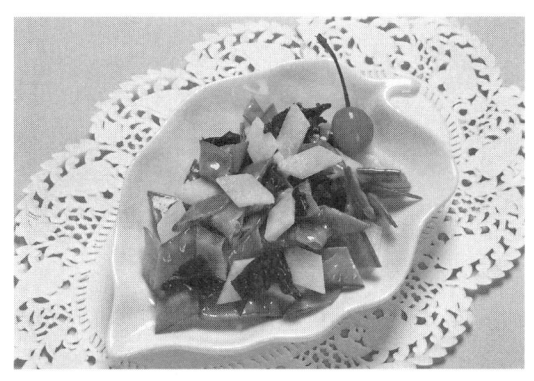

图 5-4-42 爽口荷兰豆

5. 菠萝咕咾肉圆饭(图 5-4-43)

【材料】 肉糜 100 克,菠萝 50 克,西蓝花 100 克,米饭、食用油、番茄沙司、糖、盐、淀粉、葱姜水各适量。

【做法】 肉糜加盐、鸡蛋、葱姜水、淀粉

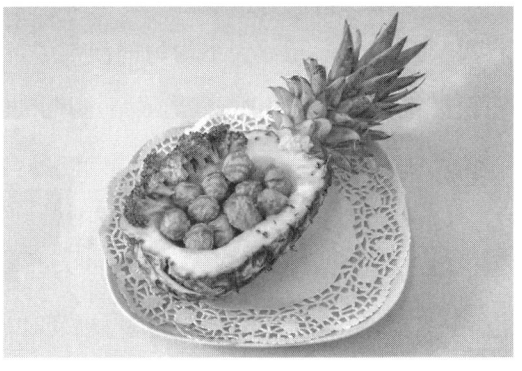

图 5-4-43 菠萝咕咾肉圆饭

制作成小肉圆,菠萝切成小粒。西蓝花剪开,水锅中加少许盐、食用油,烧开后倒入西蓝花烫熟。锅中加少许油,倒入番茄沙司、糖,煸炒后加一勺水,加盐调味,倒入肉圆和菠萝粒,烧开后用少许水淀粉勾芡。在盘中放入米饭,摆好造型,放入西蓝花,配上烧好的菠萝咕咾肉。

(二) 点心

1. 南瓜白玉娃娃饭(图 5-4-44)

【材料】 粳米 50 克,南瓜 250 克,熟精制油少许,红绿樱桃各一个(装饰用)。

【做法】 将粳米漂洗浸泡,南瓜削皮切丁。在锅中加入粳米和适量开水煮熟,将适量熟油拌入米饭,南瓜丁蒸熟。把米饭盛入平底的饭碗内,压结实,倒入盘中,将熟南瓜丁按图示摆放,用绿樱桃做成娃娃的眼睛,红樱桃做成娃娃的小嘴。即成。

【营养特点】 南瓜亦蔬亦粮,与粳米粗细搭配,营养互补。适合 1 岁以上幼儿食用。

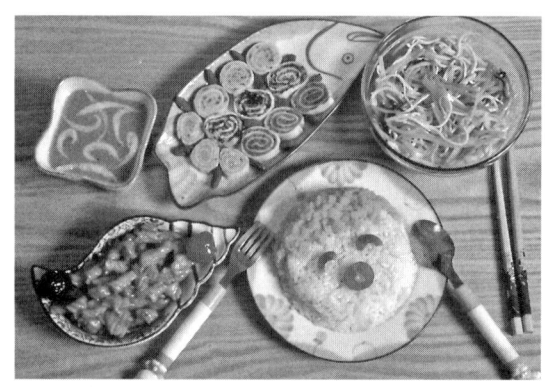

图 5-4-44　南瓜白玉娃娃饭

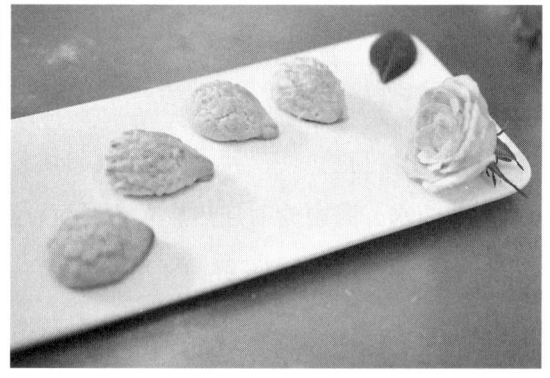

图 5-4-45　玉米刺猬酥

2. 玉米刺猬酥(图 5-4-45)

【材料】 面粉 400 克,鸡蛋 3—4 个,玉米粉 100 克,黄油 250 克,细糖 150 克。

【做法】 黄油切开自然软化,加细糖、鸡蛋打泡,加入面粉和玉米粉,制作成混酥面团。将混酥面团搓条,切成大小均匀的面剂子。将面剂子搓圆,捏成圆锥状,用剪刀在上面剪出一根根刺,在锥尖剪出嘴,戳出眼睛。烤箱预热,上火 180℃,下火 190℃,烤 15—20 分钟,烤至金黄色即可。

【营养特点】 粗细粮搭配,口感酥松,形态可爱。

【特别建议】 制作时的环境温度不宜太高;用尖头弯剪刀比较适合;烘烤前可在刺猬表面刷一层薄薄的蛋液,撒上一些芝麻;可以在面胚中包入各类馅心(豆沙、枣泥、奶黄、紫薯、南瓜、青豆泥等),让口味更多样。

3. 双色蝴蝶馒头(图 5-4-46)

【材料】 面粉 100 克,细糖 10 克,干酵母 2 克,泡打粉 2 克,紫薯 50 克。

【做法】 将紫薯蒸(或煮)至酥烂,碾碎成泥冷却备用。将面团原料平均分成两份,其中一份加入紫薯泥以及适量清水,揉成双色面团。将两块面团分别擀制成大小相近的长方形,然后叠在一起,从一侧开始卷到中间,然后换一侧同样卷到中间。用刀将卷好的面卷切成 1.5 厘米左右的段,将切面朝上,用筷子从两侧往中间夹一下,做成蝴蝶状。放入笼屉内醒发至松软,蒸 12 分钟左右即可。

【营养特点】 紫薯除了具有普通红薯的营养成分外,还富含硒元素和花青素。花青素对 100 多种疾病有预防和治疗作用。

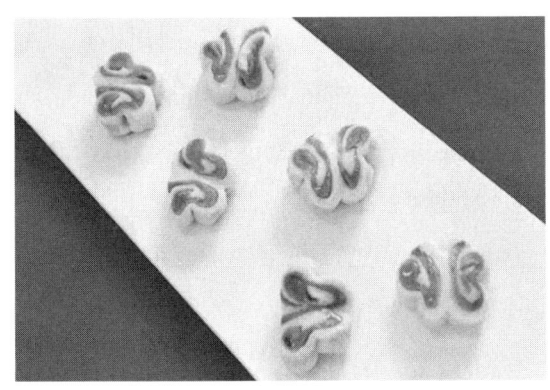

图 5-4-46 双色蝴蝶馒头

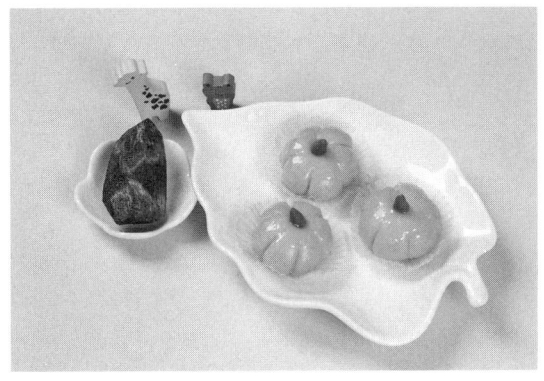

图 5-4-47 紫蓉香糯小南瓜

4. 紫蓉香糯小南瓜(图 5-4-47)

【材料】 糯米粉 250 克,南瓜 250 克,紫薯 250 克,白糖 40 克,食用油、奶粉适量。

【做法】 将紫薯蒸酥,加糖、奶粉、食用油,炒制成紫薯泥馅心。南瓜去皮、去籽,煮烂后与糯米粉揉制成面团。将面团做成剂子,包入紫薯馅心,并用工具压制成南瓜造型,上笼蒸 5 分钟即可。

【营养特点】 南瓜补中益气,紫薯益气生津。形象逼真,口感软糯。

5. 虾茸贝贝千层酥(图 5-4-48)

【材料】 面粉 250 克,黄油 150 克,鸡蛋 1 个,虾仁 100 克,盐 1 克,洋葱、芝麻油、白芝麻、绵白糖适量。

【做法】 用面粉、黄油、鸡蛋制成酥皮面胚,用模具做成椭圆形酥皮胚。将虾仁剁

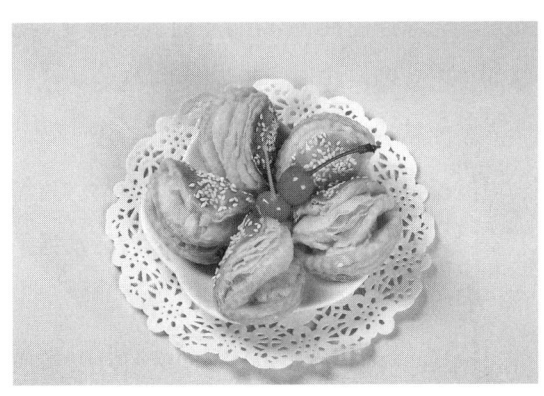

图 5-4-48 虾茸贝贝千层酥

碎,加洋葱末、盐、芝麻油制成虾仁馅后,放在各个酥皮胚上。将酥皮胚对折,抹上蛋液,撒上白芝麻,放入烤箱,用200℃炉温烤制15分钟左右即可。

【营养特点】 虾仁含有丰富优质蛋白及钙质,以虾仁为馅心制作的千层酥,咸鲜适中,口感丰富。适合2岁以上幼儿食用。

(三)汤饮

1. 冰糖嫩姜红枣葱白汤(图5-4-49)

【材料】 小葱100克,嫩姜100克,红枣50克,冰糖50克。

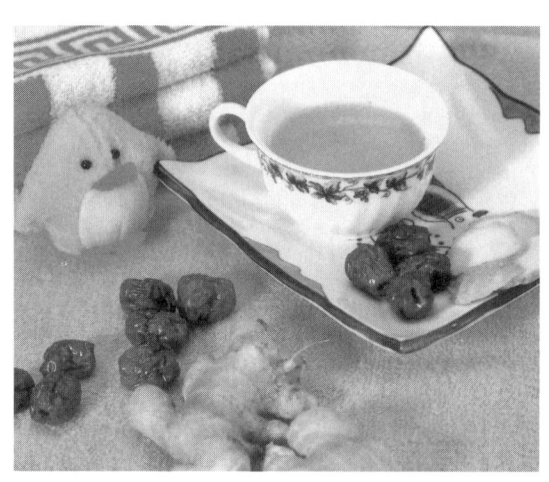

图5-4-49 冰糖嫩姜红枣葱白汤

【做法】 洗净小葱,取葱白段,嫩生姜洗净连皮拍碎,红枣洗净备用。在开水锅中加入葱白段、嫩生姜、红枣一同用中小火煮到汤汁收浓,再加入冰糖溶化即可。

【营养特点】 葱白有杀菌、助消化功效,嫩生姜有祛风散寒、发汗解毒作用,红枣营养丰富,矿物质和维生素充足,有提高人体免疫力功效,组合成一款婴幼儿冬令预防和治疗风寒感冒的佳饮。葱香浓郁,甜辣适中。适合1岁以上幼儿饮用。

2. 红糖胡葱蒜头橘皮茶

【材料】 胡葱100克,大蒜头25克,鲜橘皮20克,红糖50克。

【做法】 胡葱洗净切段,大蒜头洗净拍碎,鲜橘皮切片备用。在开水锅中加入胡葱段、碎大蒜、鲜橘皮片,中小火煮至汤汁浓,放入红糖即可。

【营养特点】 胡葱有健胃、理气和抑菌作用,对冬季的呼吸道传染病传播有一定的防治功效。大蒜抑菌抗病毒,橘皮通气助消化,红糖补血暖胃。这是一款冬令强健脾胃、驱寒增暖的特色营养保健水。葱蒜橘香,红糖味浓。适合1岁以上幼儿饮用。

3. 冰糖香荽菜头水(图5-4-50)

【材料】 香荽20克,白菜头150克,冰糖50克。

【做法】 白菜头洗净拍碎,放入开水锅中火煮约15分钟,加入洗净的香荽煮5分钟,取香荽和白菜头,加入冰糖即可。

【营养特点】 香荽有消食祛风作用,白菜头营养丰富,维生素和矿物质含量高。是一款预防感冒的营养保健特色汤水。香味独特。适合1岁以上幼儿饮用。

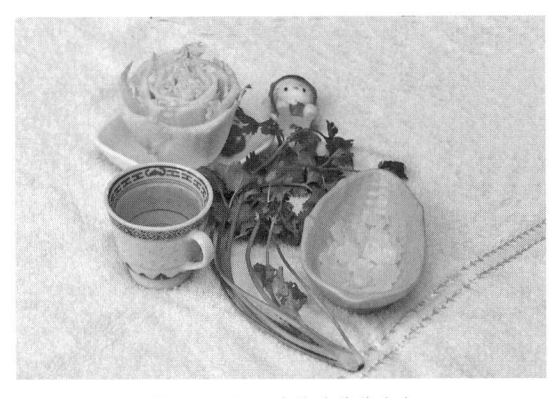
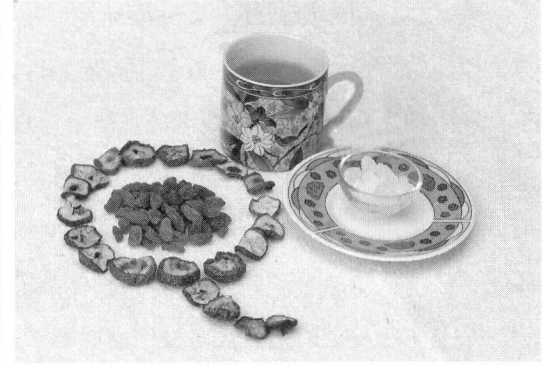

图 5-4-50　冰糖香荽菜头水　　　　图 5-4-51　冰糖提子干山楂汤

4. 冰糖金橘苹果水

【材料】　金橘 200 克,苹果 100 克,冰糖 50 克。

【做法】　苹果洗净连皮带籽切片。金橘洗净用刀板拍碎备用。锅中加水大火烧开,放入苹果、金橘烧滚,改用中火烧浓后捞出原料,最后加冰糖即可。

【营养特点】　金橘有健胃消食,理气化痰的作用,苹果健脾益胃助消化,冰糖滋润肠胃。是一款幼儿冬季保健营养汤水。甜中带酸。适合 1 岁以上幼儿饮用。

5. 冰糖提子干山楂汤(图 5-4-51)

【材料】　提子干 50 克,山楂干 10 克,冰糖 40 克。

【做法】　提子干、山楂干洗净。在开水锅中加入山楂干、提子干,中小火煮到汤汁收浓,捞出提子干和山楂干,再加入冰糖即可。

第五节　婴幼儿食谱编制

一、食谱编制的原则

给婴幼儿编制食谱的原则如下。

一是保证营养均衡,膳食多样化。

二是首先满足婴幼儿能量、蛋白质、脂肪的需要。

三是各营养素之间的比例要适宜。

四是食物的搭配要合理。注意主食与副食、杂粮与精粮、荤与素的均衡搭配。

五是膳食制度要合理。婴幼儿至少保证三餐两点。早餐、早点能量占一日总量约 30%;午餐、午点占约 40%;晚餐占 30%。

六是注意制作和烹调方法。婴幼儿咀嚼和消化能力低于成人,食物应细嫩烂软。烹调方法以蒸、煮、炖、煨为主,注意色、香、味、形,讲究烹调技术,尽可能保存食物中的营养素,减少食物中维生素损失,食物摆盘美观能增进食欲。

七是考虑季节变化、市场供应、饮食习惯,兼顾伙食标准。食谱设计要体现季节特点,一般冬季可多用高热能的食物,夏季应多用清淡爽口的食物。同时要考虑地方饮食习惯,家庭要兼顾经济承受能力,集体要兼顾伙食标准。

八是注意及时调整。食谱设计需要不断进行调整。

二、食谱编制

（一）确定婴幼儿一日能量需要量

可根据《中国居民膳食营养素参考摄入量（2013版）》获取不同年龄、不同性别婴幼儿的能量需求。以此能量值作为膳食设计的目标。

（二）选择和确定食物种类

与不同能量需要水平的平衡膳食模式和食物量对照,获取所需食物种类和数量（如表5-5-1所示）。

表5-5-1 不同能量需要水平的平衡膳食模式和食物量（克/人·天）

食物种类（克）	不同能量摄入水平（千卡）		
	1 000	1 200	1 400
谷类	85	100	150
全谷物及杂豆	适量		
薯类	适量		
蔬菜	200	250	300
深色蔬菜	占所有蔬菜的二分之一		
水果	150	150	150
畜禽肉类	15	25	40
蛋类	20	25	25
水产品	15	20	40
乳制品	500	500	500
大豆	5	15	15
坚果	—	适量	
烹调油	15—20	20—25	
食盐	<2	<3	<4

注:食物量为可食部的生重（数据来源:《中国居民膳食指南（2016版）》）。

如,2—3岁幼儿选择参考1 000—1 200千卡能量水平的平衡膳食模式和食物量:那么每人每日需要谷类85—100克;蔬菜200—250克;水果150克;畜禽肉类15—25克;蛋类20—25克;水产品15—20克;乳产品500克;大豆5—15克;烹调油15—20克;食盐＜3克。

(三) 确定具体食物及用量

通过查食物成分表获取食物所提供的热量(如表5-5-2所示)。由于这里参考的是1 000千卡—1 200千卡的能量模式和用量,2—3岁幼儿的膳食目标为1 000—1 250千卡,因此谷类及杂豆共需120克。

表5-5-2 食物名称、用量及热量

食 物 名 称	用 量	能量(千卡)
小米	15克	54.2
小麦粉(代表值)	40克	143.6
粳米(极品精米)	40克	137.2
玉米面(黄)	10克	35.0
薏米	5克	18.1
红小豆	10克	32.4
鸡蛋(代表值)	25克	34.8
牛奶(代表值,全脂)	500克	325.0
苹果(红元帅)	80克	48.0
鲜枣(去核)	70克	87.5
虾仁	15克	29.9
豆腐(北豆腐)	30克	34.8
肉(猪夹心)	20克	69.8
番茄(西红柿)	50克	7.5
鲜蘑菇	60克	14.4
冬瓜	60克	6.0
西蓝花	50克	13.5
植物油(豆油)	15毫升	134.9
合计		1 226.6

(四) 食物搭配并分配到"三餐两点"中

根据主副食和菜品搭配习惯,以婴幼儿餐次热量比为基础来分配食物,形成食谱。以早餐(含早点)约占一日总能量的30%,午餐(含午点)约占总能量的40%,晚餐约占总能量的30%来分配。一日食谱和用量如表5-5-3所示。

表 5-5-3　2—3 岁幼儿一日食谱

餐　　次	食 物 名 称	可食部用量
早餐	小米粥	小米 15 克
	馒头	小麦粉 20 克
	鸡蛋	鸡蛋 25 克
早点	牛奶	牛奶 250 克
	苹果	苹果 80 克
午餐	米饭	粳米 40 克
	番茄豆腐	番茄 50 克
		豆腐 30 克
	蒜蓉西蓝花	西蓝花 50 克
	玉米稀粥	玉米面 10 克
		植物油 2 克
午点	牛奶	牛奶 250 克
	鲜枣	鲜枣 70 克
晚餐	馒头	小麦粉 20 克
	虾仁冬瓜	虾仁 15 克
		冬瓜 60 克
	肉末鲜蘑	肉 20 克
		鲜蘑菇 60 克
	薏米红豆汤	薏米 5 克
		红小豆 10 克
		植物油 13 克

根据表 5-5-2 可知,从这些食物中获取总热能 1 226.6 千卡。按 3∶4∶3 的比例,早餐(含早点)、晚餐应各占 368 千卡,午餐(含午点)应占 490.6 千卡。

1. 早餐(含早点)设计

首先把 120 克谷类食物分配到三餐中。早餐,小米粥(小米 15 克)馒头(小麦粉 20 克),两者提供了 126 千卡的能量。2—3 岁幼儿的"三点"或"两点"一般安排奶和水果。所以早点安排 250 克牛奶和 80 克苹果,两者提供能量 210.5 千卡,距离目标 368 千卡,还差 31.5 千卡,早餐应再安排鸡蛋 25 克,提供能量 35 千卡。

2. 午餐(含午点)

午餐,米饭(粳米 40 克)和玉米稀粥(玉米面 10 克),两者提供能量 172.2 千卡。午点安排牛奶 250 克和鲜枣 70 克,两者提供能量 250 千卡。午餐一般两个菜,番茄豆腐(番茄 50 克,豆腐 30 克)和蒜蓉西蓝花(西蓝花 50 克),两个菜提供能量 55.8 千卡。距离目标 490.6

千卡,还差 12.6 千卡,用炒菜油来实现(豆油 2 克)。

3. 晚餐

晚餐,馒头(小麦粉 20 克),红豆薏米汤(红豆 10 克,薏米 5 克)满足谷物需要,提供能量 122.3 千卡。一般晚餐两个菜,冬瓜虾仁(冬瓜 60 克,虾仁 15 克)和肉末炒鲜蘑(夹心猪肉 20 克,鲜蘑菇 60 克),提供能量 120.1 千卡。距离目标 368 千卡还差 125.6 千卡,可用 13 克的豆油来实现(少 8.6 千卡)。

(五) 食谱营养计算

食谱编制完,要对食谱进行营养计算。主要包括各营养素和热量的摄入量,三餐两点供热比,三大营养素热量比,优质蛋白比等。

1. 营养素和热量的摄入量

从《中国食物成分表标准版第 6 版》中查出每 100 克食物所含营养素的量,计算出每种食物所含营养素的量和热量。计算公式:

食物中某营养素含量=食物量(克)×100 克食物营养素含量÷100

将所用食物中的各种营养素分别累计相加,计算出一日食谱中各种营养素的量和热量。

一日摄入总热量也可以这样计算:

蛋白质摄入量(克)×4+脂肪摄入量(克)×9+糖类摄入量(克)×4

表 5-5-4 仅以能量、三大营养素、钙为例,其他重要矿物质和维生素的含量没有列举。

表 5-5-4 膳食能量、三大营养素及钙的计算(克)

餐次	食物名称	用量	能量(千卡)	蛋白质(克)	脂肪(克)	碳水化合物(克)	钙(毫克)
早餐	小米	15 克	54.2	1.35	0.47	11.3	6.2
	小麦粉(代表值)	20 克	71.8	2.5	0.3	14.8	5.6
	鸡蛋(代表值)	25 克	34.8	3.3	2.2	0.6	14
早点	牛奶(代表值,全脂)	250 克	162.5	8.25	9.0	12.3	267.5
	苹果(红元帅)	80 克	48.0	0.2	0.3	11.4	1.6
午餐	粳米(极品精米)	40 克	137.2	2.56	0.48	31.2	1.2
	番茄(西红柿)	50 克	7.5	0.45	0.1	1.7	2.0
	豆腐(北豆腐)	30 克	34.8	2.76	2.4	0.9	31.5
	西蓝花	50 克	13.5	1.8	0.3	1.9	25.0
	植物油(豆油)	2 克	18.0	0.0	2.0	0.0	0.3
	玉米面(黄)	10 克	35.0	0.85	0.15	7.8	2.2
	牛奶(代表值,全脂)	250 克	162.5	8.25	9.0	12.3	267.5

续 表

餐次	食物名称	用量	能量（千卡）	蛋白质（克）	脂肪（克）	碳水化合物（克）	钙（毫克）
午点	鲜枣（去核）	70克	87.5	0.77	0.2	21.4	15.4
	小麦粉（代表值）	20克	71.8	2.5	0.3	14.8	5.6
	虾仁	15克	29.9	3.1	0.09	4.2	12.2
晚餐	冬瓜	60克	6.0	0.18	0.12	1.4	7.2
	肉（猪夹心）	20克	69.8	1.54	7.06	0.0	1.0
	鲜蘑菇	60克	14.4	1.62	0.06	2.5	3.6
	薏米	5克	18.1	0.64	0.17	3.56	2.1
	红小豆	10克	32.4	2.02	0.06	6.3	7.4
	植物油	13克	116.9	0	13	0	1.7
合计			1 226.6	44.6	47.8	160.4	680.8
推荐摄入量			1 000—1 250	25—30	38.9—48.6（适宜摄入量）	140—182	600

2. "三餐两点"供热比

分别计算各餐次的能量,再分别除以总能量,即为该餐的能量比,结果如表5-5-5所示。以表5-5-4中早餐、早点供热比为例,计算如下:

$$(54.2+71.8+34.8+162.5+48)\div 1\,226.6=371.3\div 1\,226.6=30.3\%$$

表5-5-5 餐次热量比

餐次	能量（千卡）	占一日总热量的百分比（%）
早餐、早点	371.3	30.3
午餐、午点	496	40.4
晚餐	359.3	29.3
合计	1 226.6	100.0

3. 三大营养素热量比

三大营养素的量分别乘以各自的产热系数即为各自的产热总量,再除以一日总热能,即为三大营养素各自的热量比,结果如表5-5-6所示。以蛋白质为例,计算如下:

$$(5.1+5.7+3.8)\times 4\div 1\,226.6=14.6\%$$

表5-5-6 三大营养素热量比(%)

餐别	蛋白质	脂肪	碳水化合物
早餐、早点	(15.6克)5.1	(12.27克)9	(50.4克)16.4
午餐、午点	(17.44克)5.7	(14.63克)10.7	(77.2克)25.2
晚餐	(11.6克)3.8	(20.86克)15.3	(32.76克)10.7
合计	14.6	35	52.3

4. 优质蛋白比

优质蛋白比即把动物性蛋白和大豆蛋白相加除以一日蛋白质总量。如表5-5-4的优质蛋白比为$(3.3+8.25+2.76+8.25+3.1+1.54) \div (5.1+5.7+3.8) \times 100\% = 61\%$。

目前,诸多托幼机构都有营养计算软件,一般无需个人计算,只要把食谱输入软件中,就会得出各项指标。

(六) 检查差距,进行调整

根据上一步骤的计算结果,参照《中国居民膳食营养素参考摄入量(2013版)》,对设计的食谱进行分析并加以调整。按允许的变化范围增减或更换食品的种类或数量。

一日食谱确定后,可根据饮食习惯、市场供应情况等因素在同一类食物中更换品种和烹调方法,安排成一周食谱。如大米可与面粉或杂粮互换;馒头可与相应量的面条、烙饼、面包等互换;大豆可与相当量的豆制品互换;原则上动物性食品可以互换,瘦肉可与等量的鸡、鸭、牛、羊肉等互换;鱼可以与虾、蟹等水产品互换;牛奶可与羊奶、酸奶、奶粉或奶酪等互换。

值得注意的是,制订食谱时,不必严格要求每份营养餐食谱的能量和各类营养素均与营养目标保持严格一致,保持一段时间内平衡和营养素的充足供给即可。比如表5-5-3的食谱中,蛋白质和钙的量比较多,在后几天的食谱设计中,可以选择含蛋白质和钙相对低一些的食物,保持1—2周内各类食物摄入量的平均值符合表5-5-1的建议量即可。同时可定期核查婴幼儿的体重变化,以确保膳食设计和实际需求一致。

第六章 婴幼儿膳食评价

婴幼儿膳食状况可以通过定期测量评价体格指标（身高、体重等）、血液生化指标（血色素、微量元素等）以及营养测算来进行。

第一节 体格指标评价法

2岁以下婴幼儿的生长与遗传、种族、地域等因素无关，正常的足月婴幼儿生长主要受营养的影响。因此，体格生长发育指标不仅是婴幼儿健康指标之一，同时也客观反映了婴幼儿的膳食营养状况。常用于监测婴幼儿营养状况的体格生长指标有身长、体重、头围、胸围、上臂围和体质指数（BMI）等。体格指标评价能否客观、准确要以测量结果的准确、稳定程度为前提。

一、体格指标测量方法

（一）身长（身高）

身长是指颅顶点到足跟的垂直长度。身长反映婴幼儿长期的营养状况和生长速度。2岁以下婴幼儿的身长使用量床躺着测量，2岁以上婴幼儿可以站着使用身高计测量。

1. 量床测量法

儿保所和社区服务中心一般都有量床。测量前先脱去婴幼儿的鞋袜、帽子、头饰、外衣裤等。让婴幼儿仰卧于量床底板中线上，一位测量者将婴幼儿头扶正，头顶触及量床顶板。另一位测量者站在婴幼儿右侧，左手扶住婴幼儿双膝，使其腿伸直并拢，并紧贴量床底板，右手移动量床测量滑板，使滑板紧贴婴幼儿双足足底，并使量床两侧测量值一致，然后读取量床刻度，精确到0.1厘米，读数即为婴幼儿身长。最好连续测量两次，两次测量值相差不能超过0.4厘米。

在家测量时，可以让婴幼儿躺在桌上或木板上，在桌面或床沿贴上一软尺。在婴幼儿的头顶和足底分别放上两块硬纸板，读取头板内侧至足板内侧的长度，即为婴幼儿的身长。

2. 身高计测量法

被测幼儿赤足,背靠身高计立柱,以立正姿势站立,身体自然挺直,双臂自然下垂,足跟并拢,足跟、臀部与两肩胛间脊柱处与立柱紧贴(不要求头贴立柱,以免造成幼儿仰视),头部放正,双眼平视前方。测量者站在幼儿旁边,把身高计水平压板沿立柱下滑到幼儿头顶,眼睛与压板呈水平位进行读数,读数即为幼儿的身高。

在家测量时,可以找一面墙,沿墙边贴一软尺,让幼儿贴墙而站,头正身直,两脚跟、臀部、后背脊柱紧贴墙面,双臂自然下垂,两眼平视前方,测量者站在幼儿旁边,拿一薄板轻贴在幼儿头顶,保持板与尺子垂直,读取板内侧尺子上的刻度,即为幼儿的身高。

3. 测量注意事项

每次测量时间要固定。人一天中不同时段的身高是不同的,一般早晨身高最高,睡前身高最低。每次测量身高时间固定可以有效减少测量误差。

(二) 体重

体重是身体各器官、骨骼、肌肉、脂肪等组织及体液重量的总和,是衡量婴幼儿营养状况最灵敏的一项指标。

1. 婴儿专用电子磅秤测量

儿保所、社区服务中心、妇产医院产科都会有婴儿专用的身高/体重一体秤。专用婴儿体重秤的测量精度高,分辨率为5克,可以准确测量婴幼儿体重,及时发现体重变化。

2. 杠杆式磅秤测量

托幼机构测量体重常用杠杆式磅秤。

将磅秤游砣放置零位,校准,被测婴幼儿空腹、排便,身穿背心短裤,站在称台上(1岁以内取卧位、1—3岁取蹲位)。测量者移动游砣和砝码,当杠杆处于视准器中间位置时,将砝码重量与杠杆上的重量相加,即为婴幼儿的体重,读数以千克为单位记录到小数点后两位。最好能连续测量两次,两次测量值的差异不应超过10克。

3. 测量注意事项

每次测量时,婴幼儿的生理状况相同(空腹排便);衣服多少一样;测量工具相同。这样才能使测量更准确。

(三) 头围

头围是自眉弓上缘经枕骨外隆凸最高点绕头1周最大周径,反映婴幼儿脑和颅骨的发育,2岁以内测量最有价值。头围测量工具为软尺。

1. 测量方法

被测婴幼儿取卧位、抱位(1岁以内)或立位、坐位(1岁以上)。测量者位于婴幼儿右侧或前方,左手将软尺零点固定于婴幼儿额头眉间处,将软尺从右侧经过枕骨最突出处,再绕回到零点,软尺经过的长度即为头围,以厘米为单位,记录到小数点后1位。

2. 测量注意事项

确保软尺紧贴婴幼儿的皮肤。头发如果太长,可在软尺经过处上下分开,以免影响测量结果。

(四)胸围

胸围是指经胸部乳头下缘和两肩胛下角水平绕体1周的围度,代表肺、胸廓及胸部肌肉的发育状况。胸围测量工具为软尺。

1. 测量方法

脱去婴幼儿外衣,最好着单衣。3岁以下取卧位或立位,3岁以上立位,不能取坐位。被测婴幼儿要自然站立,双眼平视,两足分开与肩同宽,双肩放松,两臂自然下垂,平静呼吸。测量者站于婴幼儿面前或右侧,左手将软尺零点固定于婴幼儿胸前乳头下缘,右手拉软尺绕经后背,过两肩胛下角下缘,最后回到零点,软尺上的长度即为胸围。取吸气和呼气时的平均数,以厘米为单位,记录到小数点后1位。

2. 测量注意事项

测量时,婴幼儿保持自然状态,不要挺胸、驼背、深呼吸等。软尺不要压迫婴幼儿皮肤。

(五)上臂围

上臂围代表上臂肌肉、骨骼、皮下脂肪和皮肤的发育,可以反映婴幼儿的营养状况。测量工具为软尺。

两上肢自然放平或下垂,取左上臂肩峰至尺骨鹰嘴突起连线的中点,软尺轻贴皮肤绕臂1周,记录到小数点后1位,以厘米为单位。

(六)体质指数(BMI)

BMI能较敏感地反映身体的充实度和体型胖瘦,是评估婴幼儿营养状况的较好指标。计算方法:

$$BMI = 体重(千克)/身高的平方(米^2)。$$

二、体格指标测量的频率

体格指标测量的频率一般建议半岁以前每半个月测量一次,半岁后每月测量一次,1岁以后每三个月测量一次。病后恢复期可增加测量次数。

三、评价判断

(一) 利用生长曲线图评估

首选生长曲线图判断婴幼儿生长状况。生长曲线图不仅能评价婴幼儿的生长发育水平,也能用于评价婴幼儿生长发育的动态变化趋势。常用的有世界卫生组织生长曲线图和中国生长曲线图,曲线图常用的有百分位数和 Z 评分,分别有身高/年龄,体重/年龄,体重/身高,头围/年龄,BMI/年龄等(见附录一)。

1. 选择相应生长曲线图并记录测得的指标数据

选择一种生长曲线图,如图 6-1 为世界卫生组织的 0—2 岁女童体重百分位曲线图。整个曲线图由若干条连续曲线组成,中间一条为 50th,代表中位数或平均值;与中位数相邻的是 85th 和 15th,分别代表同年龄组女童体重在 85 百分位和 15 百分位的体重值,这两条曲线之间的部分涵盖了体重发育水平中等的 70% 女童;85th 与 97th、15th 与 3th 之间分别涵盖了体重较重和较轻的 12% 女童;高于 97th 曲线或低于 3th 曲线的女童分别占 3%,可能存在超重或体重不足,需要进一步评估。

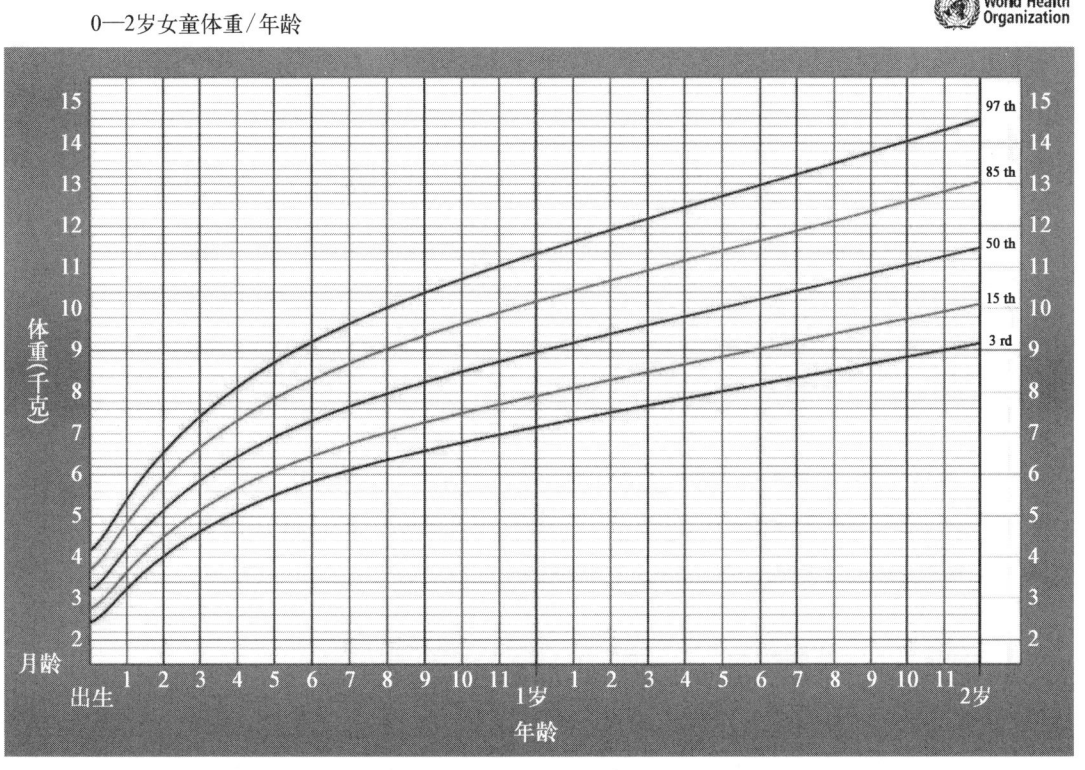

图 6-1-1 世界卫生组织 0—2 岁女孩体重生长曲线图(百分位)

在曲线图横坐标上找到相应的年龄,在纵坐标上找到相应的体重值,分别将体重测量值标记于测量日所在的年龄组中,连接各标记点就成为该婴幼儿的体重生长曲线图。例如表6-1-1是3名女童6次的体重测量值。将这些数据记录在图6-1-1的体重生长曲线中,可呈现出甲乙丙三名女童的体重生长曲线(如图6-1-2所示)。

表6-1-1 3名女童6次体重测量值(千克)

年 龄	出 生	1月龄	3月龄	6月龄	12月龄	18月龄	24个月龄
甲	3.0	4.0	5.5	7	8.8	10.0	11.2
乙	3.6	4.5	6.5	8.8	11.2	13.0	14.5
丙	4.0	5.0	6.8	8.5	9.5	10.2	10.8

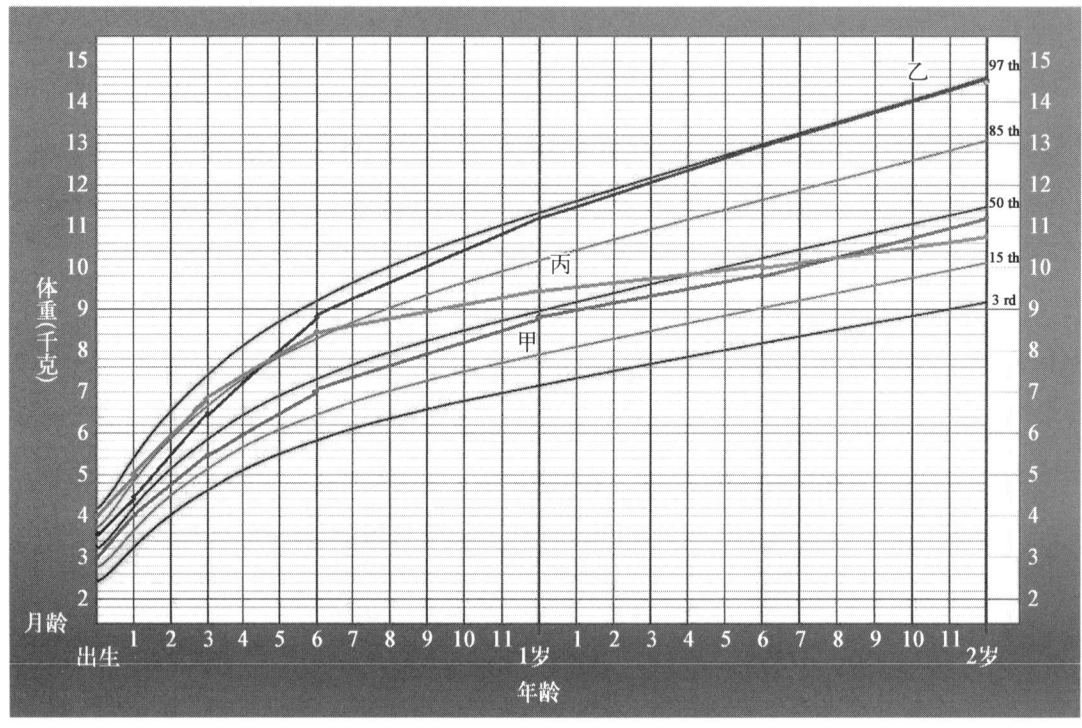

图6-1-2 3名女童体重发育趋势图

2. 对结果的解释

(1) 发育水平评估

发育水平评估,重点应关注个体体格指标在同龄婴幼儿中的相对位置,做出等级判断。位于中等(85th和15th之间)、中上(85th与97th之间)、中下(15th与3th之间),均为正常。对上等(高于97th)曲线或下等曲线(低于3th)的需要定期检查,连续纵向观察一段时间。如上述女童甲、乙、丙24月龄以内的体重均位于97th—3th之间,均为正常。

(2) 发育趋势评估

发育趋势评估，重点观察曲线的走向和形态。婴幼儿生长曲线都在 97th—3th 之间，不同的曲线走向也能说明婴幼儿可能存在某些生长问题。曲线一般有三种情况：

正常，即婴幼儿生长曲线与标准曲线走向相平行，匀速顺时增长，说明体重增长正常，发育趋势平稳（如图 6-1-2 中的甲）。

曲线上扬，即婴幼儿生长曲线较标准曲线走向上扬，说明体重增长较快，发育趋势加速（如图 6-1-2 中的乙）。

曲线下偏，即婴幼儿生长曲线较标准曲线走向平坦或向下倾斜，说明体重增长较慢，发育趋势停滞或下降，可能存在营养不足或疾病等（如图 6-1-2 中的丙）。

出生体格指标正常的婴幼儿，最佳生长模式基本维持其出生时在群体中的分布水平，不宜追求参考值上限。每个婴幼儿出生时身高、体重不同，出生后成长的速度和生长轨迹也不可能完全一样。在喂养得当、营养充分、健康良好的情况下，婴幼儿的生长发育有一定的分布范围。生长曲线和参考值是基于大部分婴幼儿的生长数据推算的范围，是群体研究结果。每一个婴幼儿都会有自己的生长曲线，一般都会处在推荐的参考值范围之内，但并不是每个婴幼儿的生长曲线一定处于平均水平或上游水平。参考值的上限指的是同龄婴幼儿中处于上游 2% 或 3% 的水平。显然不可能所有的婴幼儿都处于这样的水平。大部分婴幼儿的生长指标都会比较接近均值或中位数（50th）水平，但均值或中位数水平也不是每个婴幼儿的生长目标。因此，评价某个婴幼儿的生长时，应把现在的状况与以往的情况进行比较，尤其是以其出生时的状况为基准，观察其发育动态，才更有意义。因此，不宜追求参考值上限，也不要与平均水平相比，当然更不要与邻家的婴幼儿的生长相比。

（二）利用体格指标增长规律进行粗略评价

婴幼儿体格指标的增长是否符合规律，也反映着婴幼儿的营养状况。可以借此对婴幼儿的生长发育状况给予粗略评价。

1. 体重增长规律

出生时体重 2 500—4 000 克为正常；前 3 个月每周增加 180—200 克；3—6 月龄每周增加 150—180 克；7—9 月龄每周增加 90—120 克；10—12 月龄增加 60—90 克。6 个月时的体重是出生时体重的 2 倍左右；周岁时体重约为出生时体重的 3 倍；2 岁时体重约为出生时体重的 4 倍，3 岁时体重约为出生时体重的 4.6 倍。

2. 身高增长规律

足月新生儿身长约 46—53 厘米；1—6 月龄平均每月增长 2.5 厘米；7—12 月龄平均每月

增长 1.5 厘米;1 岁时身高为出生时身高的 1.5 倍(达到 75 厘米);2 岁时达 85 厘米。4 岁时身高为出生时身高的 2 倍。

3. 头围增长规律

新生儿头围平均 34 厘米;前 3 个月增加 8—10 厘米;4—12 个月增加 12 厘米;2 岁时增加 2 厘米,达到 48 厘米;3 岁、4 岁两年增长 1.5 厘米;5 岁时达 50 厘米。

4. 胸围增长规律

新生儿胸围 32 厘米;1 岁时增加 14 厘米(与头围相当);第二年增加 3 厘米,从此后胸围超过头围,3 岁以后每年增加 1 厘米。

5. 上臂围增长规律

上臂围 1 岁以内增加迅速,1—5 岁增加 1—2 厘米。无条件称体重和测量身高的地区,可测量上臂围筛查营养不良。

另外,牙齿钙化、萌出,囟门闭合以及饱满情况等也都反映着婴幼儿的营养状况。

牙齿的萌出规律:新生儿有 20 颗乳牙牙胚。乳牙牙胚在胎儿 5 个月时钙化,一般在出生后 4—10 个月时萌出,2—2.5 岁出齐 20 颗。各月龄乳牙数＝月龄－4(或 6),如 10 个月的乳牙数应为 4—6 个。若婴幼儿牙齿迟迟不长,则可能是钙、磷、维生素 D 等营养素缺乏造成。

囟门闭合与饱满度:前囟门闭合时间约 12—18 个月;后囟门闭合时间约 2—4 个月。囟门闭合早晚与变化在某种程度上与大脑的发育及疾病影响有关。囟门隆起可能是颅内压增高,囟门凹陷可能是脱水或重度营养不良。

第二节　营养生化指标评价法

营养生化指标通常为血液与尿液,也可采集头发、指甲来进行分析。比如通过血液检测可以了解血红蛋白、维生素、矿物质等指标是否达标。

一、血红蛋白含量

新生儿每 100 毫升全血中血红蛋白为 15—23 克;出生后一周内血红蛋白逐渐下降,2—3 个月时每 100 毫升全血中血红蛋白的含量为 10—11 克,以后红细胞和血红蛋白又逐渐增加;1—2 岁每 100 毫升全血中血红蛋白的含量为 11.8 克;3 岁以后每 100 毫升全血中血红蛋白约为 13.4—14.1 克。

如果婴幼儿 100 毫升全血中血红蛋白低于 11 克,则为不足,应及时就医,可能是铁、维生素 C、叶酸、维生素 B_{12} 等缺乏所致。

二、维生素含量

在以血清为标本的检验中,维生素 A 含量的正常值应为 1.05 微摩尔/升,0.7—1.05 微摩尔/升为不足。

在以血浆为标本的检验中,维生素 C 和维生素 D 的正常值分别为:23—85 微摩尔/升,35—200 微摩尔/升。

三、矿物质

在以血清为标本的检验中,钙、磷、铁、锌的正常值分别为:2.2—2.70 毫摩尔/升,1.45—1.78 毫摩尔/升,7.16—17.90 微摩尔/升,10.7—22.95 微摩尔/升。

第三节 营养测算评价法

精确了解个人、家庭及托幼机构婴幼儿的营养摄入状况,莫过于进行营养测算。目前托幼机构大多使用计算机软件进行营养分析,每月进行 1 次营养测算(至少每季测算 1 次)。无论是人工测算还是软件测算,通过膳食调查获取科学数据都是第一步,也是确保分析结果客观准确的保障。

一、膳食调查

常用的膳食状况的调查方法有称量法与记账法。

(一) 称量法

1. 先将一日中每餐各种食物的未处理前重、可食部重、熟重以及婴幼儿吃剩的重量称重记录(如表 6-2-1 所示)

表 6-2-1 一日膳食称量记录表

餐次	人数	食谱名称	食物名称	未处理前(克)	生重(克)	熟重(克)	剩余重(克)	生熟比值	进食量(克)	实际总消耗量(克)	平均每人实际消耗量(克)

未处理前重：米在未淘前，面粉发面或压面条前，蔬菜、肉鱼等副食未经清洗去除不可食部分前的重量。

可食部重：去除不可食部分后的重量（生食重）。

熟重：烹调出锅后的重量。

剩余重：餐后各种主副食的剩余重量。

2. 求出平均每人每天的食物消耗量，将一周内各项所消耗的食物加以分类和综合

$$进食量＝熟重－剩余重$$

$$生熟比值＝生食（可食部）重/熟重$$

$$实际总消耗量＝进食量×生熟比值$$

$$平均每人实际食物消耗量＝实际总消耗量/就餐人数$$

3. 最后查食物成分表，就能得出一周内平均每人每天所摄取的各种营养素含量和热量总和

称量法调查时间一般为一周，费时费力，但获得的数据比较准确。被称为膳食调查的"金标准"。

(二) 记账法

记账法也叫查账法。它是指先查阅过去一段时间托幼机构食堂的食物消耗总量，根据这段时间进餐的幼儿人数，计算出平均每人每日各种食物的摄入量，然后再查食物成分表计算每人每日所摄取的各种营养素和热量的一种方法。这种方法简便、快速，但获得的数据不够精确，多数托幼机构采取的是记账法。

二、膳食评价

膳食评价的主要内容包括食物结构分析以及能量和各营养素的摄入分析。

(一) 食物结构分析

根据《中国居民膳食指南(2016)》的建议，分析每日食物种类、数量是否达标；是否做到粗细搭配，荤素搭配；深色蔬菜、牛奶、豆类是否满足需要；油、盐用量是否得当。

(二) 各营养素和能量的摄入分析

1. 各营养素的摄入量分析

在称量法、记账法等膳食调查计算出婴幼儿每日各种食物的摄入量的基础上，通过查

《中国食物成分表标准版第6版》(常见食物也可见本书附录四)即可得出每人每日摄入的各种营养素的量(目前很少人工计算,大多用营养软件,把调查数据输入即可),再与参考摄入量标准进行比较。

除热量以外的各营养素的摄入量在参考摄入量的80%以上为正常,低于80%为不足。蛋白质摄入量少于推荐供给量的70%为不足。其他营养素摄入量少于推荐供给量的60%为不足。各营养素的参考摄入量见本书附录三。

2. 蛋白质来源分析

计算优质蛋白质占蛋白质总量的比例。将动物性蛋白质总量与大豆蛋白总量相加得出优质蛋白质总量,再除以一日食物中获得的总蛋白质量,乘以百分之百,即可得出优质蛋白占总蛋白质的比例(营养软件可以自行计算出结果)。计算公式表示为:

优质蛋白所占比例=(动物蛋白摄入量+大豆蛋白摄入量)/蛋白质总量×100%。

优质蛋白一般应不低于蛋白总量的50%,大于30%说明蛋白质质量较好,10%~30%说明质量一般,低于10%说明质量较差。

3. 一日总热量分析

一日摄入总热量=蛋白质摄入量(克)×4+脂肪摄入量(克)×9+糖类摄入量(克)×4。

热量的实际摄入量在参考摄入量上、下10%范围之内均为正常,低于90%为不足,少于80%为严重不足。婴幼儿能量需要量见本书附录三。

4. 能量来源分析

计算蛋白质、脂肪和碳水化合物的供热比例。将每日每人摄入的蛋白质、脂肪、碳水化合物的量分别相加,然后分别乘以1克蛋白质、脂肪、碳水化合物产生的热量,便得出三者产生的热量,再除以摄入的总热量,所得结果乘以百分之百。[1克蛋白质、1克脂肪、1克碳水化合物在体内氧化产生的热量系数分别是:4千卡、9千卡和4千卡或者16.74、37.66和16.74千焦耳](营养软件可以自行计算出结果)。用公式表示为:

蛋白质的供热比例=(蛋白质摄入量(克)×4/热量摄入量(千卡))×100%

脂肪的供热比例=(脂肪摄入量(克)×9/热量摄入量(千卡))×100%

糖类的供热比例=(糖类摄入量(克)×4/热量摄入量(千卡))×100%

然后与《中国居民膳食营养素参考摄入量》中三者在膳食中应占的供热比进行比较。

根据1—3岁婴幼儿每日蛋白质的推荐摄入量和每天能量的需要量计算获得,三大营养素热量占总热量的百分比分别是蛋白质9.1%~12.5%,脂肪35%,碳水化合物50%~65%。

5. 能量分配分析

计算三餐热量比。每餐所摄入的热量除以一日总热量，即得各餐热量所占比例（营养软件可以自行计算出结果）。然后与三餐应占一日总热量的百分比进行比较。

每日早餐（含早点）、午餐（含午点）、晚餐热量分配比例为 30％、40％和 30％。

第七章　婴幼儿常见疾病的膳食指导

第一节　营养不良

营养不良指能量及营养素缺乏所导致的疾病。世界卫生组织将营养不良定义为"在细胞水平上，营养素及能量的供给低于机体用于体格生长、维持正常基础代谢与体力活动及特殊功能的需求"。

由于蛋白质和能量对人类生命发生、发展及维持所具有的关键性作用和贡献，在各种原因引起的饥饿所导致的营养不良中，蛋白质和（或）能量缺乏所致营养不良被认为是最严重的、致命性的营养缺乏病。因此本节中所介绍的儿童营养不良也指蛋白质-能量营养不良。

一、疾病概述

蛋白质-能量营养不良（PEM）不是单一疾病，是一种机体异常的状态。因食物摄入不足，或食物营养素不能充分吸收利用，或疾病影响，使机体处于半饥饿或饥饿状态，不能维持机体正常代谢。蛋白质-能量营养不良的患儿首先出现体重不增或减轻，生长发育停滞，继而机体消耗自身组织，脂肪逐渐消失，肌肉萎缩，全身各系统、各器官逐渐发生不同程度的功能障碍，比如心排血量减少、心率减慢、肾小球滤过率降低、脑的重量减轻、智力发展落后等。严重营养不良的患儿易出现低血糖、继发感染，甚至威胁生命。

蛋白质-能量营养不良包括水肿型和消瘦型两种。前者主要由于蛋白质严重缺乏，后者除蛋白质缺乏外，能量缺乏也十分严重。

水肿型蛋白质-能量营养不良由于血浆蛋白质降低，机体体液平衡被打破，因而发生水肿。

当蛋白质和能量都缺乏时，机体为维持基础代谢而开始消耗身体各个组织，体内脂肪和蛋白组织（肌肉）发生分解，体态消瘦，即为消瘦型蛋白质-能量营养不良。

蛋白质-能量营养不良是与社会密切相关的医学问题，根源是贫困。随着我国经济发展，典型的水肿型和消瘦型营养不良已比较少见，但在欠发达地区还可见，临床上表现为低体重和生长迟缓。《中国居民营养与健康状况调查报告之十：营养与健康状况数据集（2002）》显示，5 岁以下儿童生长迟缓率为 14.3%，低体重率为 7.8%。其中，城市和农村 5 岁以下儿童生长迟缓率分别为 4.9%、17.3%；低体重率分别为 3.1%、9.3%；农村偏远贫困地区儿童营养不良的患病率很高，营养不良是影响中西部地区部分农村儿童生长发育和健康的主要原因。2003 年世界卫生组公布的数据显示，蛋白质-能量营养不良影响全球约 1/4 的儿童，全球 5 岁以下的儿童中有 1.5 亿儿童（26.7%）是低体重儿，1.82 亿儿童（32.5%）生长受限。

二、常见症状

儿童蛋白质-能量营养不良的典型症状很多，相对容易发现并且便于判断儿童营养不良严重程度的有三种：低体重、生长迟缓和消瘦。

低体重：儿童体重/年龄低于同年龄、同性别参照人群。急性蛋白质-能量营养不良、慢性蛋白质-能量营养不良都有可能造成儿童低体重的发生。

身高发育迟缓：儿童的身高/年龄低于同年龄、同性别参照人群。一般而言，长期蛋白质-能量营养不良、慢性蛋白质-能量营养不良较易造成儿童身高发育迟缓。

消瘦：儿童的体重/身高低于同年龄、同性别参照人群。体重是一种能够及时反应机体近期能量和营养素摄入变化情况的参数。儿童生长发育阶段，因各种因素（疾病、环境变化等）导致的相对较短时期能量及营养素摄入不足，体重会明显下降，但短期摄入不足不会对儿童身高发育造成明显影响。通过计算儿童体重/身高的数值，可以反映儿童近期营养状况，及时发现急性营养不良，并予以纠正。

营养不良的常见症状还包括：皮下脂肪减少，肌肉松弛，头发发黄或发红、变脆、易脱落，体重不增或增长率长期低于同龄人群（对于水肿型营养不良儿童，体重不会偏低但有全身水肿、精神不济、身体虚弱等症状）；烦躁、睡眠不安、表情淡漠，甚至抑郁与烦躁状态交替出现；食欲减退，消化功能降低，常出现呕吐、腹泻或者便秘；体温较低、脉搏细弱且低慢，基础代谢通常降低；眼角膜、耳、口腔、咽喉易反复感染；大动作如爬、坐、站、走时的月龄明显迟缓等。

三、疾病原因

（一）摄入不足

由客观原因导致的自然灾害（如旱灾、水灾、地震等）、社会动乱、战争、经济发展落后、人口密集等造成的食物短缺会引起婴幼儿摄入不足。但伴随我国经济腾飞、文化发展，因食物匮乏所致营养不良的儿童已显著减少。

主观原因导致的婴幼儿摄入不足通常包括：家长喂养不当，奶粉配制过于稀释，未按时和适当添加辅食,幼儿期低能量和蛋白密度低的食物(米粉、稀粥、面汤)摄入过多等;儿童偏食挑食行为严重,偏爱素食,多食糖果和糕点(高碳水化合物食物),厌恶肉蛋奶类食物等。

(二) 疾病影响

儿童患有消化道疾病、慢性消耗性疾病、感染性疾病等病症后,食欲不振、吸收不良、分解代谢旺盛、合成代谢受抑、机体摄入、消化、吸收的食物总量减少,而对于能量和营养素的需求增加,因此导致或加重儿童蛋白质-能量营养不良。

四、治疗方式

根据患儿蛋白质-能量营养不良的症状严重程度,可将其分为轻度、中度和重度三级。轻度患儿可由营养师、育婴师等具备专业知识的技术人员通过家庭营养教育指导,全面改善营养状况;父母也可在指导下,选用合适的营养强化食品,以保证蛋白质、能量、维生素和矿物质的供给。中、重度营养不良儿童必须在医生的参与下进行针对性营养治疗。另外,中、重度营养不良的儿童需要逐渐补充所缺乏的营养素,适时调整治疗方案,持续监测儿童情况直至完全恢复。

早教从业人员应掌握轻度蛋白质-能量营养不良纠正方法,治疗原则包括:去除病因、调整患儿饮食、增进患儿食欲等。

(一) 去除病因

儿童发生消瘦、低体重时,应积极查清病因,治疗疾病,从根本上消除机体由于疾病而引发的蛋白质、能量和营养素不足,并提高患儿机体对于食物的吸收和利用,从而解决部分患儿蛋白质-能量营养不良的根本症结所在。

(二) 调整饮食

针对患儿营养不良程度、消化道功能、食物耐受情况、饮食习惯等进行饮食调整,通过饮食多样化,补充足够的蛋白质和适量的脂肪及碳水化合物。

(三) 增进食欲

患儿可口服胃蛋白酶、胰酶或多酶制剂,以提高食欲和消化能力。另外口服肠道微生态制剂、膳食纤维制剂,有助于促进其机体肠道菌群平衡、营养素分解吸收等。

五、膳食指导

婴幼儿发生轻度营养不良时,消化功能及对食物耐受能力接近正常小儿,仅需适当调整膳食,供给充足热量和蛋白质等营养素,即可达到疗效。

对于营养不良的婴儿,特别是4—6个月以下的婴儿,应鼓励母乳喂养;并在4—6个月以后及时添加合理的辅助食品补充营养。营养良好的、健康的母亲所分泌的乳汁是婴儿最好的食品,其中所含各种营养素最适合营养不良婴儿。应对哺乳期母亲进行营养知识宣传,并为乳母提供适宜的母乳期营养膳食,通过母乳喂养有效纠正婴儿的营养不良。

对于已经食用一般食物的较大婴幼儿,由于他们的生理功能与正常婴幼儿比较接近,可以在原有的膳食结构上适当调整,选择易消化吸收、高热量或高蛋白的食物(铁强化的婴儿营养米粉、猪肉或牛肉肉松、蒸蛋羹、牛奶等),并适当补充各种维生素与矿物质(新鲜蔬果泥、坚果糊、粗粮米糊等),逐渐改变调整饮食结构,丰富膳食、均衡营养,以达到满足婴幼儿营养所需的量。

在对营养不良的婴幼儿进行食物调整时,应当按照能量密度和蛋白质密度从低到高的食物添加顺序。先增加易于消化吸收的纯淀粉类食物(纯营养米粉等),如果婴幼儿可以耐受,再添加蛋白质含量较高、脂肪含量较少的食物(如鸡肉、鱼肉),消化功能恢复后,再补充油脂含量较高的食物。食物调整和膳食补充过程中,应注意少食多餐。

重度营养不良时,婴幼儿的消化吸收能力非常薄弱,对食物的耐受能力差、食欲也很差,稍不注意极易发生腹泻等症状。调整膳食需要更加耐心细致,稳步进行,增加食物营养的速度也应该相对比较慢,等消化吸收功能逐渐恢复,食欲转好、排便规律后,再增加一些蛋白质含量高、容易消化吸收的食物。

消瘦型蛋白质-能量营养不良的婴幼儿首先应当根据婴幼儿的生理需要提供充足的能量,纠正脱水、电解质失调、感染、维生素和矿物质缺乏等综合征,同时逐步纠正蛋白质的不足。水肿型蛋白质-能量营养不良的婴幼儿应重点逐步纠正蛋白质不足。

六、预防手段

蛋白质-能量营养不良的预防至关重要,预防工作的重点应该是宣传合理的喂养和饮食知识,进行营养指导,注意卫生,预防疾病。

(一) 营养指导

积极给予家长营养宣教和膳食指导,重点可参照《中国居民膳食指南(2016)》中的中国居民平衡膳食宝塔,以及特定人群膳食指南。大力宣传、鼓励母乳喂养,母乳不足或不宜母乳喂养者应选择配方奶粉,采取合理的混合喂养或人工喂养;不应该单独供给淀粉类或炼乳等;传播平衡膳食、全面营养的理念和实施方法。

婴幼儿膳食包括家庭和托幼机构两个部分,家庭和托幼机构都有责任按婴幼儿的生理特点和营养需要来制作膳食,如尽量注意食物多样化,动物性食物和植物性食物的合理搭配,充分利用食物的营养特性进行搭配以满足婴幼儿的营养需要。随时纠正婴幼儿的不良饮食习惯。教师与家长密切配合,尽快矫正幼儿的偏食、挑食习惯。创建良好的进餐环境,鼓励幼儿多活动,特别是户外活动,以锻炼其体质,促进其健康生长。

(二)补充能量和蛋白质

1. 改善母亲营养

例如,给贫困和经济欠发达地区的孕期、哺乳期母亲补充蛋白质和能量食物,补充叶酸、维生素 A、铁及其他多种微量营养素。通过改善母亲营养状况,避免婴儿发生先天营养不足或母乳营养不充足的情况。

2. 强化婴幼儿膳食营养

为婴幼儿膳食提供充足的能量和蛋白质食物来源,并注意充分发挥食物蛋白质的互补作用,荤素食物搭配,全面改善营养。

(三)注意卫生习惯,防治疾病

注意婴幼儿卫生习惯养成,保持环境卫生,防止急、慢性传染病的发生,注意食具的消毒,防止胃肠道疾病的发生,按期进行预防接种。定期接受营养评估或生长发育的监测,如发现存在营养不良或生长落后现象,应及时寻找原因,予以处理。

第二节 单纯性肥胖

一、疾病概述

儿童单纯性肥胖症是与生活方式密切相关,以过度营养、运动不足、行为偏差为特征,全身脂肪组织普遍过度增生、堆积的慢性病。以体重计算,体重超过同年龄、同性别身高小儿正常标准20%即为肥胖。

全世界儿童、青少年超重和成人肥胖的发病率在近几十年逐步增加,已成为世界范围内重要的公共卫生问题。世界卫生组织将其定位为一种重要的疾病。根据2005年世界卫生组织公布的数据,全球有2000万5岁以下儿童和16亿成人(≥15岁)超重,4亿成人肥胖。北京协和医院在2007年北京地区的抽样调查结果显示,超重和肥胖发生率分别达36.4%和

13.5%。中国自20世纪80年代中后期开始,儿童、青少年超重和肥胖检出率呈逐年上升趋势,肥胖在极低的基数上成倍增长。2000年,超重和肥胖合并计算,城市男童、乡村男童、城市女童、乡村女童已分别高达16.79%、6.75%、10.30%和5.86%,表明中国儿童、青少年肥胖已进入快速流行期。随后,2010年儿童代谢综合征中国工作组的一项调查显示:7—16岁中小学生肥胖总体患病率8.9%,其中男性为10.9%,女性为6.6%;超重儿童青少年达11.0%,其中男性为13.1%,女性为8.8%;超重、肥胖儿童青少年患病率占调查人群的19.9%。

肥胖症不仅影响生长发育,还与其成年后发生冠心病、高血压、糖尿病、胆石症、痛风等密切关联,因此值得密切关注。

二、疾病原因

儿童肥胖是多种因素共同作用的结果。遗传因素在肥胖的形成过程中起着重要作用,但是否出现肥胖取决于个体对环境因素作用的易感性。

(一)遗传因素

遗传因素不仅左右着脂肪组织的多少,也掌管着脂肪组织的分布。迄今,已发现200余种基因位点与肥胖、脂代谢和糖代谢紊乱以及代谢综合征的发生相关,尤其是瘦素,它是由脂肪组织分泌的一种激素,对于食欲调控具有重要作用。肥胖的遗传模式具有多样性,不同遗传背景的儿童有较大的差异性,如南非血缘背景的儿童相比高加索儿童有更高的腹部脂肪比例和更高的糖代谢紊乱的发病风险。多基因参与并与环境因素相互作用是大多数儿童发生肥胖的原因。双亲肥胖的儿童肥胖发生率为80%,双亲之一肥胖的儿童肥胖发生率为40%~50%,双亲正常儿童的肥胖发生率约为14%。

(二)环境因素

1. 胎儿期的宫内环境

宫内营养和发育不良的胎儿和营养过剩的胎儿均容易发生儿童期或成年期肥胖。这是因为宫内营养不良或过剩可通过影响胎儿胰岛细胞的发育和功能、干扰胎儿的糖脂代谢、调节激素水平等多种途径影响胎儿的生长发育与物质代谢,对出生后肥胖的发病起到重要的推动作用。

2. 出生后环境

生活方式、个人行为模式等是导致超重和肥胖的主要危险因素。

(1) 喂养方式和饮食习惯

婴幼儿期摄入过多蛋白质可能会增加未来发生肥胖的风险。配方奶喂养儿的蛋白质摄入量通常高于母乳喂养儿。世界卫生组织、中国营养学会均推荐婴儿期母乳喂养至少 6 个月。

婴幼儿时期喂养方式、进食食物种类和数量不当，都是造成儿童肥胖的主要原因。如，高脂肪和高能量食物摄入过多、进食过快、暴饮暴食等；不吃早餐，中餐或晚餐进食过量；膳食过于精细；碳酸饮料，零食、油炸或膨化食品、纯糖食物摄入过多，而蔬菜、水果等食物摄入量过少，均可导致儿童肥胖风险增加。

(2) 体力活动减少

体力活动和户外活动少也是造成儿童青少年肥胖的重要原因。不运动和学习坐立时间过长，看电视、上网、电子游戏导致儿童久坐，也易发生肥胖。经常看电视的儿童更倾向于选择电视广告中的食物。

(3) 睡眠时间

研究显示，睡眠减少可导致肥胖。儿童睡眠时间越少就越容易发生肥胖。与睡眠时间达 12—13 小时的儿童相比，睡眠 10.5—11.5 小时的儿童发生超重或肥胖的风险增加 0.42 倍，而睡眠时间为 8—10 小时的儿童发生肥胖的风险则增加了 2.45 倍。

(4) 家庭社会因素

家庭收入、经济状况、居住地区、家庭成员职业和受教育程度等家庭社会因素均影响儿童肥胖的发生。

父母肥胖是儿童肥胖的重要影响因素，一方面是遗传的影响，另一方面是其生活方式对子女的影响。低收入和家长受教育水平低家庭中的儿童较高收入和家长受教育水平高家庭中的儿童更容易发生肥胖。社会文化和传统意识形态也同样是影响因素。如，受我国传统观念影响，人们一般认为儿童胖是健康、有福气的表现，这种认知可导致过度喂养，导致婴幼儿肥胖。

(5) 环境因素中所含内分泌干扰物双酚 A

双酚 A 来源于塑料加工，广泛存在于环境中，人类可以通过水、空气、土壤以及食物和生活用品与双酚 A 接触。研究发现，双酚 A 通过对脂肪细胞内分泌功能的调控，能够增加脂肪细胞的数量并促进脂质积聚，间接影响机体能量代谢、炎症和胰岛素抵抗的发生。同时，双酚 A 也可引起胰高血糖素分泌不足，最终导致脂肪分解障碍，脂质急聚增加。因此，摄入双酚 A 后可导致糖尿病及肥胖的发生。

三、膳食指导

婴幼儿处于人生特殊的生长发育阶段,如果过度控制能量摄入会引起其生长发育滞后等严重后果。因此,饮食治疗的目标是在保证各种营养素满足婴幼儿生长发育的前提下,确定合理的膳食构成,防止能量以及其他营养素的过量摄入。同时,要帮助婴幼儿改掉不良的饮食习惯,纠正错误的认识,重塑健康的生活方式。

(一)以保证生长发育为前提,适当控制饮食

在保证婴幼儿生长发育所需营养的前提下,控制能量摄入,开始应以体重不增加为目标,而不能使其体重急剧下降,之后再根据体质情况逐渐减少能量摄入。同时,调整膳食结构非常重要,宜食用低能量、低脂肪、低糖、高蛋白、富含维生素和矿物质的膳食。饮食控制后,体重减轻、身高正常增长是成功控制体重的标志。

(二)养成良好的饮食习惯

在单纯性肥胖儿童中,较普遍地存在不良饮食习惯问题,如吃饭速度快、餐次频繁、经常喝甜饮料、喜欢吃零食、常在外就餐、运动时间少等。所以,要有效控制肥胖,专业人员必须帮助婴幼儿制订减肥计划,并对家长进行宣传教育,由家长帮助儿童养成健康的生活习惯,帮助儿童养成定时、定量进食,不吃或少吃零食,进食时专心、细嚼慢咽、不要过快进食等健康的饮食习惯。还应适当改变家庭的烹调习惯,采用少油、少盐的蒸、煮、炖的烹调方法。

(三)饮食搭配合理

要防止肥胖,婴幼儿在饮食中要保持食物的多样化,注意荤素搭配、粗细兼顾,保证谷类、豆类、鱼、肉、奶和蔬菜的摄入。低能量、低脂肪、低糖、高蛋白、丰富的维生素和矿物质是膳食的基本原则。

每日蛋白质、脂肪、碳水化合物的供能比例分别为 12%~15%、25%~35%、55%~65%。鼓励婴幼儿多吃新鲜水果、蔬菜和全谷类食品。在控制总能量摄入的同时,要保证蛋白质、维生素、矿物质的充足供应,避免加餐和进食零食。

建议超重和肥胖婴幼儿多选择食用新鲜蔬菜和水果、鱼、虾、蛋、奶、牛肉、脱皮禽类、豆腐、豆浆、白开水等食物;避免选择各类高糖、高脂、高能量密度的食物,如各种糕点、糖果、蜜饯、巧克力、冷饮、甜点心、膨化食品、西式快餐、肥肉、黄油、油炸食品以及各种甜味饮料等。

四、预防手段

国际肥胖工作组提出,防止体重增加比治疗肥胖更容易、更经济、更有效。因为一旦出现了肥胖问题,治疗是很困难的,预防应当从宫内(胎儿期)开始,贯穿整个儿童时期。

肥胖的预防是多层次的。首先,应从政府层面将儿童肥胖的防治纳入国家疾病控制和预防规划;其次,需要政府、企业、学校、家庭和医疗机构共同合作,营造一个利于儿童肥胖防治政策执行的社会支持环境,如社区的安全锻炼场所建设、健康教育的加强等;最后,防治应从胎儿期开始,幼儿期加强,以控制体重为基本理念,以生活方式干预(包括饮食调整和运动健康教育)为主要手段,是一个长期持续的公共卫生战役。

(一) 胎儿期预防

母亲应注意孕前期和孕期营养管理。孕前期营养准备与保护不仅与胎儿正常发育有关,对防止子代出生后发生肥胖也有重要作用。无论在胚胎期,还是在出生后的生长发育所受到的不正常营养刺激(营养缺乏或营养过剩),均可使脂肪细胞在今后再度受到刺激后过度增生、堆积而发生肥胖。

因此,孕妇在这一时期应保证膳食平衡和营养均衡。即使孕前体重正常的妇女,也应在孕前3—6个月为妊娠做适当准备,特别要避免营养摄入不足。妊娠期间要避免营养过度和体重增重过多。对于孕前体质指数BMI正常的适龄女性(BMI=体重/身高^2·千克/米^2,正常范围为18.5千克/米^2—24千克/米^2),孕早期体重建议少量增加,孕中期后每周增重约400克,至胎儿足月时体重比孕前平均增加12.5千克为宜。为此,孕期能量摄入的增加一定要适量,食物进食量和种类选择也特别重要。

需要强调的是孕前肥胖、有糖尿病的孕妇,在妊娠期间,需要医生或营养师全程监督和指导。

(二) 婴幼儿期预防

婴幼儿期是婴儿出生后预防肥胖的第一个关键时期。母乳喂养可有效减少日后发生儿童肥胖的风险。对婴幼儿期肥胖的预防而言,6个月及以上的母乳喂养是良好、安全、有效的干预措施。

有研究显示,6—9个月的母乳喂养可最大限度地预防肥胖的发生。母乳喂养儿童的肥胖和超重发病率明显低于非母乳喂养儿童,并且喂养时间越长,肥胖的发生率越低。而对配方奶粉喂养儿,在4月龄时如果已有超重或肥胖现象,应注意避免继续摄入过量的能量,尤其是奶瓶所致的过度喂养,在6—8月龄对肥胖儿应减少奶量摄入,在保证其生长发育基本营养需要的前提下,以水果、蔬菜或低能量辅食取代部分奶制品。

幼儿1岁以后,家长应逐渐帮助其养成良好的进食习惯,不偏食糖类以及高脂、高能量食物;养成每天进行体育锻炼,参加各种体力活动和运动的习惯,比如步行、上下楼梯等;除此之外,还应控制幼儿每天看电视、看书、坐姿玩游戏等低强度活动的时间。

第三节 贫 血

贫血是指在人的血液中,单位细胞容积内血红细胞数目或血红蛋白含量明显低于正常值的疾病。人体血液中的血红细胞数目和血红蛋白含量随年龄的增长而有所差异,根据世界卫生组织的标准,6个月的婴幼儿至6岁儿童血红蛋白低于110克/升,6岁至14岁儿童血红蛋白低于120克/升,则判定为贫血。

一、疾病概述

贫血是婴幼儿时期比较常见的一种症状,长期贫血可影响心脏功能及智力发育。婴幼儿贫血多数是因为营养不良造成的,贫血患儿可出现面色苍白或萎黄,易疲劳,抵抗力低等症状。营养性贫血可分为营养性小红血球性(缺铁性)贫血和营养性巨幼红血球性(维生素B_{12}、叶酸缺乏性)贫血。由于婴幼儿的发育特点,缺铁性贫血更为多见。

二、常见症状

儿童铁缺乏和缺铁性贫血可发生在任何年龄,多见于6月龄至3岁的婴幼儿,大多起病缓慢、隐匿,开始往往不为家长所注意。贫血多为轻、中度,其临床表现和症状的轻重取决于贫血的程度和贫血发生、发展的速度。

一般表现为皮肤黏膜逐渐苍白,以唇、口腔黏膜、甲床和手掌最为明显;常有烦躁不安或精神不振,不爱活动,食欲减退;学龄前和学龄儿童可自述疲乏无力。造血系统表现为由于骨髓外造血反应,肝、脾和淋巴结经常轻度增大。年龄越小,贫血越重,病程越久,则肝、脾越大越明显。消化系出现食欲缺乏、少数患儿有异食癖(如嗜食泥土、墙皮、煤渣等),可有呕吐、腹泻,可出现口腔炎、舌炎或舌乳头萎缩、胃酸分泌减低及小肠黏膜功能紊乱等症状。重者可出现萎缩性胃炎或吸收不良综合征。因细胞免疫功能降低,缺铁性贫血患儿较易发生感染,可因上皮组织异常而出现反复。

三、疾病原因

缺铁性贫血发生的病因是机体对铁的需求与供给失衡。正常情况下,铁吸收和排泄基本平衡,只有在铁的需要增加、摄入不足或急、慢性失血等情况下,机体铁的消耗超过体内所能供给的量,才会发生铁缺乏,导致缺铁性贫血。引起铁缺乏的可能因素有:

(一)体内铁储存不足

胎儿通过胎盘从母体获得铁,在孕期后3个月获得的铁量最多,平均每日约4毫克,新生儿体内总含铁量约75毫克/千克,身体铁储备量与体重成正比。足月新生儿体内的铁储备足够其出生后4—6个月的生理需要,而早产儿体重较轻,出生前从母体获得的铁较少,体内铁储备不足,容易发生铁缺乏。近年研究显示,孕妇严重缺铁可影响胎儿获取铁,使胎儿的铁储备不足。

(二)饮食铁摄入不足

这是儿童缺铁性贫血发生的主要原因。婴幼儿时期的主要食物是人乳、牛乳、米、面粉等,这些食物中铁含量极低,出生4—6个月后体内铁储备减少甚至耗尽,如果不及时添加富含铁的辅食,容易发生缺铁性贫血。6个月后的婴幼儿是缺铁性贫血的高危人群。幼儿和学龄前儿童也可能因为膳食结构不合理、偏食或挑食等不良饮食习惯,导致铁摄入不足,从而发生缺铁性贫血。

(三)铁的吸收不足

吸收障碍消化系统疾病(如长期慢性腹泻、脂肪痢等)可影响机体铁的吸收。

蔬菜、谷类、茶叶等食物中的植酸、草酸等可影响铁的吸收。

(四)生长发育因素——婴幼儿生长发育较快

足月儿在3月龄和1岁时体重分别可达到出生时的2倍和3倍,而早产儿出生时体重较轻,再加上出生后的"追赶生长",体重增加会更多。随着婴儿体重增加,血容量也增加,足月儿1岁时血液循环中的血红蛋白量增加2倍。在生长发育较快的时期,机体对铁的需要增加,如果不能及时从膳食中摄取,则容易发生缺铁性贫血。

(五)长期慢性失血

部分疾病会导致婴幼儿长期慢性失血,如消化性溃疡、钩虫病、多发性肠息肉、血管瘤、梅克尔憩室炎或炎症性肠病等。也有急性失血,比如外伤、鼻出血等。

上述病因可单独存在,也可有两种或两种以上同时存在而导致婴幼儿缺铁性贫血。

四、治疗方式

婴幼儿缺铁性贫血的治疗基本原则为去除病因和补充铁。

(一) 去除病因

缺铁性贫血常可找到明确原因,只有在去除病因的基础上才能得到彻底治疗,忽视原发病单纯补铁的治疗方式只能改善贫血;尤其是疾病导致的慢性失血,不去除病因则无法根治。对饮食不当者应纠正其不合理的饮食安排和膳食组成,有偏食习惯者应予以纠正。

(二) 一般治疗加强护理

患儿应保证充足的睡眠,避免感染,伴有感染者应积极控制感染。重度贫血者应注意保护心脏功能。

根据患儿消化能力,给予含铁丰富的高蛋白膳食,注意饮食的合理搭配,促进铁的吸收。婴儿阶段应注意合理喂养,适时添加辅食,注意添加铁强化食品。

(三) 补充铁剂

患儿可通过口服和注射等方式补充铁剂。补充铁剂后患儿贫血症状会改善,3—5天后网织红细胞开始上升,血红蛋白一般于2周后明显上升,通常于3—4周达到正常水平。血红蛋白达正常值后,仍需继续服药3—6个月,以补充体内储存铁。若铁剂治疗3周无反应,应考虑原发病是否控制或诊断是否正确。缺铁性贫血严重时,可考虑为患儿输血,减轻贫血症状。

五、膳食指导

对于缺铁性贫血的婴儿,母乳是最佳的食物,6个月以前,应当尽可能纯母乳喂养。

在母乳不足或者不能喂养母乳时,或者婴儿6个月以后,应当及时添加适合婴幼儿食用的婴幼儿配方食品或添加诸如蛋黄、牛肉、猪肉、鸡肉、鱼肉和动物血制品等含铁丰富和易吸收的动物性食物。

植物性食物中黑木耳、海带、大豆、芝麻、黑木耳、菠菜、紫菜、发菜、香菇、腐竹、芹菜、荠菜、大枣、葵花子、核桃仁等也富含铁元素,可以通过同时食用鲜榨果汁、牛奶和肉食提高非血红素铁的吸收率,从而达到补铁的效果。

第四节 佝偻病

一、疾病概述

维生素 D 是维持生命所必需的营养素，对钙的代谢起到非常重要的作用。它的摄入不足将导致维生素 D 缺乏性佝偻症，这是一种慢性营养缺乏病，多见于 3 岁以下婴幼儿。

婴幼儿时期出现维生素 D 缺乏则可导致佝偻症的发生，成人阶段维生素 D 缺乏则会形成骨软化症。与骨软化症相比，佝偻症具有很高的发生率。此病以维生素 D 缺乏导致的钙、磷代谢紊乱和骨骼的钙化障碍为主要特征。佝偻症发病缓慢，不容易引起家长的注意。佝偻症使儿童抵抗力降低，容易合并肺炎及腹泻等疾病，影响儿童生长发育，因此，必须积极防治。

二、常见症状

维生素 D 缺乏性佝偻症是婴幼儿中常见的营养缺乏症，多发生于 3 个月—2 岁的婴幼儿，主要表现为骨骼的改变，肌肉松弛，以及非特异性的精神神经症状。重症佝偻症病人的消化系统、呼吸系统、循环系统及免疫系统功能均会受到损害，患上此病婴幼儿的智力发育也会受到影响。

维生素 D 缺乏性佝偻症在临床上分为初期、激期、恢复期和后遗症期。初期和激期统称为活动期。

初期多数在婴儿 3 个月左右开始发病，此期以精神神经症状为主。患儿有睡眠不安、好哭、易出汗等现象，出汗后头皮痒而在枕头上摇头摩擦，出现枕部秃发。

激期患儿除初期症状外，以骨骼改变和运动功能发育迟缓为主要表现。用手指按在 3—6 个月患儿的枕骨及顶骨部位，感觉颅骨内陷，随手放松而弹回，称为"乒乓球征"；8—9 个月以上的患儿头颅常呈方形，前囟大及闭合延迟，严重者 18 个月时前囟尚未闭合；两侧肋骨与肋软骨交界处膨大如珠子，称"肋串珠"；胸骨中部向前突出形似"鸡胸"，或下陷成"漏斗胸"，胸廓下缘向外翻起为"肋缘外翻"；会站、会走的患儿由于体重压在不稳固的二下肢长骨上，两腿会形成向内或向外弯曲的畸形，即"O"形或"X"形腿。患儿的肌肉韧带松弛无力，因腹部肌肉软弱而使腹部膨大，平卧时呈"蛙状腹"。因四肢肌肉无力，学会坐、站、走的年龄都较晚，因两腿无力容易摔跤。出牙较迟，牙齿不整齐，容易发生龋齿。大脑皮质功能异常，条件反射形成缓慢，患儿表情淡漠，语言发育迟缓，免疫力低下，易并发感染、贫血等症状。

佝偻症恢复后可存在后遗症,即重度佝偻症会遗留不同部位、不同程度的骨骼畸形。

三、疾病原因

(一) 日光照射不足

人体内的维生素 D 可从两个途径获得,经皮肤内转化形成和经口摄入获得,前者称内源性维生素 D,后者称外源性维生素 D。

日光照射下皮肤生成的维生素 D(内源性维生素 D)是体内维生素 D 的主要来源。如日照不足,尤其在冬季,需定期通过膳食补充。此外,空气污染也可阻碍日光中的紫外线,人们日常所穿的衣服、住在高楼林立的市区、生活在室内、使用人工合成的太阳屏障等阻碍紫外线、居住在日光不足地区等,都可影响皮肤生物合成足够量的维生素 D。资料显示,在纬度较高的北方地区,居民血浆维生素 D 的含量存在明显的季节波动。日光照射是机体合成维生素 D_3 的重要途径之一。而婴幼儿皮肤柔嫩,不宜接受日光长时间直射,较容易缺乏内源性维生素 D。

(二) 维生素 D 和钙、磷摄入不足

动物性食品是天然维生素 D 的主要来源,海水鱼(如鲱鱼、沙丁鱼)、动物肝脏、鱼肝油等都是维生素 D_3 的良好来源。尽管从普通的食物如鸡蛋、牛肉、黄油和植物油中也可获得少量的维生素 D_3,但一般日常膳食中所含的维生素 D 是不能满足机体需要的。因此,对于 2 岁以内的婴幼儿,由于暴露阳光不充足,乳类又含维生素 D 不足,且婴幼儿处于快速生长阶段,容易造成体内维生素 D 的缺乏。因此建议适量补充维生素 D 滴剂。

(三) 钙、磷、维生素 D 需要量增多

早产儿因生长速度快和体内储钙不足,正常婴儿生长发育快且对维生素 D 和钙的需要量增多,均易引起佝偻症;2 岁后因生长速度减慢,且户外活动增多,佝偻症的发病率逐渐减少。

(四) 其他疾病影响

肝、肾疾病及胃肠道疾病,也会影响维生素、钙、磷的吸收和利用。

婴幼儿胆汁淤积、胆总管扩张、先天性胆道狭窄或闭锁、脂肪泻、胰腺炎、难治性腹泻等疾病,均可影响维生素 D、钙、磷的吸收而致佝偻症。

(五) 药物影响

长期使用苯妥英钠、苯巴比妥等药物可加速维生素 D 的分解和代谢,从而引起佝偻症。

四、治疗方式

婴幼儿佝偻症治疗的基本原则为通过日常一般行为或服用营养补充剂,弥补婴幼儿机体对于维生素 D 和矿物质钙的缺乏,并在出现骨骼畸形时进行适当矫正。

(一) 食物补充,积极日照

哺乳期婴儿要补充鱼肝油,及时添加含维生素 D 较多的食物(如肝、蛋黄等),多到户外活动,增加日光直接照射的机会。激期阶段勿使患儿久坐、久站,防止骨骼畸形。

(二) 补充维生素 D 和钙剂

维生素 D 可通过口服或者注射补充,可同时补充钙剂辅助治疗。需要注意的是,维生素 D 和矿物质钙都有每日最大摄入剂量,因此需要结合佝偻症发展和婴幼儿体重等指标,按照医嘱,每日适量服用。

(三) 矫形疗法

轻度骨骼畸形在治疗后或在生长过程中会自行矫正。应加强婴幼儿体格锻炼,运用主动或被动运动的方法矫正。如,俯卧撑或扩胸动作使胸部扩张,这可以纠正轻度鸡胸及肋外翻。严重者可在 4 岁后考虑手术矫行。

五、膳食指导

维生素 D 为脂溶性维生素,其食物来源多为能量密度较高的高脂食物。含有维生素 D 的食物包括:鱼肝油、海鱼、动物肝脏、蛋黄、奶油、奶酪、黄油等。

在食用这些食物补充维生素 D 时,要注意婴幼儿对这些食物的耐受性,如发生消化不良或脂肪泻等症状,应及时停止食用;要注意婴幼儿食用这些食物的频率和用量,避免在治疗过程中造成婴幼儿的超重或肥胖。

六、预防手段

(一) 勤晒太阳

预防婴幼儿佝偻症最好的方式是晒太阳。人体所需维生素 D 约 80% 靠自身合成。春、夏季出生的孩子满月后就可抱出户外,秋、冬季出生的孩子 3 个月后也可抱出户外,每次外出逗留 10—15 分钟,以后可适当延长时间,在室内时应开窗。

（二）补充膳食维生素 D

正确喂养对佝偻症的预防也有重要意义，母乳喂养的婴儿自出生后 1 周开始应每天补充维生素 D 400 单位，早产儿每天补充 800 单位。及时添加辅食，断奶后要培养良好的饮食习惯，不挑食、不偏食，保证婴幼儿各种营养素的需要。对早产儿、双胎儿、人工喂养儿，口服维生素 D 预防佝偻病仍是重要方法。

第五节 便 秘

一、疾病概述

婴幼儿便秘是儿科中一类常见病症，其诱发原因很多，可以将其细化为两类：一类是功能性便秘，该类便秘经调理后是可以痊愈的；另一类是由先天性肠道畸形引起的便秘，该种便秘给予常规调理无法痊愈，必须通过手术矫正治疗。对于婴幼儿而言，功能性便秘占便秘患儿总数的 90%。目前我国婴幼儿功能性便秘发生率达到 0.3%～8.0%，占儿科门诊患者总数的 3%～5%，在消化科门诊中，功能性便秘患儿占患儿总数的 25%。

通常情况下，婴幼儿每天会排便 1—2 次，便质较为松软，如果 2—3 天还不排便，但其他状况良好，则很可能是一般的便秘。但若出现腹胀、腹痛、呕吐等状况，就不能将其视为一般的便秘了，应及时送往正规医院就诊。

二、疾病原因

（一）未能养成定时排便的习惯

在应该排便的时间段，婴幼儿还处于玩耍状态，对便意形成了抑制作用，长此以往导致肠道丧失了对粪便刺激的敏感性，伴随大便在肠道中停滞时间的延长，粪便的水分会不断流失，变得又干又硬，形成便秘。

（二）食物摄入量不足

婴幼儿的食物摄入量过少，经胃肠消化后形成的残渣也很少，大便形成量相应减少。如果将牛奶替代人乳给幼儿饮用，由于牛奶中乳糖含量偏低，有时也会造成大便干燥、排便困难。

（三）食物成分不科学

通常表现为食物内蛋白质含量过高，而碳水化合物、纤维成分偏低，也会导致便秘。

（四）其他疾病所致

肠管无法正常运动或患有佝偻病、营养不良等，均可能增加肠肌松弛度，对粪便的推动能力降低。

（五）药物因素

过量补充钙剂和维生素 D 也会造成婴幼儿便秘，因为游离的钙元素非常容易与肠道的食物残渣结合，形成不溶解的较硬的物质，使婴幼儿难以排出，造成便秘。

三、膳食指导

解决婴幼儿功能性便秘的根本是改善饮食结构，多补充水分及纤维素含量高的食物（如谷物、蔬菜等）。此外，婴幼儿便秘较严重时，可以通过补充益生菌来改善。

通常，母乳喂养的婴儿便秘的概率较小。但是若发生便秘情况，则应在喂母乳的基础上，添加适量具有润肠作用的液体，比如加糖的菜汁或橘子汁、番茄汁、山楂水或红枣水等。若婴儿在 4 个月以上时，则建议加喂菜泥或煮熟的水果泥。

母乳不足时，可以增加 1—2 次蔗糖含量为 5%～8% 的牛乳；也可以通过补授法，利用配方奶粉补充婴幼儿所需的各类营养素，并添加适量益生菌，有益于婴幼儿对牛奶或奶粉的消化、吸收，治疗便秘。

人工喂养的婴儿发生便秘的风险较大，若能及时合理加入富含膳食纤维的辅食，可避免便秘。如番茄汁、橘汁、菠萝汁、枣汁等，均能够刺激胃肠蠕动，并促进排便。

针对月龄相对较大的婴儿，可以加入菜泥、水果、粥类等辅食。再大一些可以添加较粗的谷类食物，如玉米粉、小米、麦片等，熬制成粥。

1—2 岁的幼儿，如果已经添加了各类辅食，建议每天再提供 500 毫升牛奶，并适量增加粗粮、豆类、蔬菜、水果等食物的摄入量。

益生菌作为肠道的有益菌，对缓解便秘能起到一定的作用。对于长期功能性便秘的婴幼儿，可以在医生的指导下，适量补充乳酸菌片，改善肠道菌群环境，治疗便秘。

四、预防手段

（一）饮食调节

应当增加婴幼儿每日水分及膳食纤维摄入量，通过多饮水，饮奶，饮用菜汁、果汁，食用水果泥、菜泥、蔬菜、大米粥、小米粥、燕麦片粥、菜粥、面条、面片等，避免功能性便秘发生。

（二）排便习惯训练

采用渐进性训练法对1岁以上幼儿进行排便习惯训练。首先备好便器,便器的外观需吸引人且颜色鲜艳,可放置在幼儿便于使用的位置,另外积极鼓励幼儿每天在便器上坐一会儿,其次根据幼儿的可能排便时间或者行为动作规律,固定每天的排便训练时间。排便时间一般为餐后40—80分钟,一次控制在5—10分钟以内,这样可避免长时间久蹲、久坐导致肛门肌疲劳,甚至脱肛。

（三）加强运动

保证婴幼儿每天都有一定的运动量并多饮水,加强肠道蠕动,有效避免功能性便秘。

第六节 食物过敏

一、疾病概述

食物过敏是指由食物蛋白引起的异常或过强的免疫反应,食物蛋白为食物过敏原。食物过敏最常见于婴幼儿1—2岁,大部分患儿3岁时过敏反应逐渐减少。1/3的儿童和成人在避免过敏原1—2年后不再有过敏反应,但对花生、坚果、鱼、贝类过敏者很少会丧失敏感性。

二、常见症状

食物过敏反应的临床表现与免疫反应类型有关。免疫球蛋白 IgE 介导的食物过敏的临床表现多但非特异性,常涉及一个或多个器官,如皮肤、胃肠道、眼睛等,严重者可致休克,甚至死亡。非免疫球蛋白 IgE 介导的食物过敏反应多为慢性消化道炎症。常见食物过敏的症状包括以下几方面。

（一）全身反应

食物过敏是一种急性的、严重的,有时甚至是致命性的免疫反应,这种反应的出现与食物暴露有明确的时间关系。过敏反应可影响机体的所有系统,其中最危险的过敏反应是系统性过敏反应,其症状可表现为腹痛、恶心、发绀、血压降低、血管性水肿荨麻疹、腹泻,甚至可能引起死亡。摄入过敏原数分钟后,鼻咽及胃肠道就可出现症状,瘙痒症,唇、舌、软腭水肿,恶心、呕吐、腹痛、腹泻等相继出现。有一种被称为"口腔过敏综合征"的现象是指所有症状都出现在口腔及咽部,往往发生在对各种新鲜水果与蔬菜的过敏反应之中。

(二)胃肠道表现

接触到过敏食物之后,某些过敏病人即可出现口唇痒、麻木、肿胀,进而出现舌体麻木、活动不便、舌体和软腭水肿、咽痒、异物感、恶心、呕吐、腹泻、腹胀、大便有较多的黏液或呈稀水样便。

婴儿在出生后 1 周—3 个月内可因为牛奶或大豆蛋白引起肠炎,同时还有迁延性的腹泻和喷射性的呕吐,甚至因此而失水、粪便中潜血、肠绞痛,以上症状多在出生后 2—4 周内出现。患儿不断啼哭,腹胀,鼓气,双腿有时向上卷起,这些症状可能与异性蛋白质的摄入有关。

(三)呼吸系统症状

呼吸系统症状被认为是食物过敏症状中最少见的,并且常与其他物质过敏有关。有些高度敏感的病人仅闻到食物的味道即可发生过敏。呼吸系统的食物过敏表现有过敏性鼻炎、过敏性哮喘、过敏性咳嗽、咽喉水肿等。

三、疾病原因

儿童食物过敏涉及遗传、婴幼儿肠道屏障功能的成熟状况、肠道有益菌群水平、环境等多种因素。

遗传因素是引起过敏反应的一个重要因素。特异性变态反应,即免疫球蛋白 IgE 调节的变态反应的发生一般有家族性倾向。如果父母双方都是特异性变态反应者,则其子女患该病的危险性为 47%~100%,如果父母一方为特异性变态反应者时,则子女患该病的危险性为 13%。

发育不完全或者受损的肠黏膜屏障可以吸收未经分解的过敏原整蛋白。在婴儿早期,胃肠道的穿透性最强,以后随着胃肠道的成熟度而下降。此外,胃肠道疾病、营养不良、发育过早以及免疫力缺陷等均可以导致肠黏膜通透性增强,成为食物过敏的危险因素。

益生菌作为一类肠道共生菌,可通过调节菌群比例、诱导口服耐受建立等,多方面预防和治疗食物过敏。

季节和环境改变导致吸入性抗原增加。这能加剧食物过敏的临床症状,常见吸入性抗原包括房屋粉尘、小虫、羽毛、动物皮屑、花粉、真菌、灰尘等。相似的环境因素如吸烟、应激、运动和寒冷也可加剧食物过敏的临床症状。

四、治疗方式

食物过敏的诊断过程是寻找过敏原。约有 14 种食物可致敏,最常见的致敏食物有鸡蛋、牛奶，其次为鱼、虾、花生、大豆、大麦或坚果等。其中花生、坚果类过敏最严重，持续时间最长。

目前，食物过敏的治疗包括避免疗法、特异性免疫治疗及自然疗法。

（一）避免疗法

从病人饮食中完全免去致敏食物是最有效的方法。当明确找出过敏原之后，即完全停止食用该种食物。如，牛奶过敏者则不再食牛奶、奶油蛋糕、冰激凌等一切奶制品。

（二）特异性免疫治疗

特异性免疫治疗也被叫作"脱敏疗法"，对于营养价值较高又需常食用的食品，可采用口服脱敏疗法。例如，对鸡蛋过敏可将1个鸡蛋稀释至1 000—10 000倍，食其1份，如无症状发生，则逐日增加食量。如此经过数周或数月，有些病人耐受程度可以达到正常人的食用量。由于脱敏疗法的一些不良反应的高风险性及治疗效果不够理想，因此对这种疗法的使用还在探索中。

（三）自然疗法

在动物实验中，一些中草药被发现具有下调辅助型T细胞2和免疫球蛋白IgE的作用。在治疗人体的花生过敏和牛乳过敏方面，部分中草药显示了较好作用。

益生菌疗法主要通过调整肠道菌群黏膜免疫并纠正肠道的渗透性达到治疗目的。益生菌在食物过敏治疗中显示的优势越来越受到人们的重视，目前正进行深入研究。

五、预防手段

因为食物过敏与遗传关系密切，因此那些父母有食物过敏史的婴幼儿，属于食物过敏的高危人群。针对这些高危婴幼儿有如下预防食物过敏的建议。

（一）坚持母乳喂养

母亲应哺乳1年甚至更长时间。在哺乳期间，可以选择食用低过敏的配方食品作为高危婴幼儿的母乳补充剂。

（二）避免高致敏食物

孕妇在怀孕期间除不吃花生外，对其他食物可以考虑不忌口，忌口的孕妇应该考虑补充无机物质和维生素。母亲在哺乳期间应该避免食用花生和其他坚果，且视情况避免食用鸡蛋、牛乳、鱼。对于婴幼儿自身，出生半年后才喂固体食物，一年后喂乳制品，两年后食鸡蛋，三年后吃花生等坚果。

第七节 呼吸系统感染

一、疾病概述

婴幼儿常见呼吸系统感染包括上呼吸道感染、急性支气管炎、肺炎等。

上呼吸道感染，是对鼻腔、咽部或喉部急性炎症的总称。感冒一般可以分为普通感冒和流行性感冒。普通感冒，俗称"伤风"，绝大多数是由病毒引起的一种呼吸道常见疾病。流行性感冒是由流感病毒引起的急性呼吸道传染病，其传染性很强，可通过咳嗽、打喷嚏等方式传播。

急性支气管炎是指由病毒或细菌等病原体感染所致的支气管黏膜炎症，是婴幼儿的常见病、多发病，往往继发于上呼吸道感染之后，常是肺炎的早期表现。引起该疾病的原因是病毒和细菌，病毒和细菌可以直接感染气管或支气管，先感染呼吸道继而引起急性支气管炎。

肺炎是由各种病因引起的肺部炎症。革兰阴性杆菌感染、呼吸道条件致病菌感染、混合感染、耐药菌增多等因素都可引发肺炎。儿童咽部的淋巴组织不完善，气管壁上的纤毛运动能力差，肺部弹性组织发育差，因此容易患感冒、麻疹、百日咳等疾病，若久治不愈则容易引发肺炎。婴幼儿心肺功能较弱，严重肺炎可能诱发心肺衰竭，需要高度重视、及时治疗。

二、常见症状

(一) 感冒

主要表现为鼻部症状，如打喷嚏、鼻塞、流清水样鼻涕，也可表现为咳嗽、咽干、咽痒或咽灼热感，甚至有鼻后滴漏感。发病同时或数小时后可有打喷嚏、鼻塞、流清水样鼻涕等症状。感冒时一般无发热及全身症状，或仅有低热、不适、轻度畏寒、头痛等症状。感冒大多3—4天即可痊愈。

(二) 急性支气管炎

主要表现为鼻塞、不适、打寒战、低热、背部和肌肉疼痛以及咽喉痛。病情前期干咳无痰，但几小时或几天后出现少量黏痰，稍后出现较多的黏液或黏液脓性痰。有些患儿伴随有胸骨后烧灼样痛，并于咳嗽时加重，无并发症的严重病例发热至38.3—38.8摄氏度，一般持续3—5天。

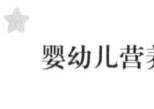

（三）肺炎

肺炎的主要特征有呼吸急促、嗜睡、呼吸困难、食欲减退、伴呼吸音减弱及支气管肺泡呼吸音等。有的患儿表现为烦躁不安、精神极差，甚至心功能不全。

三、治疗方式

婴幼儿患有呼吸系统感染后应及时就医，确定病因后，注意控制感染，有针对性地治疗。

此外，患儿房间应保持空气清新，温度、湿度适中，避免干燥空气刺激其呼吸道。应多喝水，以稀释痰液使痰液容易咳出，且应食用营养丰富且易于消化的食物。

患儿身体发热时可以采取药物降温或物理降温。患儿一般可平卧，但要经常变换体位，防止痰液积存一处，家长应轻轻拍打其背部以便于痰的咳出。

四、膳食指导

针对呼吸道感染，除进行必要的药物治疗外，合理调整患儿的饮食，进行营养护理，是促进患儿身体早日康复的重要措施。

（一）多饮白开水

由于患儿会出现身体发热、呼吸急促、咳嗽及气管中分泌物增多等症状，这些症状均会使体液丢失较多，因此要注意让患儿多补充液体，最好为白开水（或低浓度糖盐水），以防止脱水现象的发生，并可减少呼吸道内分泌物的黏稠和干结，利于患儿咳出痰液。

（二）多吃蔬菜和水果

婴幼儿患呼吸道感染时，在饮食中要注意补充蔬菜和水果。

感染时，患儿代谢需求较平时更高，对维生素的需求量变高。通常消化和吸收功能会因疾病受到影响，导致胃口不佳，因此维生素摄入不足。不同于脂溶性维生素可以在体内储备，短期摄入不足不会造成明显缺乏，水溶性维生素在体内储存量少，需要及时补充，因此家长应为患儿提供充足的蔬菜和水果。

（三）进食易消化的食物

患儿的消化能力受到影响（尤其是胃），一般会出现食欲不佳的现象，甚至伴有呕吐、便秘等症状。所以，患儿的食物要容易消化，不宜过咸或过甜，不进食油腻或刺激性（如冰冷或麻辣）的食物。

（四）不宜吃颗粒状、硬果类食物

呼吸道感染的婴幼儿易伴有咳嗽症状，进食颗粒状、硬果类零食要特别注意，要预防食物误吸入气管引起气管异物。

（五）患病期间少食多餐

对于感冒期间的婴幼儿，饮食的护理既要满足其口味，还要注意营养的合理搭配。为适应消化能力减弱的症状，应将每餐食物总量减少、餐次增加，但不可强迫患儿进食。

食品选择应以牛奶、鸡蛋、水果、果汁、蔬菜泥、水果泥、稠粥等易消化的食物为宜。

五、预防手段

婴幼儿抵抗力较弱，自身体温调节能力弱，秋冬季易患呼吸道传染疾病。平日应避免受凉、淋雨、过度疲劳；避免与感冒患者接触；避免脏手接触口、眼、鼻。家长应帮助婴幼儿做好卫生防护，流感盛行时应戴口罩，避免出入人多的公共场合。同时，应增强婴幼儿体质，坚持适度、有规律的户外运动，提高机体免疫力与耐寒力，帮助婴幼儿有效预防呼吸道疾病。

第八节 腹 泻

一、疾病概述

小儿腹泻是一组由多病原、多因素引起的大便次数增多和大便性状改变的儿科常见疾病，多发于 2 岁以下婴幼儿，特别是 1 岁以下婴儿。一年四季都可能发生，但以夏秋季最多。

腹泻的起病可缓可急，轻症仅有胃肠道症状，食欲不振，偶有呕吐，大便次数增多及性状改变；重者大便次数可达一天十余次，甚至几十次，大便可呈水样、糊状、黏液状，有的可解脓血便，同时可能出现较明显的脱水，电解质紊乱和全身中毒症状（如高热、烦躁、精神萎靡等）。

二、疾病原因

根据发病原因，腹泻一般可以分为感染性腹泻和非感染性腹泻两种。

（一）感染性腹泻

感染性腹泻可由病毒、细菌、真菌、寄生虫感染肠道后引起。其中轮状病毒是婴幼儿秋冬季腹泻的主要病因。对于细菌感染而言，致泻大肠菌是婴幼儿腹泻的主要病因之一。

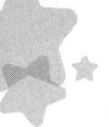

（二）非感染性腹泻

婴幼儿由于机体发育尚不成熟，消化功能不成熟，胃液酸度低，消化酶分泌量不足或者活性低，以致对食物的耐受力低下。另一方面，由于婴幼儿处于身体快速发育的时期，对各种营养的需求高，相对而言，需要消化吸收更多的食物以满足生长发育的营养需求。所以，一旦喂养不当，非常容易发生消化系统的功能紊乱。比如进食量的多少，辅食添加的时间，辅食的品种选择等，一旦掌握不好，均会导致腹泻。同时，婴幼儿进食过热或过凉食物，突然改变食物品种，气候变化等均有可能会引起腹泻。

此外，由于婴幼儿消化系统尚未发育成熟，对各种特殊食物的耐受能力差，很容易发生过敏现象，包括牛奶过敏、麦类食物中谷蛋白过敏、乳糖酶缺乏、双糖酶缺乏等引起的过敏，均会引起腹泻。

三、治疗方式

当婴幼儿由于各种原因出现腹泻时，除了要及时去医院检查，诊断治疗外，对由于婴幼儿消化不良而导致的腹泻，还要特别注意其膳食，以防止病情恶化。合理喂养关键在于根据婴幼儿的消化吸收能力进行喂养，以达到控制腹泻的效果。

四、膳食指导

对于腹泻的婴幼儿，原则上不建议禁食。一般情况可继续进食，但是需根据实际情况适当调整。不建议禁食的原因在于腹泻时胃肠道功能紊乱，禁食后婴幼儿一直处于饥饿状态，得不到足够营养，胃肠功能就不能恢复，长期禁食易会发生营养不良。

母乳喂养的婴儿，不必停止喂奶，只需适当减少喂奶量，缩短喂奶时间，延长两次喂奶的间隔时间，每日减少1—2次母乳的哺喂，使婴儿胃肠得到休息。除喂奶外，如果婴儿啼哭可以喂白开水，或5%葡萄糖水。婴儿腹泻时尽可能每次只吸吮乳母的前奶，乳母将喂奶后期的后奶乳汁挤掉，这是因为后奶内脂肪含量相较于前奶更高，会加重婴儿腹泻。

用配方奶粉喂养的婴儿腹泻，要根据腹泻、呕吐、食欲和消化的情况，确定膳食治疗的方法。如病情较重，每日腹泻超过10次，并伴有呕吐，应暂停喂奶，禁食6—8小时，最长不超过12小时。虽然禁食，但应保证充足的水分供应，可给婴儿喂些葡萄糖、淡盐水、胡萝卜汤、米汤等。

腹泻期患儿，无论病情轻重，一律停止添加辅食，至痊愈后再逐一恢复。随着病情的好转，先逐渐恢复一天应喂的奶量，婴幼儿胃肠道恢复后，再逐一将已经食用过的辅食小心恢复。腹泻儿由于水分、电解质丧失较多，易引起脱水，电解质酸碱平衡紊乱，故要及时就医，通过静脉滴注方式补充足量的液体及电解质,以防脱水。腹泻时,各种水溶性维生素损失比较多,可适当补充维生素制剂,恢复进食后尽快补充蔬果泥等食物。

由于腹泻时肠蠕动增强,肠内常有胀气致使腹泻加剧,所以腹泻时和腹泻未完全恢复的阶段,婴幼儿不宜食用牛奶、甜食、豆类物质及豆制品等易使肠道菌群产气的食物。另外,为了避免加重婴幼儿胃肠负担,也应忌食生冷、油腻的食物。

附录

附录一 儿童生长曲线

(一) 世界卫生组织儿童生长曲线(0—5岁)

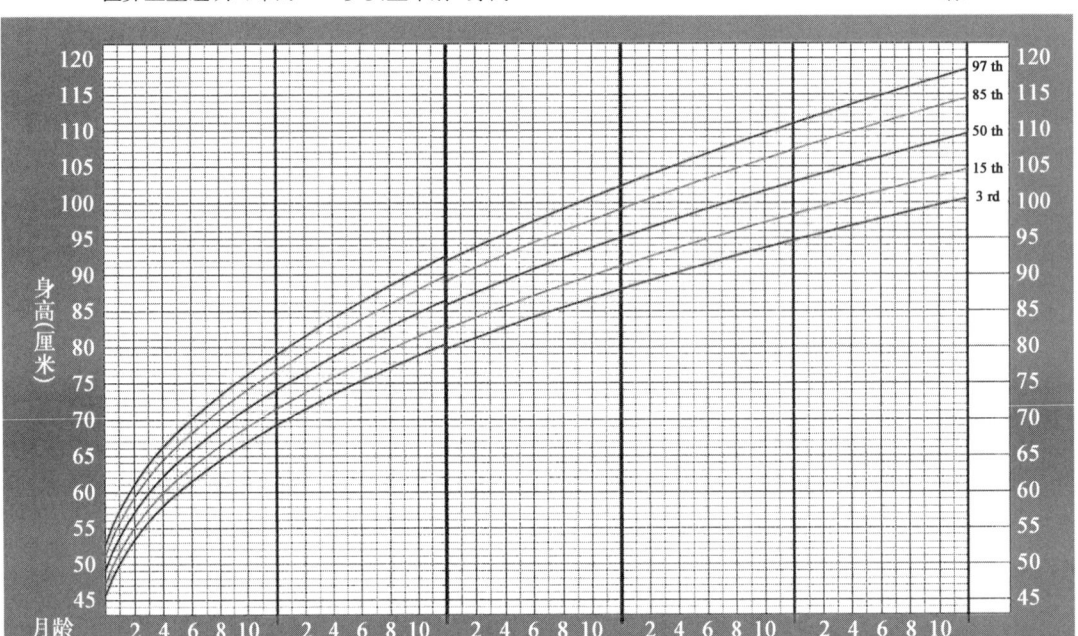

附 录

世界卫生组织公布的0—5岁男童年龄/身高

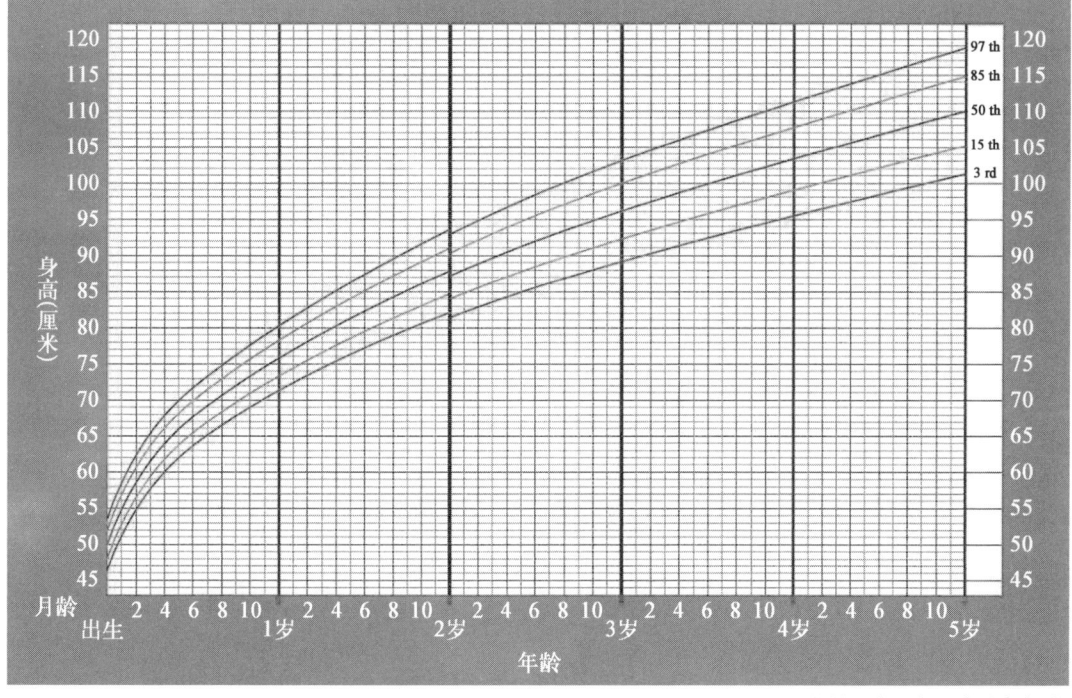

世界卫生组织儿童生长标准

世界卫生组织公布的0—5岁女童体重/年龄

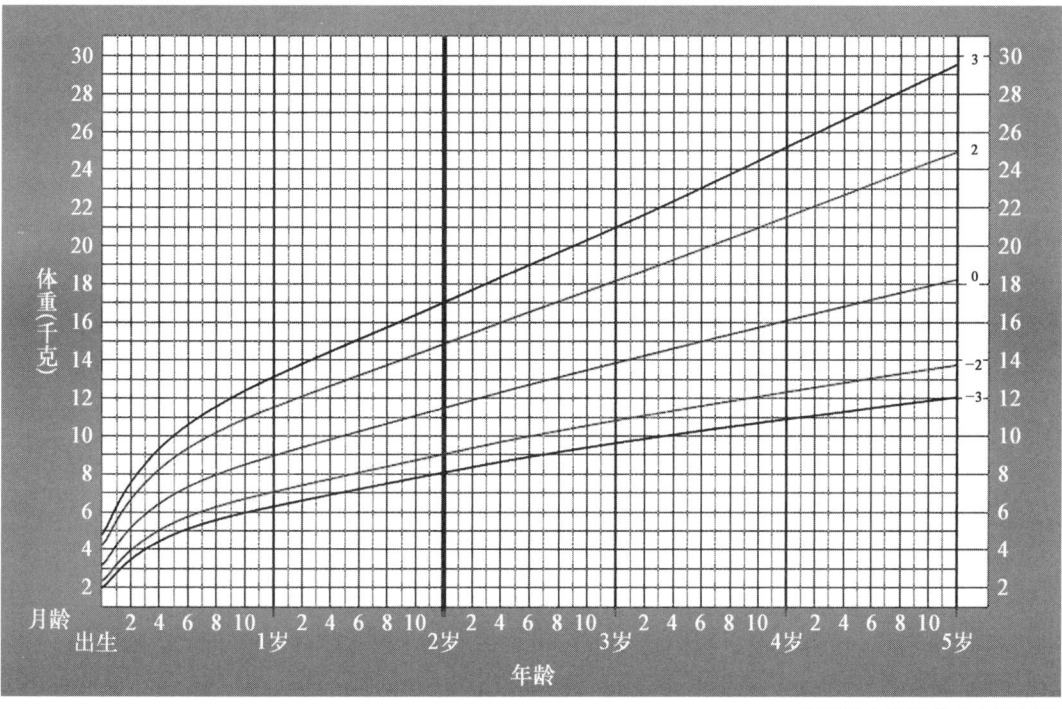

世界卫生组织儿童生长标准

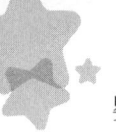

婴幼儿营养与健康家庭教育指导

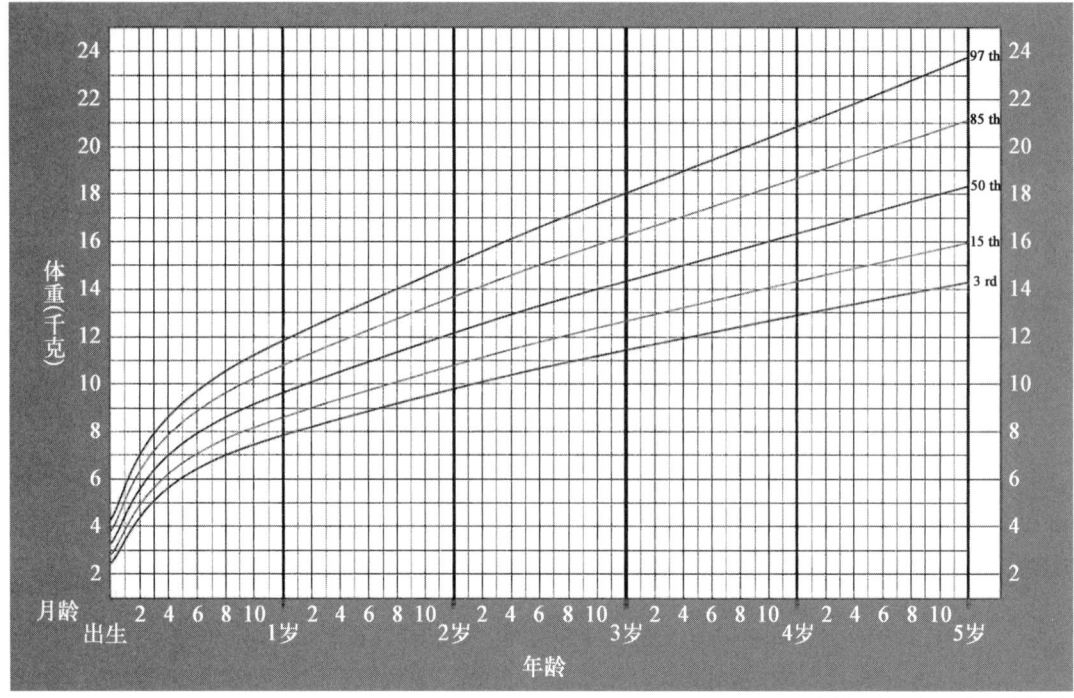

世界卫生组织儿童生长标准

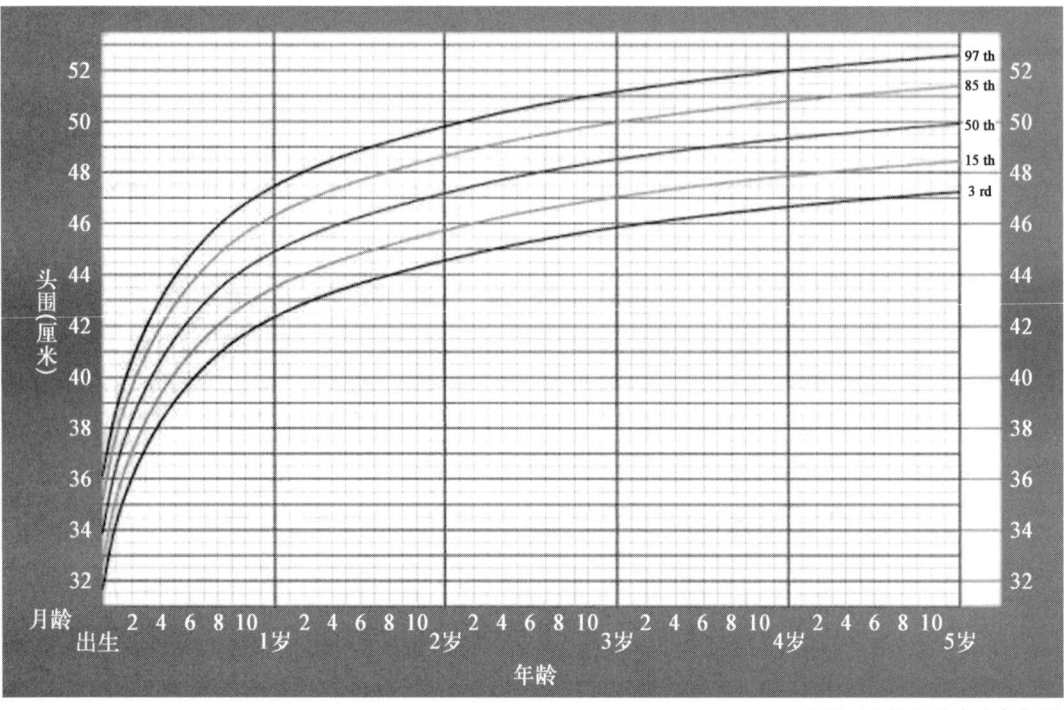

世界卫生组织儿童生长标准

附 录

世界卫生组织公布的0—5岁男童头围/年龄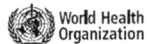

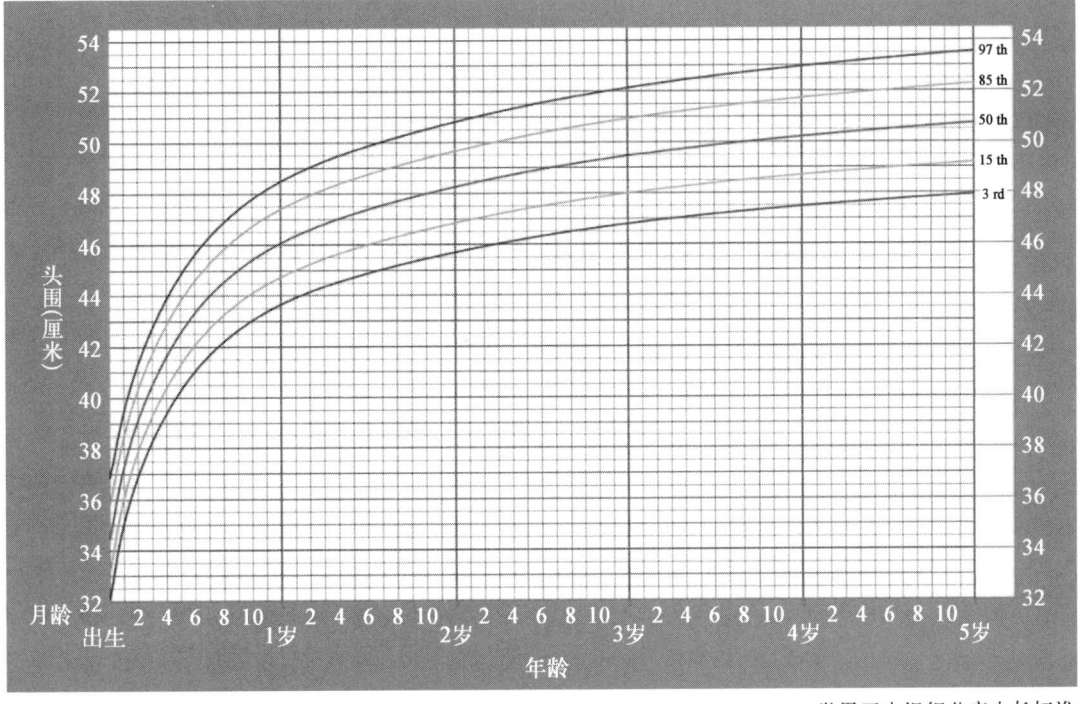

世界卫生组织儿童生长标准

世界卫生组织公布的0—5岁女童身体质量指数(BMI)/年龄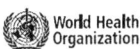

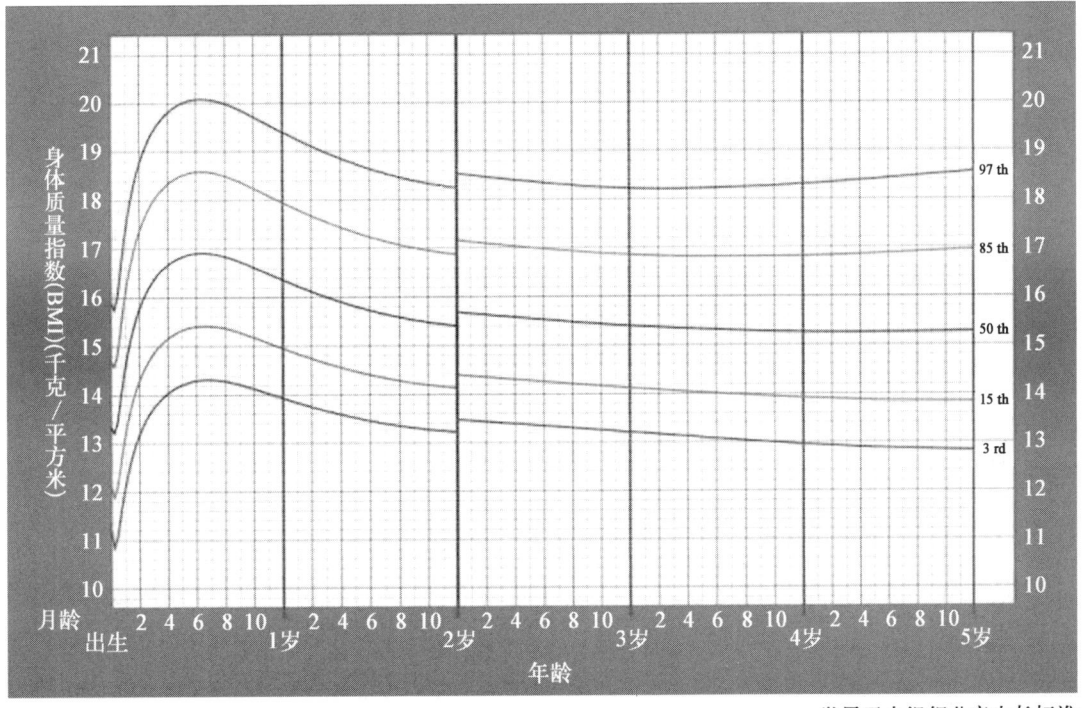

世界卫生组织儿童生长标准

世界卫生组织公布的0—5岁男童身体质量指数(BMI)/年龄

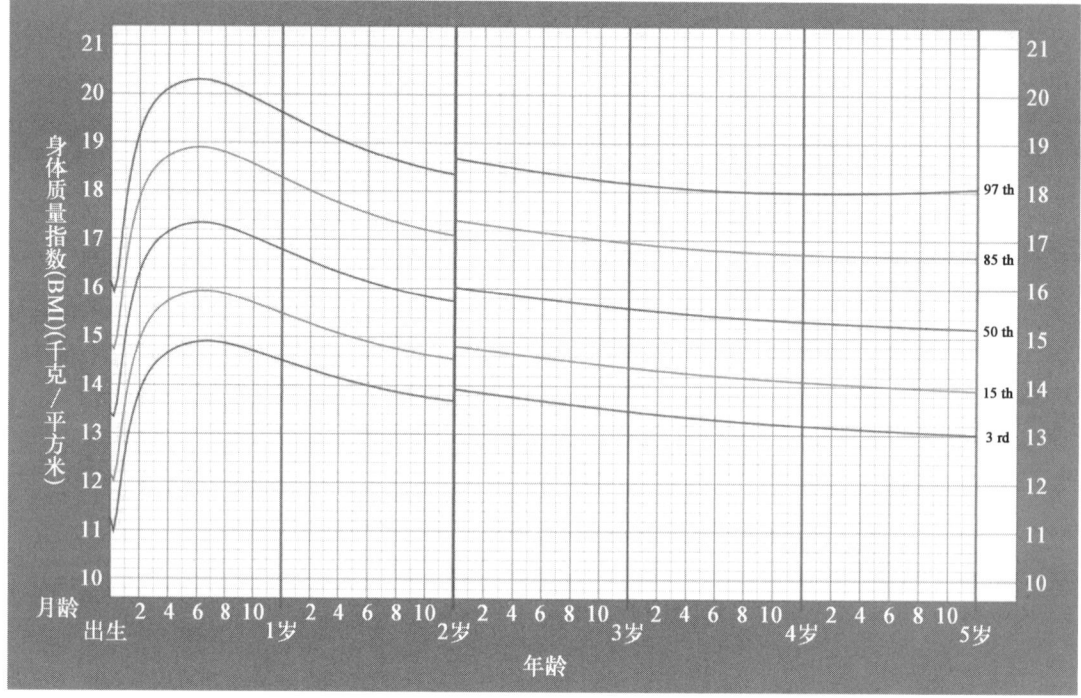

世界卫生组织儿童生长标准

世界卫生组织公布的0—5岁女童体重/身高

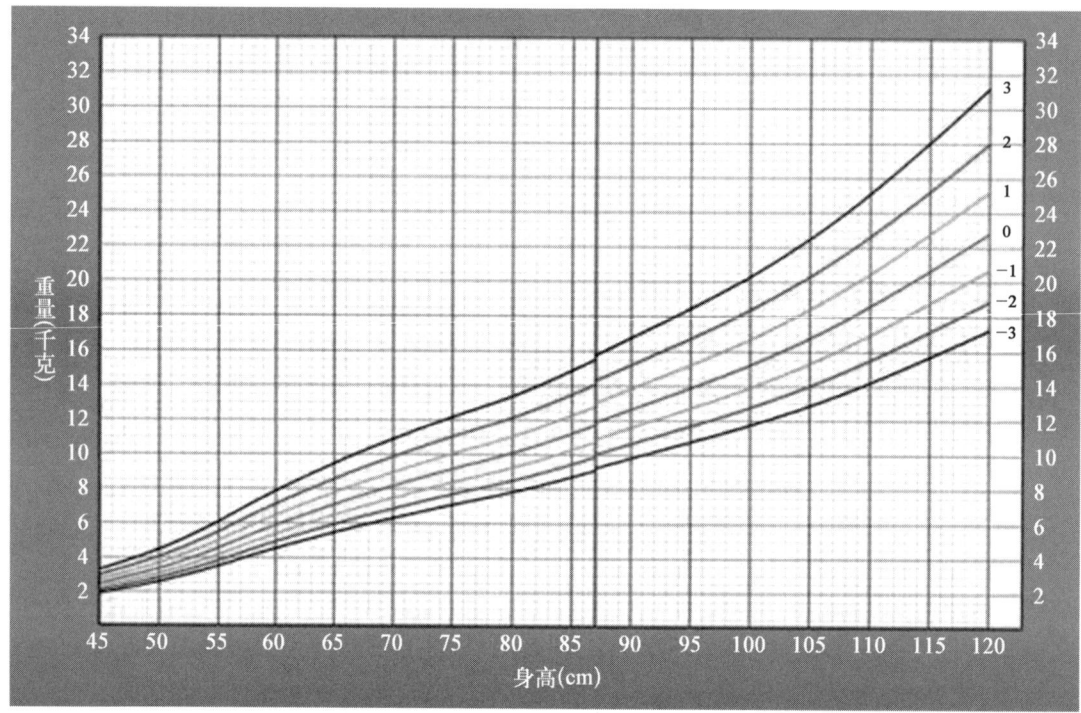

世界卫生组织儿童生长标准

世界卫生组织公布的0—5岁男童体重/身高

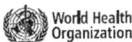

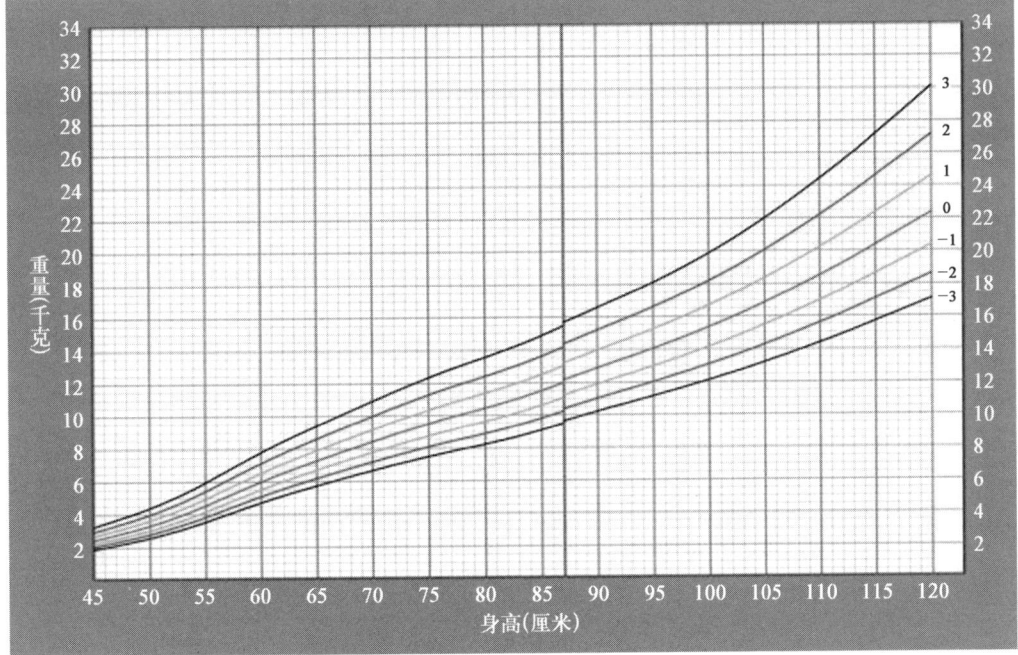

世界卫生组织儿童生长标准

（二）世界卫生组织儿童生长曲线（0—2岁）

世界卫生组织公布的0—2岁女童体重/年龄

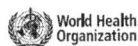

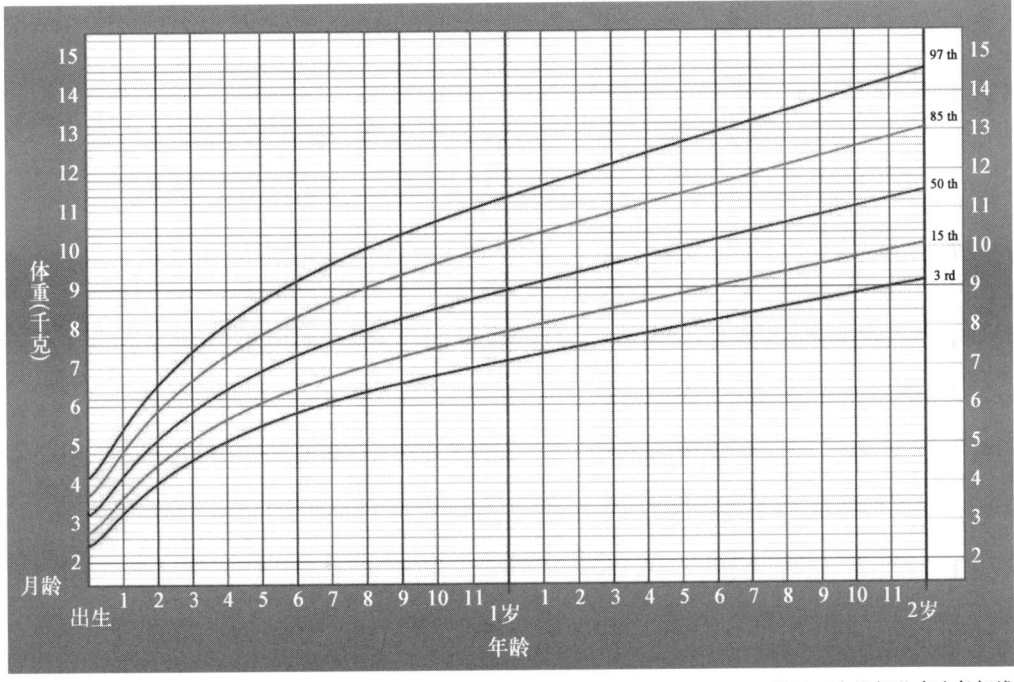

世界卫生组织儿童生长标准

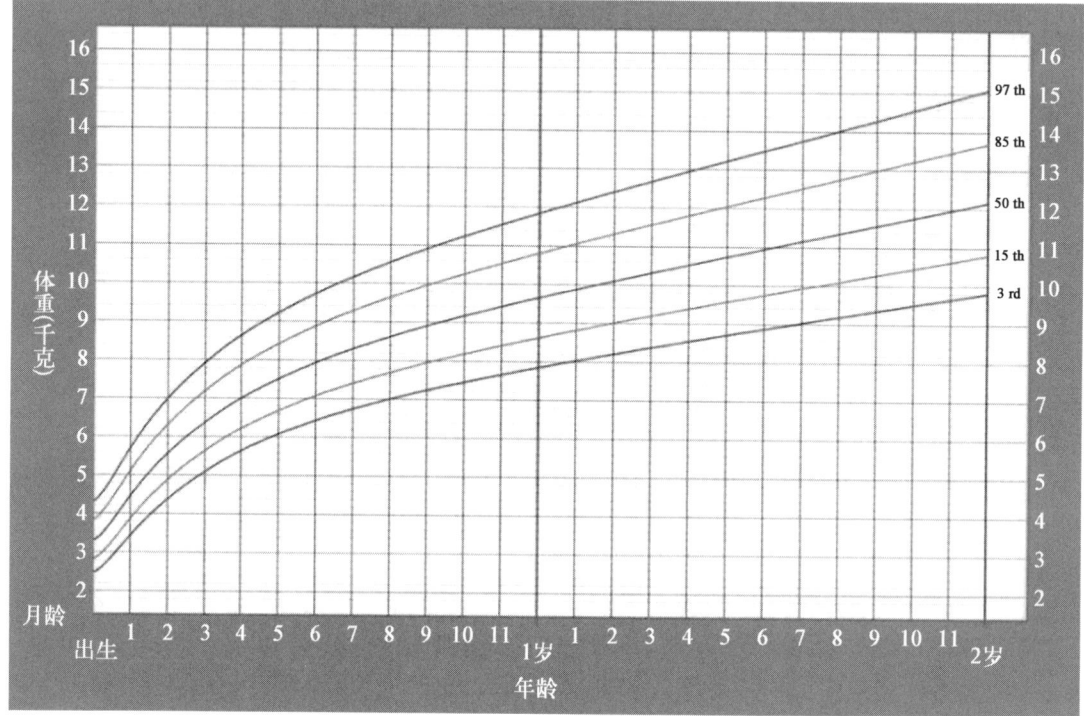

世界卫生组织儿童生长标准

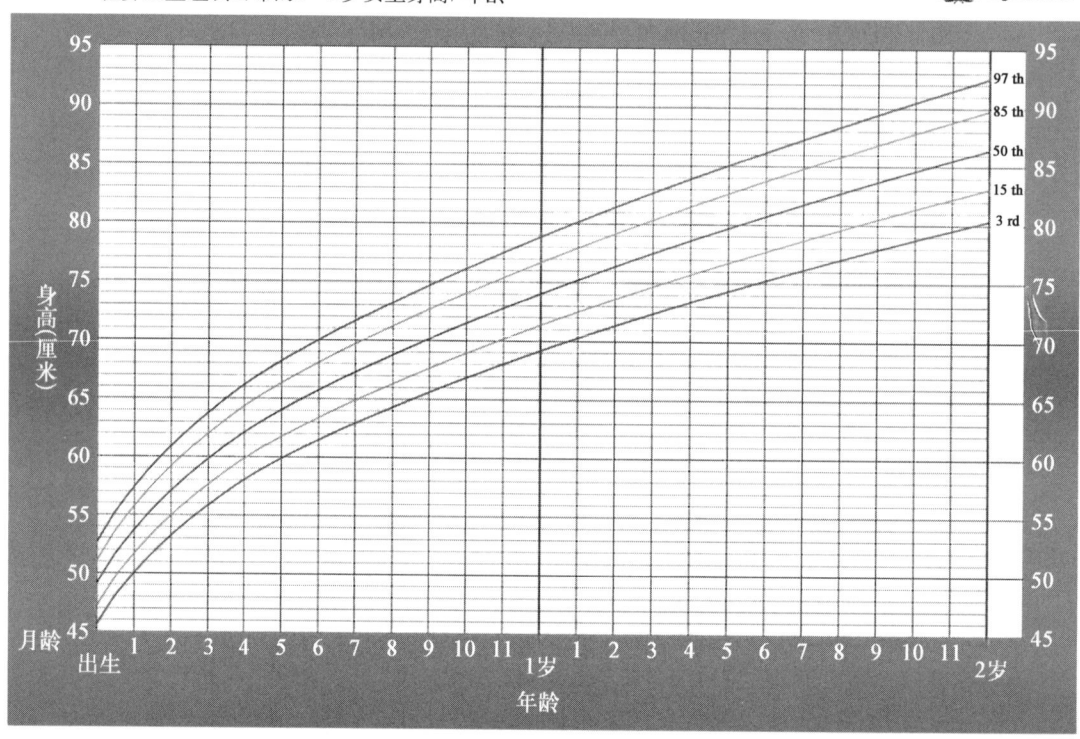

世界卫生组织儿童生长标准

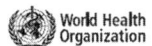

世界卫生组织公布的0—2岁男童身高/年龄

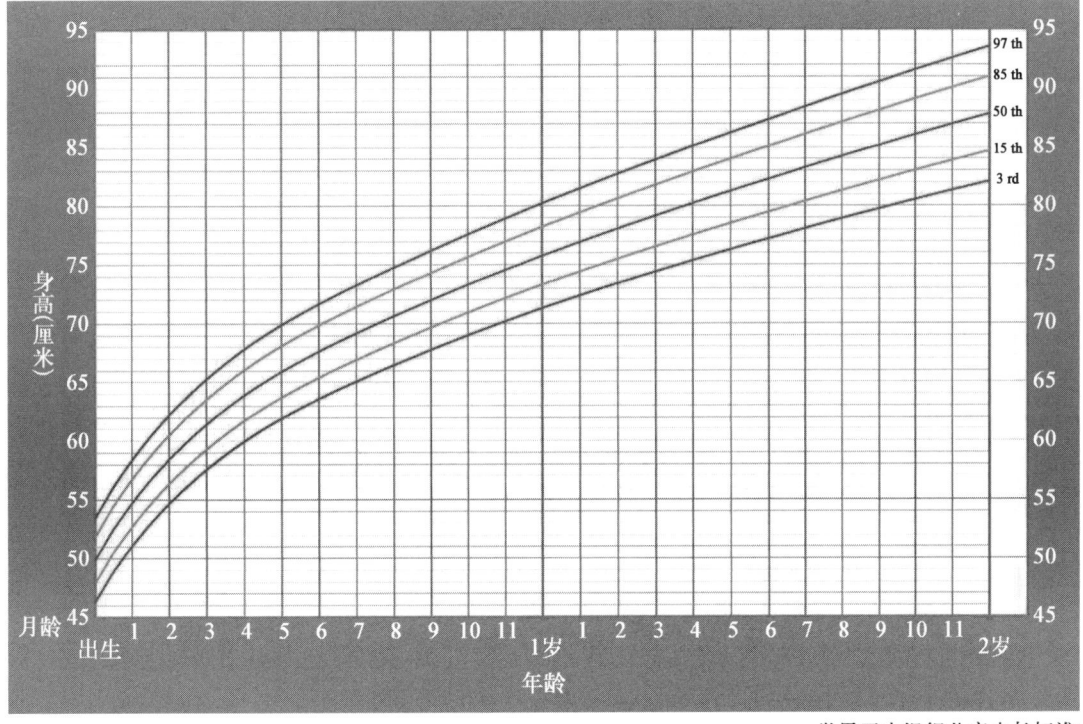

世界卫生组织儿童生长标准

世界卫生组织公布的0—2岁女童头围/年龄

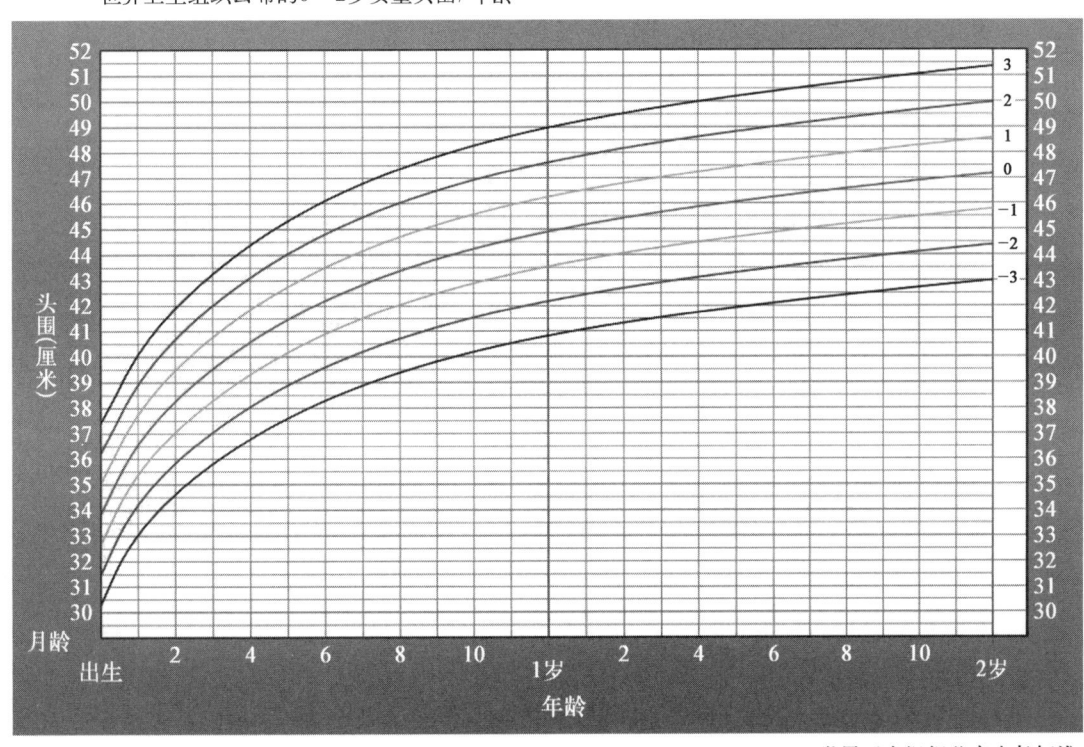

世界卫生组织儿童生长标准

世界卫生组织公布的0—2岁男童头围/年龄

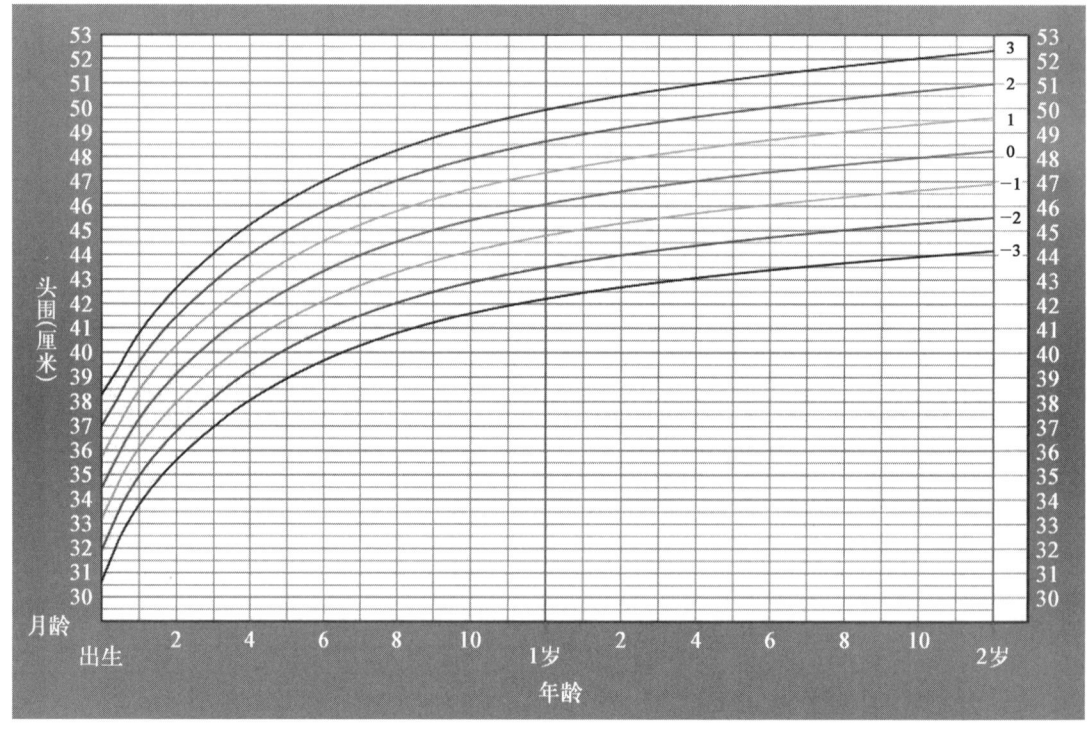

世界卫生组织儿童生长标准

世界卫生组织公布的0—2岁女童体重/身高

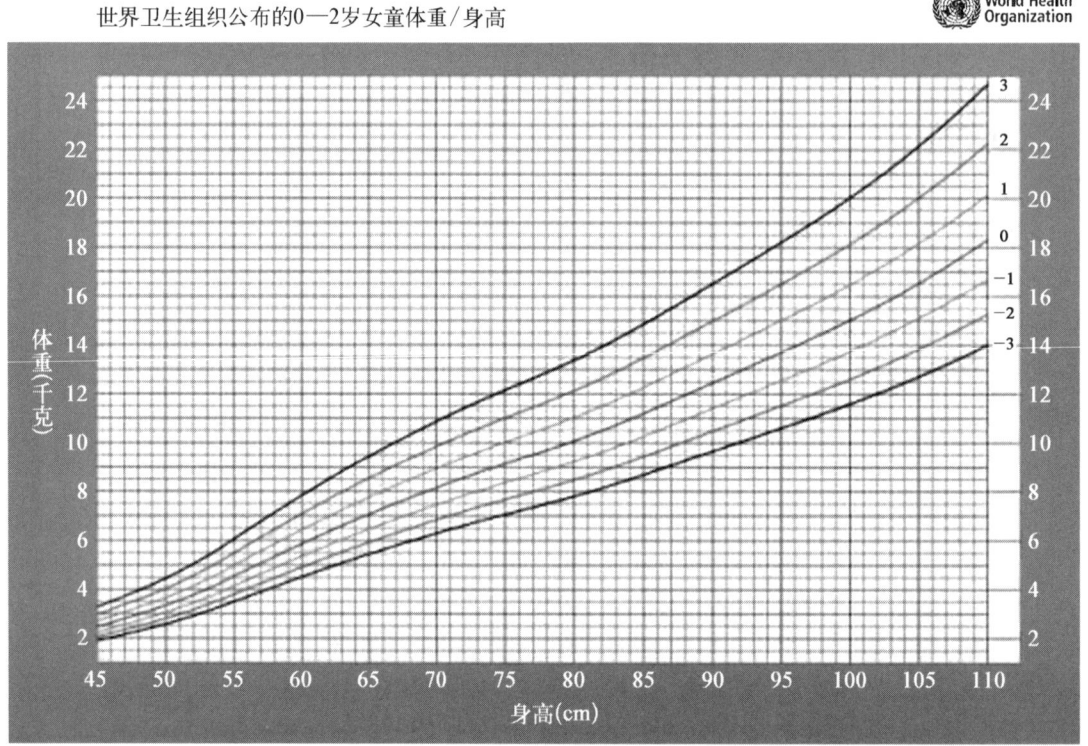

世界卫生组织儿童生长标准

附 录

世界卫生组织公布的0—2岁男童体重／身高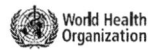

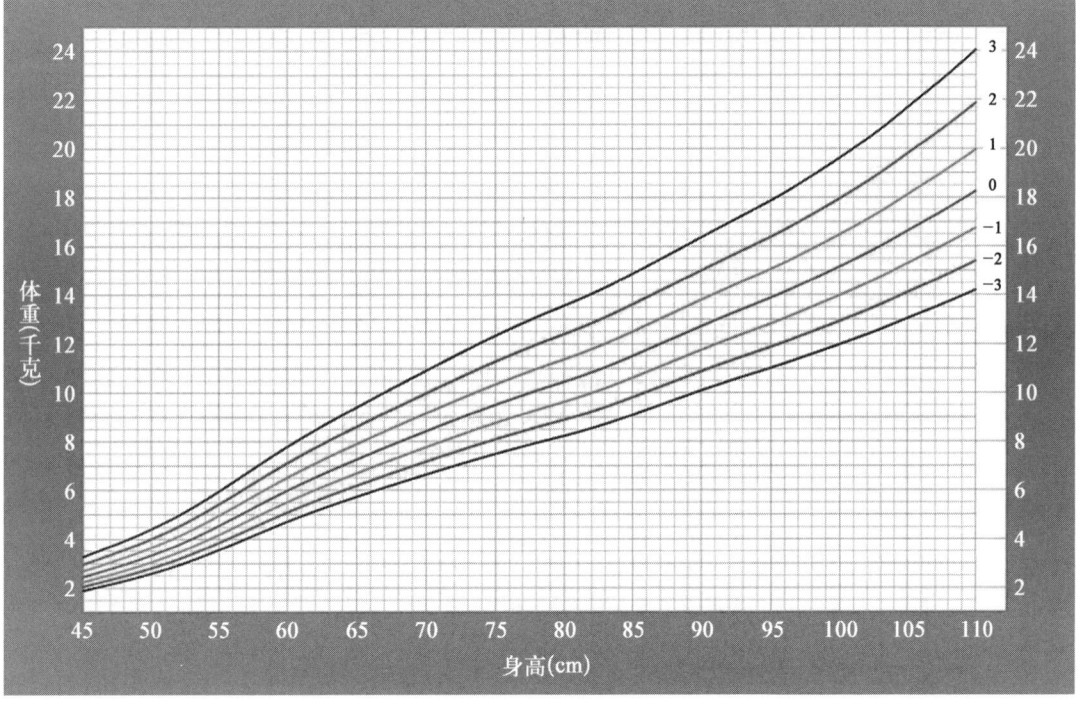

世界卫生组织儿童生长标准

(三) 中国儿童生长曲线(0—3岁)

中国0—3岁女童身长、体重百分位曲线图

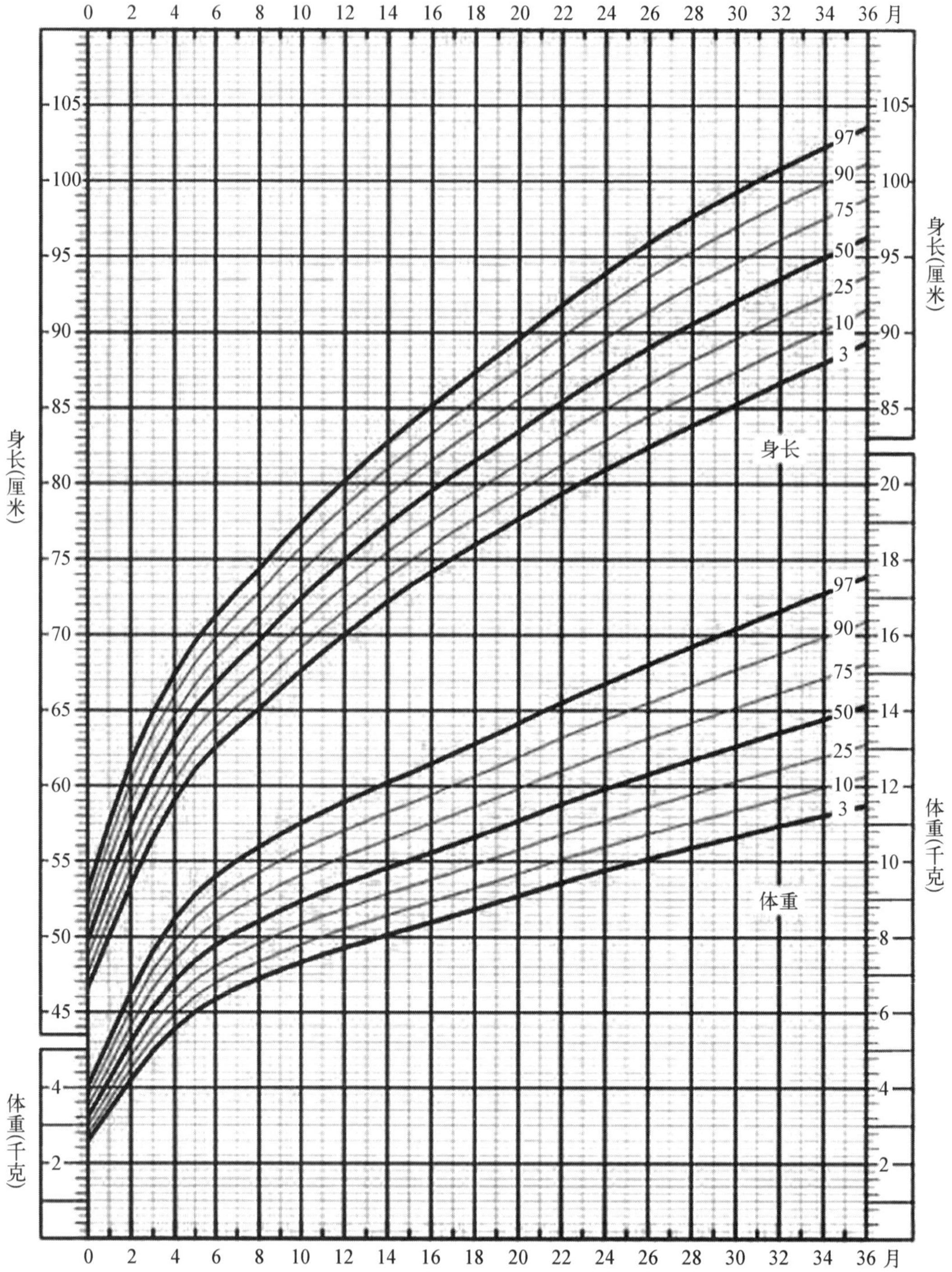

注：根据2005年九市儿童体格发育调查数据研究制订，参考《中华儿科杂志》2009年第3期首都儿科研究所生长发育研究室制作

附 录

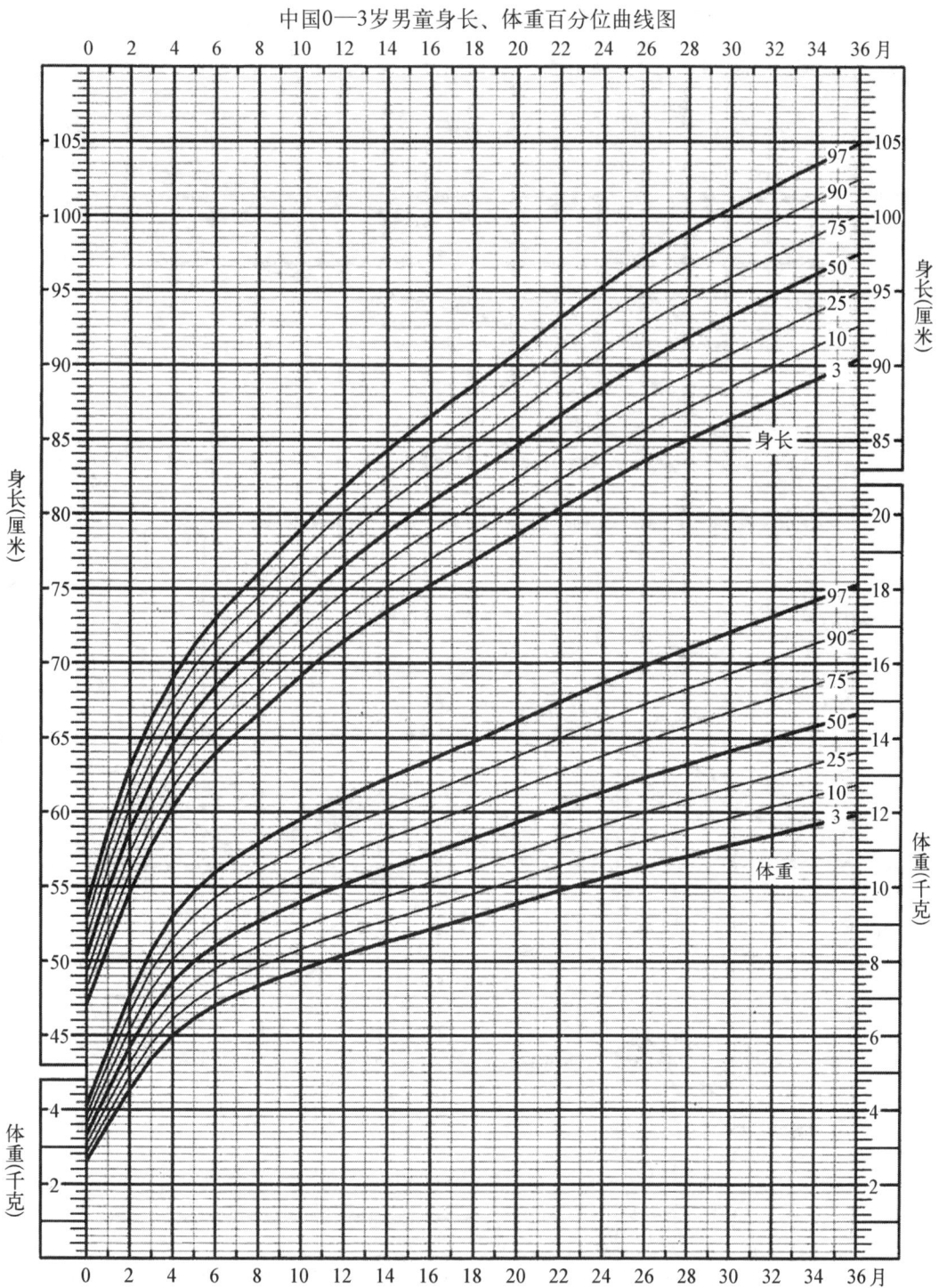

注：根据2005年九市儿童体格发育调查数据研究制订，参考《中华儿科杂志》2009年第3期首都儿科研究所生长发育研究室制作

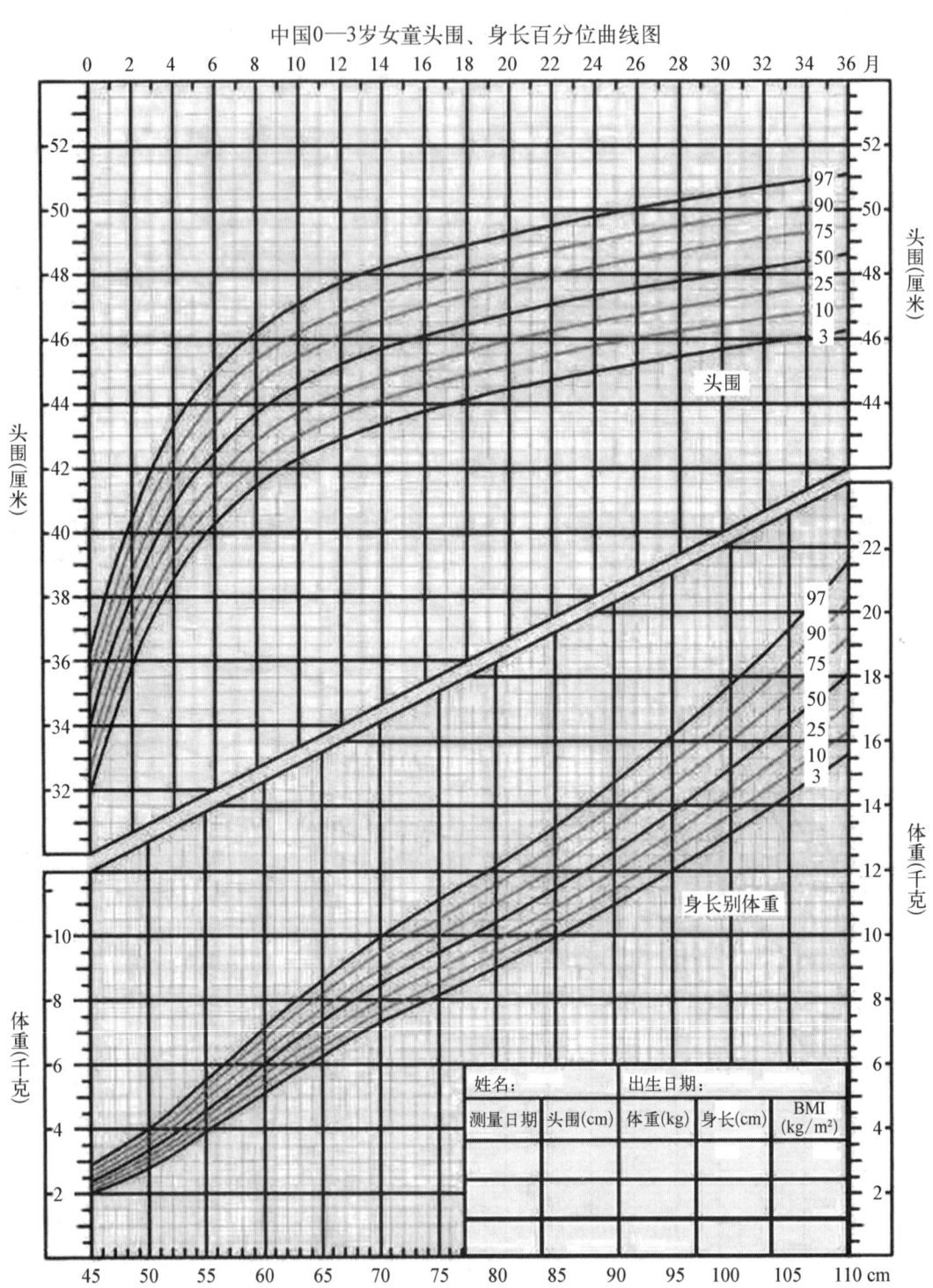

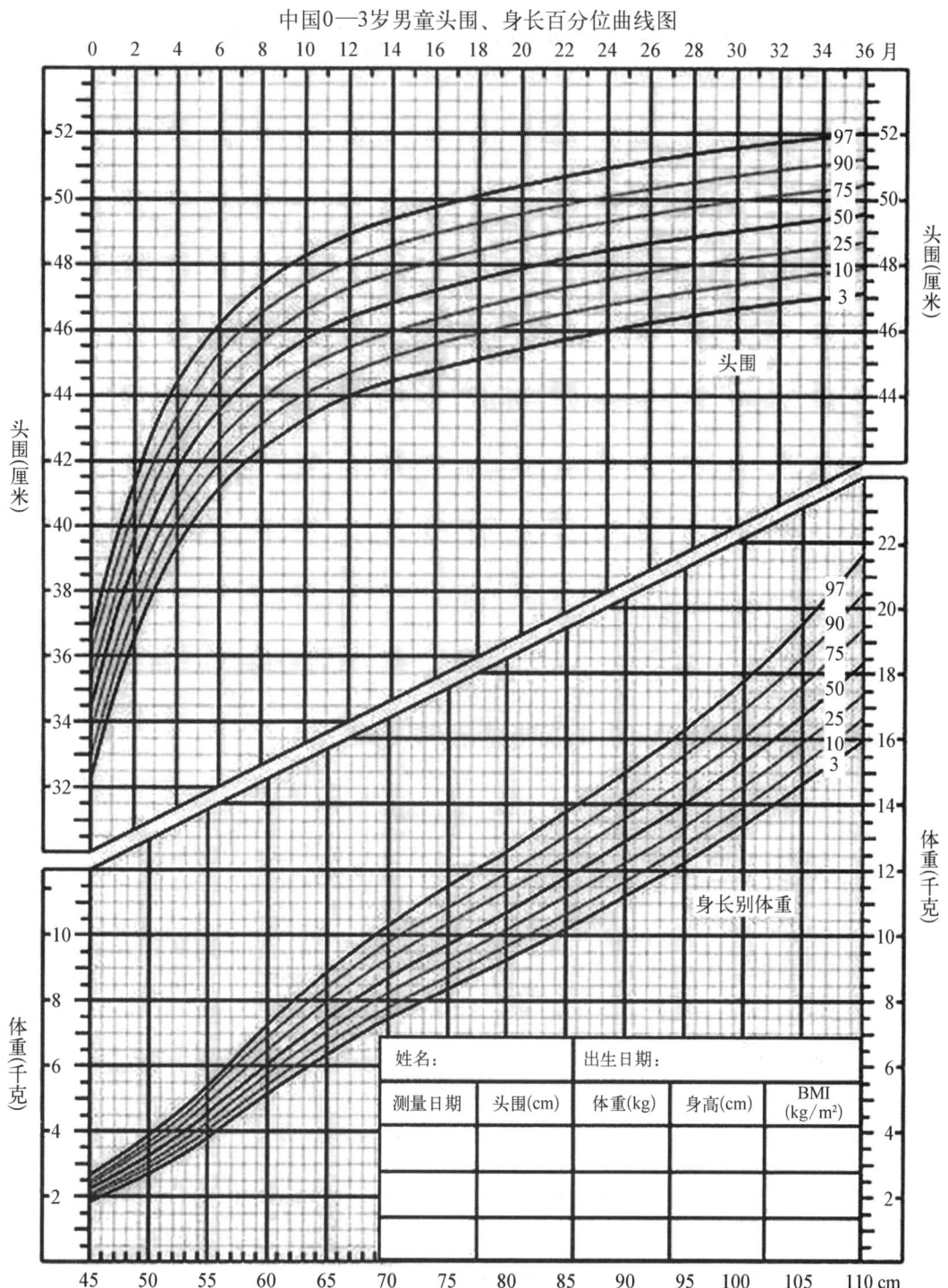

注：根据2015年九市儿童体格发育调查研究制订，参考《中华儿科杂志》2009年第3、4期首都儿科研究所生长发育研究室制作

附录二　中国居民不同人群平衡膳食宝塔(2016)

(一) 备孕妇女平衡膳食宝塔

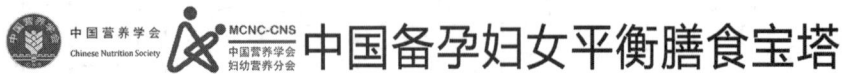

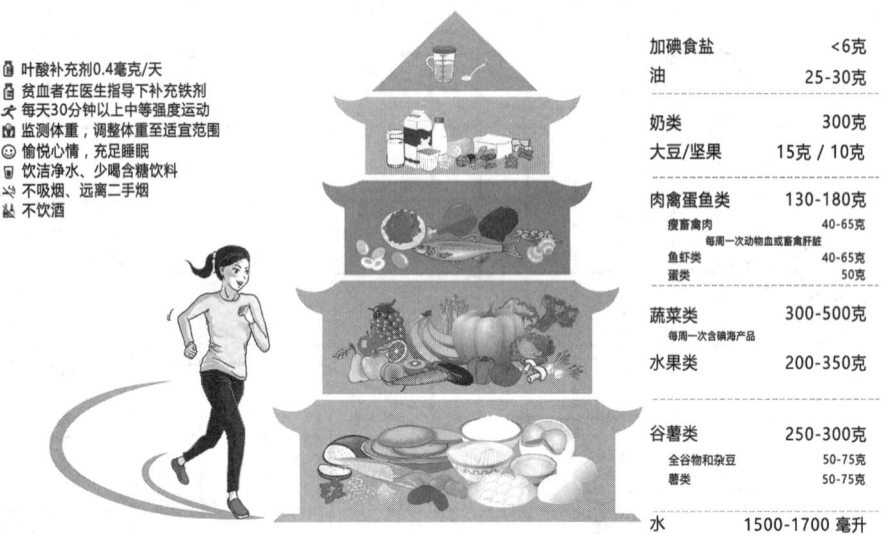

(二) 孕期妇女平衡膳食宝塔

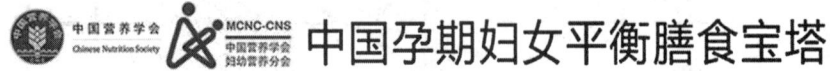

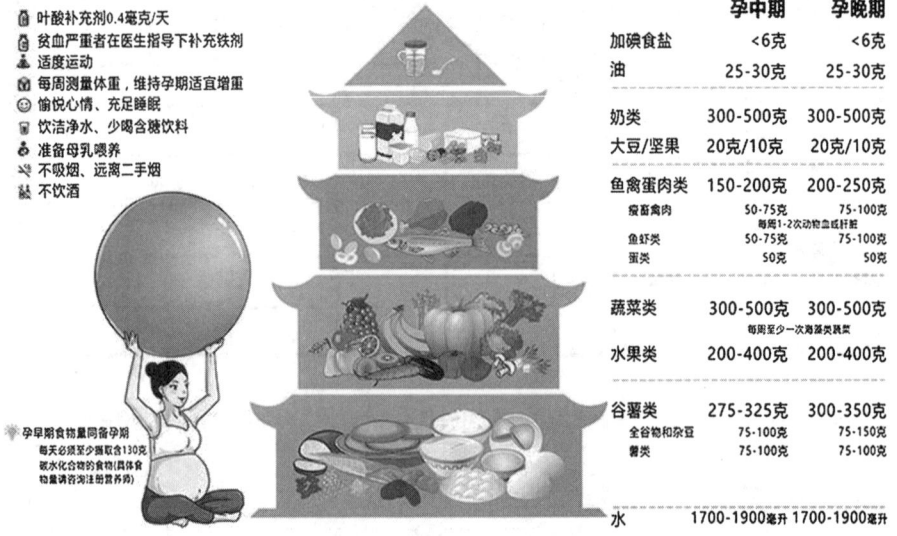

（三）哺乳期妇女平衡膳食宝塔

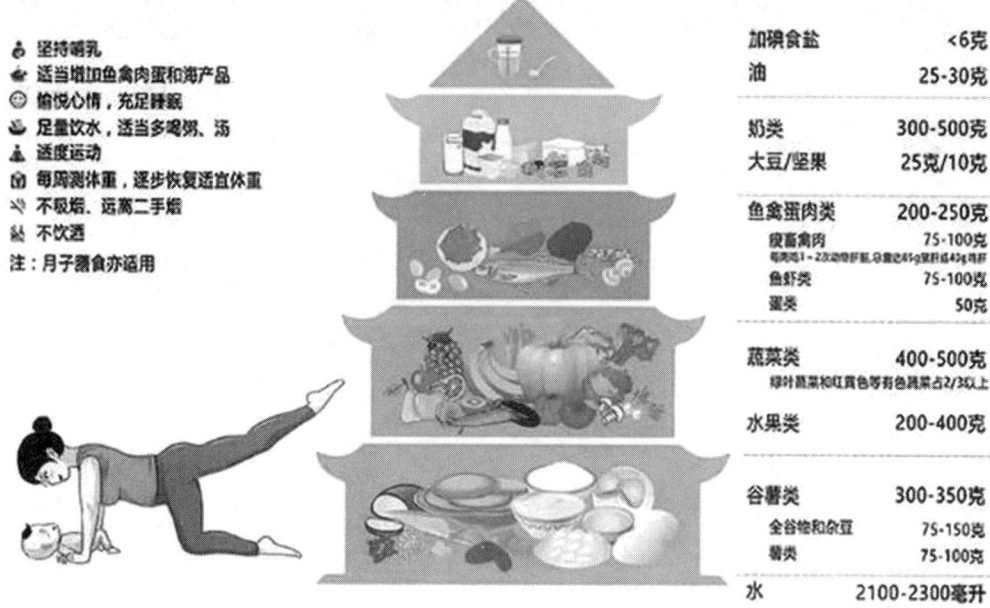

（四）6月龄内母乳喂养推荐示意图

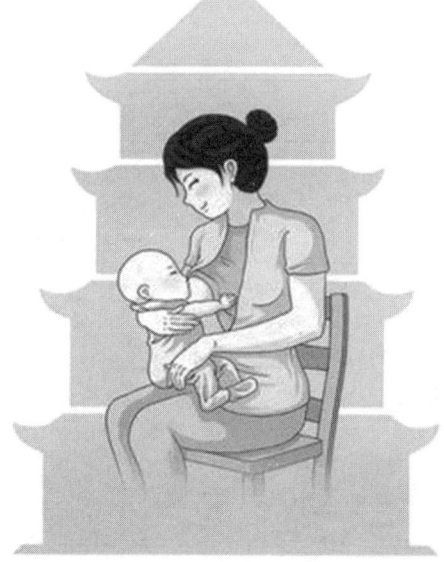

（五）7—24月龄婴幼儿平衡膳食宝塔

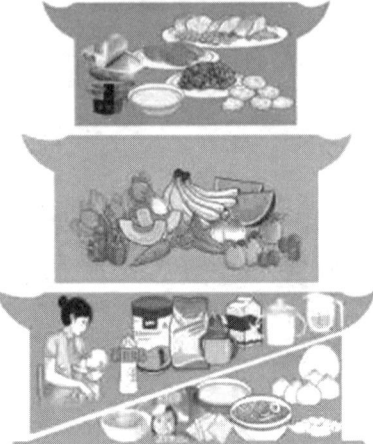

（六）2—5岁儿童平衡膳食宝塔

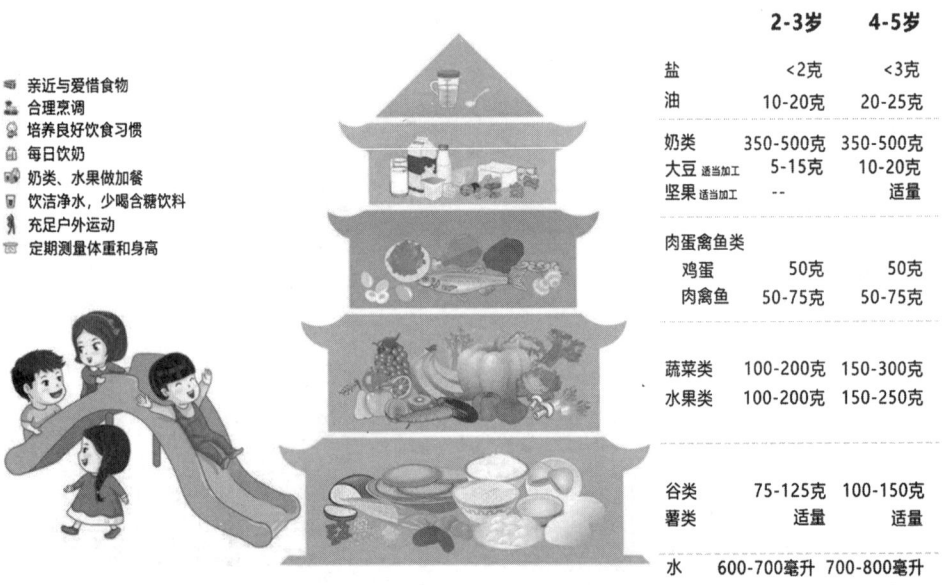

附录三 《中国居民膳食营养参考摄入量(2013)》0—3岁婴幼儿及乳母膳食营养参考摄入量

(一) 0—12月龄婴儿膳食营养参考摄入量

表1　0—12月龄婴儿能量和宏量营养素参考摄入量

宏量营养素	适宜摄入量(AI)	
	0—6月	7—12月
能量[kcal/(kg·d)]	90(EER)	80(EER)
蛋白质(g)	9	15(EAR)/20(RNI)
总碳水化合物(g)	60	85
总脂肪(%E[a])	48	40
亚油酸(%E)	7.3(150mg[b])	6.0
α-亚麻酸(%E)	0.87	0.66
DHA(mg/g)	100	100

a：%E 为占能量的百分比。
b：花生四烯酸。

表2　0—12月龄婴儿矿物质参考摄入量

矿物质	适宜摄入量(AI)	
	0—6月	7—12月
钙(mg/d)	200/1 000(UL)	250/1 500(UL)
磷(mg/d)	100	180
钾(mg/d)	135	550
钠(mg/d)	170	350
镁(mg/d)	20	65
氯(mg/d)	260	550
铁(mg/d)	0.3	7(EAR)/10(RNI)
碘(μg/d)	85	115
锌(mg/d)	2	2.8(EAR)/3.5(RNI)
硒(μg/d)	15/55(UL)	20/80(UL)
铜(mg/d)	0.3	0.3
氟(mg/d)	0.01	0.23
铬(μg/d)	0.2	4.0
锰(mg/d)	0.01	0.7
钼(μg/d)	2	15

表3 0—12月龄婴儿维生素参考摄入量

维 生 素	适宜摄入量（AI）	
	0—6个月	7—12个月
维生素 A(μgRAE/d)[c]	300/600(UL)	350/1 500(UL)
维生素 D(μg/d)	10/20(UL)	10/20(UL)
维生素 E(mgα-TE/d)[d]	3	4
维生素 K(μg/d)	2	10
维生素 B_1(mg/d)	0.1	0.3
维生素 B_2(mg/d)	0.4	0.5
维生素 B_6(mg/d)	0.2	0.4
维生素 B_{12}(μg/d)	0.3	0.6
维生素 C(mg/d)	40	40
泛酸(mg/d)	1.7	1.9
叶酸(μgDFE/d)[e]	65	100
烟酸(mgNE/d)[f]	2	3
胆碱(mg/d)	120	150
生物素(μg/d)	5	9

c：视黄醇活性当量(RAE,μg)＝膳食或补充剂来源全反式视黄醇(μg)＋1/2 补充剂纯品全反式 β-胡萝卜素(μg)＋1/12 膳食全反式 β-胡萝卜素(μg)＋1/24 其他膳食维生素 A 类胡萝卜素(μg)；d：α-生育酚当量(α-TE)，膳食中总-α-TE 当量(mg)＝1$\times$$\alpha$-生育酚(mg)＋0.5$\times$$\beta$-生育酚(mg)＋0.1$\times$$\gamma$-生育酚(mg)＋0.02$\times$$\alpha$-生育酚(mg)＋0.3$\times$$\alpha$-三烯生育酚(mg)；e：叶酸当量(DFE,$\mu$g)＝天然食物来源叶酸($\mu$g)＋1.7$\times$合成叶酸($\mu$g)；f：烟酸当量(NE,mg)＝烟酸(mg)＋1/60 色氨酸(mg)。
有些营养素未制定可耐受摄入量，主要是因为研究资料不充分，并不表示过量摄入没有健康风险。

（二）1—3岁幼儿膳食营养参考摄入量

表1 1—3岁幼儿能量和蛋白质参考摄入量

年龄(岁)	能量(EER)(kcal/d)		蛋白质(g/d)	
	男	女	EAR	RNI
1岁	900	800	20	25
2岁	1 100	1 000	20	25
3岁	1 250	1 200	25	30

表2 1—3岁幼儿碳水化合物和脂肪的参考摄入量

宏量营养素	适宜摄入量(AI)	AMDR(%E)
总碳水化合物(g)	120(EAR)	50—60
总脂肪(%E[a])	35	—[b]
亚油酸(%E)	4.0	—
α-亚麻酸(%E)	0.60	

续 表

宏量营养素	适宜摄入量(AI)	AMDR(%E)
DHA(mg/d)	100	—

a：%E为占能量的百分比。
b：未制定参考值者用"—"表示。

表3 1—3岁幼儿矿物质参考摄入量

矿 物 质	RNI	UL
钙(mg/d)	600	1 500
磷(mg/d)	300	—
钾(mg/d)	900(AI)	—
钠(mg/d)	700(AI)	—
镁(mg/d)	140	—
氯(mg/d)	1 100(AI)	—
铁(mg/d)	9	25
碘(μg/d)	90	—
锌(mg/d)	4.0	8
硒(μg/d)	25	100
铜(mg/d)	0.3	2
氟(mg/d)	0.6(AI)	0.8
铬(μg/d)	15(AI)	—
锰(mg/d)	1.5(AI)	—
钼(μg/d)	40	200

表4 1—3岁幼儿维生素参考摄入量

维 生 素	EAR	RNI	UL
维生素 A(μgRAE/d)[c]	220	310	700
维生素 D(μg/d)	8	10	20
维生素 E(mgα-TE/d)[d]	—	6(AI)	150
维生素 K(μg/d)	—	30(AI)	—
维生素 B_1(mg/d)	0.5	0.6	—
维生素 B_2(mg/d)	0.5	0.6	—
维生素 B_6(mg/d)	0.5	0.6	20
维生素 B_{12}(μg/d)	0.8	1.0	—
维生素 C(mg/d)	35	40	400
泛酸(mg/d)	—	2.1(AI)	—
叶酸(μgDFE/d)[e]	130	160	300[g]

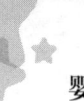

续 表

维 生 素	EAR	RNI	UL
烟酸(mgNE/d)f	5	6	10/100h
胆碱(mg/d)	—	200(AI)	1 000
生物素(μg/d)	—	17(AI)	—

c：视黄醇活性当量(RAE,μg)＝膳食或补充剂来源全反式视黄醇(μg)＋1/2 补充剂纯品全反式β-胡萝卜素(μg)＋1/12 膳食全反式β-胡萝卜素(μg)＋1/24 其他膳食维生素 A 类胡萝卜素(μg)；d：α-生育酚当量(α-TE)，膳食中总-α-TE 当量(mg)＝1×α-生育酚(mg)＋0.5×β-生育酚(mg)＋0.1×γ-生育酚(mg)＋0.02×α-生育酚(mg)＋0.3×α-三烯生育酚(mg)；e：叶酸当量(DFE,μg)＝天然食物来源叶酸(μg)＋1.7×合成叶酸(μg)；f：烟酸当量(NE,mg)＝烟酸(mg)＋1/60 色氨酸(mg)；g：指合成叶酸摄入量上限，不包括天然食物来源的叶酸量；h：烟酰胺。
有些营养素未制定可耐受摄入量，主要是因为研究资料不充分，并不表示过量摄入没有健康风险。

(三) 乳母膳食营养参考摄入量

表1 乳母能量参考摄入量

身体活动水平	能量(EER)	
	(MJ/d)	(kcal/d)
轻	9.62	2 300
中	10.88	2 600
重	12.83	2 900

表2 乳母宏量营养素参考摄入量

宏 量 营 养 素	适宜摄入量(AI)	AMDR(%E)
蛋白质(g/d)	80	—
总碳水化合物(g)	—b	50—65
添加糖(%Ea)	—	<10
总脂肪(%E)	—	20—30
饱和脂肪酸(%E)	—	<10
n-6PUFA(%E)	—	2.5—9
亚油酸(%E)	4.0(AI)	—
n-3PUFA(%E)	—	0.5—2.0
α-亚麻酸(%E)	0.60(AI)	—
EPA+DHA(mg/d)	250(200c)(AI)	—

a：%E 为占能量的百分比
b：未制定参考值者用"—"表示 c：DHA

表3 乳母矿物质参考摄入量

矿 物 质	RNI	UL
钙(mg/d)	1 000	2 000
磷(mg/d)	720	3 500

续 表

矿 物 质	RNI	UL
钾(mg/d)	2 400(AI)	—
钠(mg/d)	1 500(AI)	—
镁(mg/d)	330	—
氯(mg/d)	2 300(AI)	—
铁(mg/d)	24	42
碘(μg/d)	240	600
锌(mg/d)	12	40
硒(μg/d)	78	400
铜(mg/d)	1.4	8
氟(mg/d)	1.5(AI)	3.5
铬(μg/d)	37(AI)	—
锰(mg/d)	4.8(AI)	11
钼(μg/d)	103	900

表4 乳母维生素参考摄入量

维 生 素	EAR	RNI	UL
维生素 A(μgRAE/d)d	880	1 300	3 000
维生素 D(μg/d)	8	10	50
维生素 E(mgα-TE/d)e	—	17(AI)	700
维生素 K(μg/d)	—	85(AI)	—
维生素 B_1(mg/d)	1.2	1.5	—
维生素 B_2(mg/d)	1.2	1.5	—
维生素 B_6(mg/d)	1.4	1.7	60
维生素 B_{12}(μg/d)	2.6	3.2	—
维生素 C(mg/d)	125	150	2 000
泛酸(mg/d)	—	7.0(AI)	—
叶酸(μgDFE/d)g	450	550	1 000h
烟酸(mgNE/d)f	12	15	35/310i
胆碱(mg/d)	—	520(AI)	3 000
生物素(μg/d)	—	50(AI)	—

d:视黄醇活性当量(RAE,μg)=膳食或补充剂来源全反式视黄醇(μg)+1/2补充剂纯品全反式β-胡萝卜素(μg)+1/12膳食全反式β-胡萝卜素(μg)+1/24其他膳食维生素A类胡萝卜素(μg);e:α-生育酚当量(α-TE),膳食中总-α-TE当量(mg)=1×α-生育酚(mg)+0.5×β-生育酚(mg)+0.1×γ-生育酚(mg)+0.02×δ-生育酚(mg)+0.3×α-三烯生育酚(mg);g:叶酸当量(DFE,μg)=天然食物来源叶酸(μg)+1.7×合成叶酸(μg);f:烟酸当量(NE,mg)=烟酸(mg)+1/60色氨酸(mg);h:指合成叶酸摄入量上限,不包括天然食物来源的叶酸量;i:烟酰胺。
有些营养素未制定可耐受摄入量,主要是因为研究资料不充分,并不表示过量摄入没有健康风险。

附录四　能量和食物一般营养成分表(以每100克可食部计)(标准版第6版)

(一) 谷类及其制品

表1　谷类及其制品——小麦(1)

食物名称		小麦	小麦粉(代表值)	小麦粉(标准粉)	小麦粉(富强粉)	挂面(代表值)	挂面(标准粉)	挂面(富强粉)
食部(%)		100	100	100	100	100	100	100
水分(g)		10.0	11.2	9.9	10.8	11.5	12.4	10.2
能量	kcal	338	359	362	362	353	348	363
	kj	1 416	1 512	1 531	1 534	1 483	1 454	1 539
蛋白质(g)		11.9	12.4	15.7	12.3	11.4	10.1	13.0
脂肪(g)		1.3	1.7	2.5	1.5	0.9	0.7	1.5
碳水化合物(g)		75.2	74.1	70.9	74.9	75.1	76.0	74.7
不溶性膳食纤维(g)		10.8	0.8	—	—	0.9	1.6	—
胆固醇(mg)		0	0	0	0	0	0	0
总维生素 A(μgRAE)		0	0	0	0	—	0	0
胡萝卜素(μg)		0	0	0	0	—	0	0
视黄醇(μg)		0	0	0	0	0	0	0
硫胺素(mg)		0.40	0.20	0.46	0.11	0.17	0.19	0.13
核黄素(mg)		0.10	0.06	0.05	0.03	0.04	0.04	0.04
烟酸(mg)		4.00	1.57	1.91	0.94	2.09	2.50	1.26
维生素 C(mg)		0	0	0	0	0	0	0
总维生素 E(mg)		1.82	0.66	0.32	0.32	1.11	1.11	Tr
钙(mg)		34	28	31	27	20	14	21
磷(mg)		325	136	167	114	134	153	112
钾(mg)		289	185	190	128	129	157	122
钠(mg)		6.8	14.1	3.1	2.7	184.5	150.0	110.6
镁(mg)		4	53	50	32	49	51	48
铁(mg)		5.1	1.4	0.6	0.7	2.3	3.5	1.0
锌(mg)		2.33	0.69	0.20	0.39	0.72	1.22	0.08
硒		4.05	7.10	7.42	6.79	9.21	9.90	3.46
铜(mg)		0.43	0.23	0.06	0.03	0.27	0.44	0.04
锰(mg)		3.10	0.37	0.10	0.04	0.71	1.28	0.05
备注								

表2 谷类及其制品——小麦(2)

食物名称		面条(生,代表值)	面条(标准粉,切面)	面条(富强粉,切面)	龙须面(素)	龙须面(鸡蛋)	花卷	花卷(加牛奶)
食部(%)		100	100	100	100	100	100	100
水分(g)		24.2	29.7	29.0	10.4	10.2	45.7	30.8
能量	kcal	301	283	277	359	352	214	282
	kj	1 262	1 186	1 176	1 524	1 491	895	1 192
蛋白质(g)		8.9	8.5	8.9	10.8	14.0	6.4	6.5
脂肪(g)		0.6	1.6	0.4	1.8	1.8	1.0	3.2
碳水化合物(g)		65.6	59.5	60.7	75.7	71.5	45.6	58.9
不溶性膳食纤维(g)		0.8	1.5	—	—	—	1.5	—
胆固醇(mg)		0	0	0	0	—	0	—
总维生素A(μgRAE)		—	—	0	0	42	—	0
胡萝卜素(μg)		—	—	0	0	0	—	0
视黄醇(μg)		0	0	0	0	42	0	—
硫胺素(mg)		0.22	0.35	0.07	0.07	0.17	Tr	0.03
核黄素(mg)		0.07	0.10	0.02	0.03	0.05	0.02	0.03
烟酸(mg)		1.80	3.10	1.10	—	0.90	1.10	0.61
维生素C(mg)		0	0	0	0	0	0	0
总维生素E(mg)		0.47	0.47	Tr	—	0.21	—	0.85
钙(mg)		12	13	24	15	12	19	9
磷(mg)		139	142	92	86	140	72	71
钾(mg)		123	161	102	77	529	83	211
钠(mg)		21.4	3.4	11.5	249.8	711.2	95.0	97.0
镁(mg)		42	61	29	19	25	12	14
铁(mg)		4.3	2.6	0.4	2.2	1.5	0.4	0.7
锌(mg)		1.09	1.07	0.12	1.19	0.83	Tr	0.36
硒		6.59	0.40	2.34	2.51	3.34	6.17	1.94
铜(mg)		0.15	0.20	0.02	0.14	0.17	0.09	0.04
锰(mg)		0.71	1.35	0.04	0.49	0.47	—	0.19
备注			北京	北京	上海	天津	武汉	广东

表3 谷类及其制品——小麦(3)

食物名称		烙饼（标准粉）	馒头（代表值）	馒头（标准粉）	馒头（富强粉）	烧饼（加糖）	水面筋	油面筋
食部(%)		100	100	100	100	100	100	100
水分(g)		36.4	43.9	40.5	40.3	25.9	63.5	7.1
能量	kcal	258	223	236	235	298	142	492
	kj	1 082	934	989	994	1 245	595	2 061
蛋白质(g)		7.5	7.0	7.8	7.1	8.0	23.5	26.9
脂肪(g)		2.3	1.1	1.0	1.3	2.1	0.1	25.1
碳水化合物(g)		52.9	47.0	49.8	50.9	62.7	12.3	40.4
不溶性膳食纤维(g)		1.9	1.3	1.5	—	2.1	0.9	1.3
胆固醇(mg)		0	0	0	0	0	0	0
总维生素 A(μgRAE)		—	—	—	0	—	—	—
胡萝卜素(μg)		—	—	—	0	—	—	—
视黄醇(μg)		0	0	0	0	0	0	0
硫胺素(mg)		0.02	0.04	0.05	0.12	Tr	0.10	0.03
核黄素(mg)		0.04	0.05	0.07	0.02	0.01	0.07	0.05
烟酸(mg)		—	—	—	0.79	1.10	1.10	2.20
维生素 C(mg)		0	0	0	0	0	0	0
总维生素 E(mg)		1.03	0.65	0.86	Tr	0.39	0.65	7.18
钙(mg)		20	38	18	58	51	76	29
磷(mg)		146	107	136	43	105	133	98
钾(mg)		141	138	129	146	122	69	45
钠(mg)		149.3	165.1	165.2	165.0	62.5	15.0	29.5
镁(mg)		51	30	39	20	26	26	40
铁(mg)		2.4	1.8	1.9	0.4	1.6	4.2	2.5
锌(mg)		0.94	0.71	1.01	0.21	0.36	1.76	2.29
硒		7.50	8.45	9.70	2.66	12.16	1.00	22.8
铜(mg)		0.15	0.10	0.14	0.22	0.15	0.19	0.50
锰(mg)		1.15	0.78	1.27	0.03	—	0.86	1.28
备注		北京	—	北京	北京	武汉	—	—

表 4 谷类及其制品——稻米

食物名称	稻米（代表值）	粳米（极品）	粳米（小站稻）	籼米（标准，机米）	黑米	糙米	糯米（江米）
食部(%)	100	100	100	100	100	100	100
水分(g)	13.3	13.9	12.9	12.6	14.3	13.4	12.6
能量 kcal	346	343	346	349	341	348	350
能量 kj	1 453	1 456	1 469	1 459	1 427	1 475	1 464
蛋白质(g)	7.9	6.4	6.9	7.9	9.4	7.7	7.3
脂肪(g)	0.9	1.2	0.7	0.6	2.5	2.7	1.0
碳水化合物(g)	77.2	78.1	79.2	78.3	72.2	75	78.3
不溶性膳食纤维(g)	0.6	—	—	0.8	3.9	3.4	0.8
胆固醇(mg)	0	0	0	0	0	0	0
总维生素 A(μgRAE)	0	0	0	0	—	Tr	0
胡萝卜素(μg)	0	0	0	0	—	Tr	0
视黄醇(μg)	0	0	0	0	0	0	0
硫胺素(mg)	0.15	0.06	0.04	0.09	0.33	0.38	0.11
核黄素(mg)	0.04	0.02	0.02	0.04	0.13	0.04	0.04
烟酸(mg)	2.00	0.67	0.82	1.40	7.90	—	2.3
维生素 C(mg)	0	0	0	0	0	0	0
总维生素 E(mg)	0.43	Tr	Tr	0.54	0.22	1.32	1.29
钙(mg)	8	3	3	12	12	10	26
磷(mg)	112	69	82	112	356	304	113
钾(mg)	112	86	111	109	256	230	137
钠(mg)	1.8	2.7	2.2	1.7	7.1	5.4	1.5
镁(mg)	31	25	16	28	147	123	49
铁(mg)	1.1	0.2	0.3	1.6	1.6	1.8	1.4
锌(mg)	1.54	1.76	1.94	1.47	3.80	1.79	1.54
硒(μg)	2.83	4.17	10.10	1.99	3.20	—	2.71
铜(mg)	0.25	0.23	0.35	0.29	0.15	0.24	0.25
锰(mg)	1.13	1.14	0.44	1.27	1.72	3.04	1.54
备注	—	吉林	天津	—	—	河南	—

表5 谷类及其制品——玉米、小米等

食物名称		玉米（鲜）	玉米面（黄）	大麦（元麦）	青稞	小米	薏米（薏仁米）	燕麦
食部(%)		46	100	100	100	100	100	100
水分(g)		71.3	11.2	13.1	12.4	11.6	11.2	10.2
能量	kcal	112	350	327	342	361	361	338
	kj	469	1 483	1 367	1 432	1 511	1 512	1 433
蛋白质(g)		4.0	8.5	10.2	8.1	9.0	12.8	10.1
脂肪(g)		1.2	1.5	1.4	1.5	3.1	3.3	0.2
碳水化合物(g)		22.8	78.4	73.3	75.0	75.1	71.1	77.4
不溶性膳食纤维(g)		2.9	—	9.9	1.8	1.6	2.00	6.0
胆固醇(mg)		0	0	0	0	0	0	0
总维生素 A(μgRAE)		—	3	0	0	8	—	Tr
胡萝卜素(μg)		—	40	0	0	100	—	Tr
视黄醇(μg)		0	0	0	0	0	0	0
硫胺素(mg)		0.16	0.07	0.43	0.34	0.33	0.22	0.46
核黄素(mg)		0.11	0.04	0.14	0.11	0.10	0.15	0.07
烟酸(mg)		1.80	0.80	3.9	6.70	1.50	2.00	—
维生素 C(mg)		16	0	0	0	0	0	
总维生素 E(mg)		0.46	0.98	1.23	0.96	3.63	2.08	0.91
钙(mg)		—	22	66	113	41	42	58
磷(mg)		117	196	381	405	229	217	342
钾(mg)		238	249	49	644	284	238	356
钠(mg)		1.1	2.3	Tr	77.0	4.3	3.6	2.1
镁(mg)		32	84	158	65	107	88	116
铁(mg)		1.1	0.4	6.4	40.7	5.1	3.6	2.9
锌(mg)		0.90	0.08	4.36	2.38	1.87	1.68	1.75
硒(μg)		1.63	2.68	9.80	4.60	4.74	3.07	—
铜(mg)		0.09	0.01	0.63	5.13	0.54	0.29	0.21
锰(mg)		0.22	0.02	1.23	2.08	0.89	1.37	3.91
备注		—	—	—	青海	—	—	青海

(二) 薯类、淀粉及其制品

表1 薯类、淀粉及其制品——薯类

食物名称	马铃薯（土豆）	马铃薯全粉	甘薯（白心）	甘薯片（白薯干）	甘薯粉（地瓜粉）	甘薯（红心）	木薯
食部(%)	94	100	86	100	100	90	99
水分(g)	78.6	5.6	72.6	12.1	14.5	83.4	69.0
能量 kcal	81	362	106	344	336	61	119
能量 kj	343	1 536	444	1 439	1 406	260	498
蛋白质(g)	2.6	8.4	1.4	4.7	2.7	0.7	2.1
脂肪(g)	0.2	0.5	0.2	0.8	0.2	0.2	0.3
碳水化合物(g)	17.8	82.7	25.2	80.5	80.9	15.3	27.8
不溶性膳食纤维(g)	1.1	3.5	1.0	2.0	0.1	—	1.6
胆固醇(mg)	0	0	0	0	0	0	0
总维生素A(μgRAE)	1	10	18	13	2	63	—
胡萝卜素(μg)	6	120	220	150	20	750	—
视黄醇(μg)	0	0	0	0	0	0	0
硫胺素(mg)	0.10	0.11	0.07	0.15	0.03	0.05	0.21
核黄素(mg)	0.02	0.25	0.04	0.11	0.05	0.01	0.09
烟酸(mg)	1.10	5.1	0.60	1.10	0.20	0.20	1.20
维生素C(mg)	14.0	25.9	24.0	9.0	Tr	4.0	35.0
总维生素E(mg)	0.34	0.28	0.43	0.38	—	0.28	—
钙(mg)	7	35	24	112	33	18	88
磷(mg)	46	170	46	115	12	26	50
钾(mg)	347	980	174	353	66	88	764
钠(mg)	5.9	71.0	58.2	26.4	26.4	70.9	8.0
镁(mg)	24	100	17	102	102	17	66
铁(mg)	0.4	0.8	0.8	3.7	10	0.2	2.5
锌(mg)	0.3	12.5	0.22	0.35	0.29	0.16	—
硒	0.47	1.40	0.63	2.64	2.62	0.22	—
铜(mg)	0.09	0.35	0.16	0.50	0.05	0.05	—
锰(mg)	0.1	0.33	0.21	1.14	0.33	0.08	—
备注					福建		

表 2 薯类及其制品——淀粉类

食 物 名 称		玉米淀粉	团粉（芡粉）	藕粉	魔芋精粉（鬼芋粉）	淀粉（马铃薯）	淀粉（甘薯）	粉条
食部(%)		100	100	100	100	100	100	100
水分(g)		13.5	12.6	6.4	12.2	17.4	15.1	14.3
能量	kcal	346	348	373	186	332	342	338
	kj	1 446	1 454	1 559	777	1 389	1 431	1 416
蛋白质(g)		1.2	1.5	0.2	4.6	0.1	0.1	0.5
脂肪(g)		0.1	Tr	Tr	0.1	0.1	0.2	0.1
碳水化合物(g)		85.0	85.8	93.0	78.8	82.0	84.4	84.2
不溶性膳食纤维(g)		0.1	0.8	0.1	74.4	0	0	0.6
胆固醇(mg)		0	0	0	0	0	0	0
总维生素 A(μgRAE)		—	—	—	—	0	0	—
胡萝卜素(μg)		—	—	—	—	0	0	—
视黄醇(μg)		0	0	0	0	0	0	0
硫胺素(mg)		0.03	0.01	Tr	Tr	0	0	0.01
核黄素(mg)		0.04	Tr	0.01	0.10	0	0	Tr
烟酸(mg)		1.10	0.20	0.40	0.40	0	0.10	0.10
维生素 C(mg)		—	—	—	—	0	0	0
总维生素 E(mg)		—	—	—	—	—	—	—
钙(mg)		18	34	8	45	22	62	35
磷(mg)		25	25	9	272	40	14	23
钾(mg)		8	16	35	299	32	7	18
钠(mg)		6.3	13.3	10.8	49.9	50	3.0	9.6
镁(mg)		6	14	2	66	—	—	11
铁(mg)		4.0	3.6	17.9	1.6	1.8	2.6	5.2
锌(mg)		0.09	0.18	0.15	2.05	—	—	0.83
硒(mg)		0.70	0.37	2.10	350.15	—	—	2.18
铜(mg)		0.07	0.06	0.22	0.17	—	—	0.18
锰(mg)		0.05	0.08	0.28	0.88	—	—	0.16
备注					杭州			

（三）干豆类及其制品

表1 干豆类及其制品——大豆(1)

食物名称		黄豆（大豆）	黑豆(干，黑大豆)	青豆(干，青大豆)	豆腐（代表值）	豆汁（生）	豆浆	豆腐丝
食部(%)		100	100	100	100	100	100	100
水分(g)		10.2	9.9	9.5	83.8	97.4	93.8	58.4
能量	kcal	390	401	398	84	10	31	203
	kj	1631	1678	1667	351	41	128	850
蛋白质(g)		35.0	36.0	34.5	6.6	0.9	3.0	21.5
脂肪(g)		16.0	15.9	16.0	5.3	0.1	1.6	10.5
碳水化合物(g)		34.2	33.6	35.4	3.4	1.4	1.2	6.2
不溶性膳食纤维(g)		15.5	10.2	12.6	—	0.1	—	1.1
胆固醇(mg)		0	0	0	0	0	0	0
总维生素A(μgRAE)		18	3	66	—	Tr	—	3
胡萝卜素(μg)		220	30	790	—	—	—	30
视黄醇(μg)		0	0	0	0	Tr	0	0
硫胺素(mg)		0.41	0.20	0.41	0.06	0.02	0.02	0.04
核黄素(mg)		0.20	0.33	0.18	0.02	0.02	0.02	0.12
烟酸(mg)		2.10	2.00	3.00	0.21	0.10	0.14	0.50
维生素C(mg)		—	—	—	Tr	—	Tr	—
总维生素E(mg)		18.90	17.36	10.09	5.79	0.34	1.06	9.76
钙(mg)		191	224	200	78	8	5	204
磷(mg)		465	500	395	82	21	42	220
钾(mg)		1503	1377	718	118	47	117	74
钠(mg)		2.2	3.0	1.8	5.6	6.5	3.7	20.6
镁(mg)		199	243	128	41	6	15	127
铁(mg)		8.2	7.0	8.4	1.2	0.4	0.4	9.1
锌(mg)		3.34	4.18	3.18	0.57	0.11	0.28	2.04
硒		6.16	6.79	5.62	1.50	0.25	Tr	1.39
铜(mg)		1.35	1.56	1.38	0.08	0.05	0.16	0.29
锰(mg)		2.26	2.83	2.25	0.12	—	0.16	1.71
备注						北京	北京	

表 2 干豆类及其制品——大豆(2)

食物名称		豆腐丝(油)	油豆腐	腐竹	千张(百页)	豆腐干(代表值)	素鸡	豆腐皮
食部(%)		100	100	100	100	100	100	100
水分(g)		38.2	58.8	7.9	52.0	61.3	64.3	9.4
能量	kcal	304	245	461	262	197	194	447
	kj	1 273	1 024	1 928	1 096	823	810	1 868
蛋白质(g)		24.2	17.0	44.6	24.5	14.9	16.5	51.6
脂肪(g)		17.1	17.6	21.7	16.0	11.3	12.5	23.0
碳水化合物(g)		14.5	4.9	22.3	5.5	9.6	4.2	12.5
不溶性膳食纤维(g)		2.2	0.6	1.0	1.0	—	0.9	—
胆固醇(mg)		0	0	0	0	0	0	0
总维生素 A(μgRAE)		2	3	—	3	2	5	23
胡萝卜素(μg)		20	30	—	30	25	60	280
视黄醇(μg)		0	0	0	0	0	0	0
硫胺素(mg)		0.02	0.05	0.13	0.04	0.02	0.02	0.22
核黄素(mg)		0.09	0.04	0.07	0.05	0.05	0.03	0.12
烟酸(mg)		1.8	0.30	0.80	0.20	0.40	0.40	0.91
维生素 C(mg)		—	—	—	—	Tr	—	Tr
总维生素 E(mg)		17.80	24.7	27.84	23.38	13.00	17.8	46.55
钙(mg)		152	147	77	313	447	319	239
磷(mg)		423	238	284	309	174	180	494
钾(mg)		208	158	553	94	137	42	877
钠(mg)		769.4	32.5	26.5	20.6	329.0	373.8	7.4
镁(mg)		93	72	71	80	69	61	179
铁(mg)		5.0	5.2	16.5	6.4	7.1	5.3	11.7
锌(mg)		2.98	2.03	3.69	2.52	1.84	1.74	4.08
硒		6.10	0.63	6.65	1.75	7.12	6.73	2.26
铜(mg)		0.27	0.30	1.31	0.46	0.41	0.27	1.17
锰(mg)		1.37	1.38	2.55	1.96	1.07	1.12	2.71
备注		北京						辽宁

表3 干豆类及其制品——杂豆

食物名称		绿豆(干)	赤小豆(干)	芸豆(干,杂,带皮)	蚕豆(干)	扁豆(干)	豇豆(干)	豌豆(干)
食部(%)		100	100	100	100	100	100	100
水分(g)		12.3	12.6	9.8	13.2	9.9	10.9	10.4
能量	kcal	329	324	327	338	339	336	334
	kj	1 376	1 357	1 369	1 414	1 420	1 407	1 395
蛋白质(g)		21.6	20.2	22.4	21.6	25.3	19.3	20.3
脂肪(g)		0.8	0.6	0.6	1.0	0.4	1.2	1.1
碳水化合物(g)		62.0	63.4	63.3	61.5	61.9	65.6	65.8
不溶性膳食纤维(g)		6.4	7.7	10.5	1.7	6.5	7.1	10.4
胆固醇(mg)		0	0	0	0	0	0	0
总维生素A(μgRAE)		11	7	—	—	3	5	21
胡萝卜素(μg)		130	80	—	—	30	60	250
视黄醇(μg)		0	0	0	0	0	0	0
硫胺素(mg)		0.25	0.16	—	0.09	0.26	0.16	0.49
核黄素(mg)		0.11	0.11	—	0.13	0.45	0.08	0.14
烟酸(mg)		2.00	2.00	—	1.90	2.60	1.90	2.40
维生素C(mg)		—	—	—	2.0	—	—	—
总维生素E(mg)		10.95	14.36	—	1.60	1.86	8.61	8.47
钙(mg)		81	74	349	31	137	40	97
磷(mg)		337	305	386	418	218	344	259
钾(mg)		787	860	1058	1117	439	737	823
钠(mg)		3.2	2.2	10.5	86.0	2.3	6.8	9.7
镁(mg)		125	138	197	57	92	36	118
铁(mg)		6.5	7.4	8.7	8.2	19.2	7.1	4.9
锌(mg)		2.18	2.20	2.22	3.42	1.90	3.04	2.35
硒		4.28	3.80	14.02	1.30	32.00	5.74	1.69
铜(mg)		1.08	0.64	1.11	0.99	1.27	2.10	0.47
锰(mg)		1.11	1.33	1.46	1.09	1.19	1.07	1.15
备注			北京	甘肃	青海	甘肃		

（四）蔬菜类及其制品

表1　蔬菜类及其制品——根菜类(1)

食物名称	白萝卜（鲜）（莱菔）	卜萝卜（红皮萝卜）	红心萝卜（心里美）	水萝卜（脆萝卜）	白萝卜（圆）	青萝卜	樱桃萝卜
食部(%)	95	96	94	93	94	95	46
水分(g)	94.6	94.2	88.0	92.9	94.8	91.0	95.4
能量 kcal	16	18	41	22	16	29	12
能量 kj	67	74	172	94	66	121	52
蛋白质(g)	0.7	0.8	1.2	0.8	0.7	1.2	0.9
脂肪(g)	0.1	0.1	Tr	Tr	0.2	0.2	0.1
碳水化合物(g)	4.0	4.2	9.8	5.5	3.6	6.9	3.0
不溶性膳食纤维(g)	—	1.1	1.4	1.4	1.0	—	—
胆固醇(mg)	0	0	0	0	0	0	0
总维生素A(μgRAE)	Tr	Tr	7	21	Tr	7	2
胡萝卜素(μg)	Tr	Tr	80	250	Tr	88	18
视黄醇(μg)	0	0	0	0	0	0	0
硫胺素(mg)	0.02	0.01	0.02	0.03	0.02	0.01	0.01
核黄素(mg)	0.01	0.02	0.02	0.05	0.01	0.02	0.03
烟酸(mg)	0.14	0.22	0.10	—	0.31	0.62	0.22
维生素C(mg)	19.0	5.6	20.0	45.0	16.0	7.0	14.0
总维生素E(mg)	Tr	Tr	—	—	Tr	Tr	Tr
钙(mg)	47	39	86	—	25	47	18
磷(mg)	16	27	30	—	31	31	23
钾(mg)	167	16	385	—	14	248	202
钠(mg)	54.3	111.2	49.1	9.7	117.5	56.0	82.6
镁(mg)	12	24	23	—	9	15	15
铁(mg)	0.2	0.3	0.9	—	0.3	0.3	0.4
锌(mg)	0.14	0.23	0.74	0.49	0.12	0.16	0.18
硒	0.12	0.27	0.73	—	0.22	0.10	0.28
铜(mg)	0.01	0.02	0.05	0.01	0.01	0.02	0.01
锰(mg)	0.05	0.04	0.08	0.05	0.04	0.06	0.06
备注							北京

表 2 蔬菜类及其制品——根菜类(2)

食物名称		胡萝卜(丁香萝卜)	胡萝卜(黄)	芥菜头(水芥)	苤蓝(球茎甘蓝)	甜菜根(甜菜头)	根芹(根洋芹)	紫菜头
食部(％)		96	97	83	78	90	67	89
水分(g)		89.2	87.4	89.6	90.8	74.8	86.2	86.4
能量	kcal	39	46	36	32	87	38	42
	kj	162	191	151	136	364	160	178
蛋白质(g)		1.0	1.4	1.9	1.3	1.0	2.2	1.8
脂肪(g)		0.2	0.2	0.2	0.2	0.1	0.1	0.2
碳水化合物(g)		8.8	10.2	7.4	7.0	23.5	10.0	10.6
不溶性膳食纤维(g)		1.1	1.3	1.4	1.3	5.9	4.6	4.2
胆固醇(mg)		0	0	0	0	0	0	0
总维生素 A(μgRAE)		344	344	—	2	—	2	Tr
胡萝卜素(μg)		4 130	4 010	—	20	—	19	Tr
视黄醇(μg)		0	0	0	0	0	0	0
硫胺素(mg)		0.04	0.04	0.06	0.04	0.05	0.04	0.02
核黄素(mg)		0.03	0.04	0.02	0.02	0.04	0.07	0.03
烟酸(mg)		0.60	0.20	0.60	0.50	0.20	1.26	0.24
维生素 C(mg)		13.0	16.0	34.0	41.0	8.0	1.0	1.0
总维生素 E(mg)		0.41	—	0.20	0.13	1.85	Tr	Tr
钙(mg)		32	32	65	25	56	79	16
磷(mg)		27	16	36	46	18	166	32
钾(mg)		190	193	243	190	254	441	26
钠(mg)		71.4	25.1	65.6	29.8	20.8	75.9	306.0
镁(mg)		14	7	19	24	38	33	27
铁(mg)		1.0	0.5	0.8	0.3	0.9	0.5	0.5
锌(mg)		0.23	0.14	0.39	0.17	0.31	0.58	0.31
硒		0.63	2.80	0.95	0.16	0.29	1.03	0.06
铜(mg)		0.08	0.03	0.09	0.02	0.15	0.23	0.08
锰(mg)		0.24	0.07	0.15	0.11	0.86	0.33	0.31
备注								

表3 蔬菜类及其制品——鲜豆类(1)

食物名称		蚕豆(鲜)	豆角	荷兰豆	四季豆(菜豆)	豌豆尖	油豆角(鲜,多花菜豆)	芸豆(鲜)
食部(%)		31	96	88	96	100	99	96
水分(g)		70.2	90.0	91.9	91.3	42.1	92.2	91.1
能量	kcal	111	34	30	31	225	25	30
	kj	463	144	123	131	943	103	123
蛋白质(g)		8.8	2.5	2.5	2.0	3.1	2.4	0.8
脂肪(g)		0.4	0.2	0.3	0.4	Tr	0.3	0.1
碳水化合物(g)		19.5	6.7	4.9	5.7	53.9	3.9	7.4
不溶性膳食纤维(g)		3.1	2.1	1.4	1.5	1.3	1.6	2.1
胆固醇(mg)		0	0	0	0	0	0	0
总维生素A(μgRAE)		26	17	40	18	226	13	20
胡萝卜素(μg)		310	200	480	210	2710	160	240
视黄醇(μg)		0	0	0	0	0	0	0
硫胺素(mg)		0.37	0.05	0.09	0.04	0.07	0.07	0.33
核黄素(mg)		0.10	0.07	0.04	0.07	0.23	0.08	0.06
烟酸(mg)		1.50	0.90	0.70	0.4	Tr	1.40	0.80
维生素C(mg)		16.0	18.0	16.0	6.0	11.0	11.0	9.0
总维生素E(mg)		0.83	2.24	0.30	1.24	0.22	2.39	0.07
钙(mg)		16	29	51	42	17	69	88
磷(mg)		200	55	19	51	65	56	37
钾(mg)		391	207	116	123	160	240	112
钠(mg)		4.0	3.4	8.8	8.6	3.2	3.3	4.0
镁(mg)		46	35	16	27	24	35	16
铁(mg)		3.5	1.5	0.9	1.5	5.1	1.9	1.0
锌(mg)		1.37	0.54	0.50	0.23	0.93	0.38	1.04
硒		2.02	2.16	0.42	0.43	1.94	1.10	0.23
铜(mg)		0.39	0.15	0.06	0.11	0.06	0.61	0.24
锰(mg)		0.55	0.41	0.48	0.18	0.98	0.12	0.44
备注				广东		青海	哈尔滨	山东

表4 蔬菜类及其制品——鲜豆类(2)

食物名称		豇豆(长)	扁豆	甜脆荷兰豆(甜豆)	黄豆芽	绿豆芽	黑豆苗	豌豆苗
食部(%)		98	96	100	100	100	100	100
水分(g)		90.8	89.5	88.0	88.8	95.3	91.7	91.2
能量	kcal	32	32	32	47	16	30	32
	kj	135	133	131	198	65	125	132
蛋白质(g)		2.7	2.3	3.0	4.5	1.7	4.4	4.8
脂肪(g)		0.2	0.2	0.3	1.6	0.1	0.8	0.8
碳水化合物(g)		5.8	7.4	8.1	4.5	2.6	2.6	2.6
不溶性膳食纤维(g)		1.8	3.9	6.8	1.5	1.2	1.6	—
胆固醇(mg)		0	0	0	0	0	0	0
总维生素A(μgRAE)		10	5	21	3	1	10	28
胡萝卜素(μg)		120	65	253	30	11	122	333
视黄醇(μg)		0	0	0	0	0	0	0
硫胺素(mg)		0.07	0.05	0.08	0.04	0.02	0.05	0.11
核黄素(mg)		0.07	0.06	0.06	0.07	0.02	0.07	0.16
烟酸(mg)		0.80	0.24	0.58	0.60	0.35	0.41	0.49
维生素C(mg)		18.0	2.0	24.0	8.0	4.0	9.0	8.0
总维生素E(mg)		0.65	Tr	0.22	0.80	Tr	0.77	0.10
钙(mg)		42	57	65	21	14	58	15
磷(mg)		50	49	59	74	19	55	60
钾(mg)		145	163	18	160	32	119	145
钠(mg)		4.6	3.9	4.4	7.2	25.8	14.9	20.9
镁(mg)		43	31	25	21	18	23	14
铁(mg)		1.0	0.5	0.7	0.9	0.3	1.0	0.5
锌(mg)		0.94	0.26	0.39	0.54	0.20	0.36	0.42
硒		1.40	Tr	0.16	0.96	0.27	0.71	0.56
铜(mg)		0.11	0.05	0.07	0.14	0.05	0.12	0.07
锰(mg)		0.39	0.13	0.62	0.34	0.05	0.22	0.08
备注								

表5 蔬菜类及其制品——茄果、瓜果类(1)

食物名称		茄子（代表值）	番茄（西红柿）	樱桃番茄（小西红柿）	辣椒（小红尖辣椒）	辣椒（青,尖）	甜椒（灯笼椒）	彩椒
食部(%)		93	97	98	89	91	82	83
水分(g)		93.4	95.2	92.5	76.4	93.4	94.6	91.5
能量	kcal	23	15	25	62	22	18	26
	kj	97	62	107	254	91	77	109
蛋白质(g)		1.1	0.9	1.0	4.1	0.8	1.0	1.3
脂肪(g)		0.2	0.2	0.2	0.4	0.3	0.2	0.2
碳水化合物(g)		4.9	3.3	5.8	17.7	5.2	3.8	6.4
不溶性膳食纤维(g)		1.3	—	—	11.8	—	—	—
胆固醇(mg)		0	0	0	0	0	0	0
总维生素A(μgRAE)		4	31	28	—	8	6	66
胡萝卜素(μg)		50	375	332	—	98	76	794
视黄醇(μg)		0	0	0	0	0	0	0
硫胺素(mg)		0.02	0.02	0.03	0.16	0.02	0.02	0.05
核黄素(mg)		0.04	0.01	0.02	0.16	0.02	0.02	0.05
烟酸(mg)		0.60	0.49	0.92	2.51	0.62	0.39	1.09
维生素C(mg)		5.0	14.0	33.0	86.0	59.0	130.0	104.0
总维生素E(mg)		1.13	0.42	0.98	8.11	0.38	—	1.60
钙(mg)		24	4	6	29	11	—	9
磷(mg)		23	24	26	115	20	—	26
钾(mg)		142	179	262	18	154	—	278
钠(mg)		5.4	9.7	10.0	11.5	7.0	—	6.8
镁(mg)		13	12	12	59	15	—	18
铁(mg)		0.5	0.2	0.3	0.6	0.3	—	0.5
锌(mg)		0.23	0.12	0.20	0.33	0.21	—	0.18
硒		0.48	Tr	0.20	0.96	0.02	0.38	0.12
铜(mg)		0.10	0.04	0.04	0.20	0.05	—	0.06
锰(mg)		0.13	0.06	0.06	0.30	0.05	—	0.09
备注								北京

表6 蔬菜类及其制品——茄果、瓜果类(2)

食物名称		秋葵(黄秋葵)	佛手瓜(菜肴梨)	葫芦(长瓜)	黄瓜(鲜,胡瓜)	苦瓜(鲜,凉瓜)	南瓜(鲜,倭瓜)	蛇瓜(蛇豆,大豆角)
食部(%)		98	100	87	92	81	85	89
水分(g)		91.2	94.3	95.3	95.8	93.4	93.5	94.1
能量	kcal	25	18	16	16	22	23	18
	kj	104	77	67	65	91	97	77
蛋白质(g)		1.8	1.2	0.7	0.8	1.0	0.7	1.5
脂肪(g)		0.2	0.1	0.1	0.2	0.1	0.1	0.1
碳水化合物(g)		6.2	3.8	3.5	2.9	4.9	5.3	3.9
不溶性膳食纤维(g)		1.8	1.2	0.8	0.5	1.4	0.8	2.0
胆固醇(mg)		0	0	0	0	0	0	0
总维生素A(μgRAE)		20	2	3	8	8	74	2
胡萝卜素(μg)		238	20	40	90	100	890	20
视黄醇(μg)		0	0	0	0	0	0	0
硫胺素(mg)		0.06	0.01	0.02	0.02	0.03	0.03	0.10
核黄素(mg)		0.05	0.10	0.01	0.03	0.03	0.04	0.03
烟酸(mg)		0.42	0.10	0.40	0.20	0.40	0.40	0.10
维生素C(mg)		7.2	8.0	11.0	9.0	56.0	8.0	4.0
总维生素E(mg)		Tr	—	—	0.49	0.85	0.36	—
钙(mg)		101	17	16	24	14	16	191
磷(mg)		41	18	15	24	35	24	14
钾(mg)		19	76	87	102	256	145	763
钠(mg)		8.7	1.0	0.6	4.9	2.5	0.8	2.2
镁(mg)		38	10	7	15	18	8	47
铁(mg)		0.2	0.1	0.4	0.5	0.7	0.4	1.2
锌(mg)		0.24	0.08	0.14	0.18	0.36	0.14	0.42
硒		0.54	1.45	0.49	0.38	0.36	0.46	0.30
铜(mg)		0.03	0.02	0.04	0.05	0.06	0.03	0.04
锰(mg)		0.13	0.03	0.08	0.06	0.16	0.08	0.16
备注		北京	山东					山东

表7 蔬菜类及其制品——茄果、瓜果类(3)

食 物 名 称		笋瓜(生瓜)	西葫芦	冬瓜	飞碟瓜	黄茎瓜(小南瓜)	秋黄瓜(旱黄瓜)	丝瓜
食部(%)		91	73	80	91	100	92	83
水分(g)		96.1	94.9	96.9	94.1	95.4	96.0	94.1
能量	kcal	13	19	10	18	19	14	20
	kj	54	79	43	73	81	57	82
蛋白质(g)		0.5	0.8	0.3	1.0	1.2	0.9	1.3
脂肪(g)		—	0.2	0.2	0.1	0.9	0.2	0.2
碳水化合物(g)		3.1	3.8	2.4	4.4	2.0	2.5	4.0
不溶性膳食纤维(g)		0.7	0.6	—	1.6	0.7	—	—
胆固醇(mg)		0	0	0	0	0	0	0
总维生素 A(μgRAE)		8	3	Tr	4	57	3	13
胡萝卜素(μg)		100	30	Tr	47	680	40	155
视黄醇(μg)		0	0	0	0	0	0	0
硫胺素(mg)		0.04	0.01	Tr	0.02	0.03	0.02	0.02
核黄素(mg)		0.02	0.03	Tr	0.02	0.02	0.01	0.04
烟酸(mg)		—	0.20	0.22	0.25	—	—	0.32
维生素 C(mg)		5.0	6.0	16.0	3.0	Tr	—	4.0
总维生素 E(mg)		0.29	0.34	0.04	0.12	0.20	Tr	0.08
钙(mg)		14	15	12	32	—	9	37
磷(mg)		27	17	11	29	17	23	33
钾(mg)		96	92	57	119	—	141	121
钠(mg)		—	5.0	2.8	4.3	—	2.2	3.7
镁(mg)		7	9	10	16	—	9	19
铁(mg)		0.6	0.3	0.1	0.4	—	0.2	0.3
锌(mg)		0.09	0.12	0.10	0.20	0.29	0.17	0.22
硒		—	0.28	0.02	0.15	0.20	0.10	0.20
铜(mg)		0.03	0.03	0.01	0.04	—	0.03	0.05
锰(mg)		0.05	0.04	0.02	0.04	—	0.07	0.07
备注		合肥			北京	四川		

表8 蔬菜类及其制品——葱蒜类

食物名称	大蒜（白皮,鲜）	蒜黄（黄色）	蒜苗（绿色）	葱（小葱,鲜）	洋葱（鲜,葱头）	韭黄（韭芽,黄色）	韭菜
食部(%)	85	97	82	73	90	88	90
水分(g)	66.6	93.0	88.9	92.7	89.2	93.2	92.0
能量 kcal	128	24	40	27	40	24	25
能量 kj	536	101	169	112	169	101	102
蛋白质(g)	4.5	2.5	2.1	1.6	1.1	2.3	2.4
脂肪(g)	0.2	0.2	0.4	0.4	0.2	0.2	0.4
碳水化合物(g)	27.6	3.8	8.0	4.9	9.0	3.9	4.5
不溶性膳食纤维(g)	1.1	1.4	1.8	1.4	0.9	1.2	—
胆固醇(mg)	0	0	0	0	0	0	0
总维生素A(μgRAE)	3	23	23	70	2	22	133
胡萝卜素(μg)	30	280	280	840	20	260	1 596
视黄醇(μg)	0	0	0	0	0	0	0
硫胺素(mg)	0.04	0.05	0.11	0.05	0.03	0.03	0.04
核黄素(mg)	0.06	0.07	0.08	0.06	0.03	0.05	0.05
烟酸(mg)	0.60	0.60	0.50	0.40	0.30	0.70	0.86
维生素C(mg)	7.0	18.0	35.0	21.0	8.0	15.0	2.0
总维生素E(mg)	1.07	0.52	0.81	0.49	0.14	0.34	0.57
钙(mg)	39	24	29	72	24	25	44
磷(mg)	117	58	44	26	39	48	45
钾(mg)	302	168	226	143	147	192	241
钠(mg)	19.6	7.8	5.1	10.4	4.4	6.9	5.8
镁(mg)	21	16	18	18	15	12	24
铁(mg)	1.2	1.3	1.4	1.3	0.6	1.7	0.7
锌(mg)	0.88	0.33	0.46	0.35	0.23	0.33	0.25
硒	3.09	0.79	1.24	1.06	0.92	0.76	1.33
铜(mg)	0.22	0.09	0.05	0.06	0.05	0.10	0.05
锰(mg)	0.29	0.25	0.17	0.16	0.14	0.17	0.21
备注							

表9 蔬菜类及其制品——嫩茎、叶、花菜类(1)

食物名称	大白菜(代表值)	红菜薹(紫菜薹)	油菜(小)	小白菜(青菜)	娃娃菜	圆白菜(卷心菜)	菜花(白色)
食部(%)	89	52	95	94	97	86	82
水分(g)	94.4	91.1	96.0	94.8	95.0	93.2	93.2
能量 kcal	20	43	12	14	13	24	20
能量 kj	82	180	50	59	52	101	83
蛋白质(g)	1.6	2.9	1.3	1.4	1.9	1.5	1.7
脂肪(g)	0.2	2.5	0.2	0.3	0.2	0.2	0.2
碳水化合物(g)	3.4	2.7	1.6	2.4	2.4	4.6	4.2
不溶性膳食纤维(g)	0.9	0.9	0.7	—	—	1.0	2.1
胆固醇(mg)	0	0	0	0	0	0	0
总维生素A(μgRAE)	7	7	122	154	4	6	1
胡萝卜素(μg)	80	80	1 460	1 853	48	70	11
视黄醇(μg)	0	0	0	0	0	0	0
硫胺素(mg)	0.05	0.05	0.01	0.01	0.04	0.03	0.04
核黄素(mg)	0.04	0.04	0.08	0.05	0.03	0.03	0.04
烟酸(mg)	0.65	0.90	Tr	—	0.61	0.40	0.32
维生素C(mg)	37.5	57.0	7.0	64.0	12.0	40.0	32.0
总维生素E(mg)	0.36	0.51	0.76	0.40	Tr	0.50	Tr
钙(mg)	57	26	153	117	78	49	31
磷(mg)	33	60	41	26	58	26	32
钾(mg)	134	221	157	116	278	124	206
钠(mg)	68.9	1.5	53.0	132.2	19.3	27.2	39.2
镁(mg)	12	15	27	30	17	12	18
铁(mg)	0.8	2.5	3.9	1.3	0.4	0.6	0.4
锌(mg)	0.46	0.90	0.87	0.23	0.35	0.25	0.17
硒	0.57	8.43	Tr	0.39	0.16	0.96	2.86
铜(mg)	0.06	0.12	Tr	0.02	0.03	0.04	0.02
锰(mg)	0.19	—	0.13	0.15	0.13	0.18	0.09
备注		武汉	青海		北京		

表 10 蔬菜类及其制品——嫩茎、叶、花菜类(2)

食物名称		西蓝花（绿菜花）	菠菜(鲜，赤根菜)	落葵（木耳菜）	苋菜（绿，鲜）	茴香(鲜，小茴香)	荠菜(鲜，菱角菜)	莴笋(鲜，莴苣)
食部(%)		83	89	76	74	86	88	62
水分(g)		91.6	91.2	92.8	90.2	91.2	90.6	95.5
能量	kcal	27	28	23	30	27	31	15
	kj	111	116	97	123	114	128	62
蛋白质(g)		3.5	2.6	1.6	2.8	2.5	2.9	1.0
脂肪(g)		0.6	0.3	0.3	0.3	0.4	0.4	0.1
碳水化合物(g)		3.7	4.5	4.3	5.0	4.2	4.7	2.8
不溶性膳食纤维(g)		—	1.7	1.5	2.2	1.6	1.7	0.6
胆固醇(mg)		0	0	0	0	0	0	0
总维生素 A(μgRAE)		13	243	168	176	201	216	13
胡萝卜素(μg)		151	2 920	2 020	2 110	2 410	2 590	150
视黄醇(μg)		0	0	0	0	0	0	0
硫胺素(mg)		0.06	0.04	0.06	0.03	0.06	0.04	0.02
核黄素(mg)		0.08	0.11	0.06	0.12	0.09	0.15	0.02
烟酸(mg)		0.73	0.60	0.60	0.80	0.80	0.60	0.50
维生素 C(mg)		56.0	32.0	34.0	47.0	26.0	43.0	4.0
总维生素 E(mg)		0.76	1.74	1.66	0.36	0.94	1.01	0.19
钙(mg)		50	66	166	187	154	294	23
磷(mg)		61	47	42	59	23	81	48
钾(mg)		179	311	140	207	149	280	212
钠(mg)		46.7	85.2	47.2	32.4	186.3	31.6	36.5
镁(mg)		22	58	62	119	46	37	19
铁(mg)		0.9	2.9	3.2	5.4	1.2	5.4	0.9
锌(mg)		0.46	0.85	0.32	0.80	0.73	0.68	0.33
硒		0.43	0.97	2.60	0.52	0.77	0.51	0.54
铜(mg)		0.03	0.10	0.07	0.13	0.04	0.29	0.07
锰(mg)		0.16	0.66	0.43	0.78	0.31	0.65	0.19
备注								

表 11 蔬菜类及其制品——嫩茎、叶、花菜类(3)

食物名称		西芹（美芹）	蕹菜（空心菜）	竹笋（鲜）	冬笋（鲜）	百合（鲜）	穿心莲	红薯叶
食部(%)		85	100	63	39	82	100	100
水分(g)		93.6	92.3	92.8	88.1	56.7	95.1	90.8
能量	kcal	17	19	23	42	166	17	27
	kj	72	77	96	174	692	71	112
蛋白质(g)		0.6	2.2	2.6	4.1	3.2	1.7	3.1
脂肪(g)		0.1	0.2	0.2	0.1	0.1	—	Tr
碳水化合物(g)		4.8	4.0	3.6	6.5	38.8	2.5	5.1
不溶性膳食纤维(g)		2.2	—	1.8	0.8	1.7	—	2.80
胆固醇(mg)		0	0	0	0	0	0	0
总维生素 A(μgRAE)		2	143	—	7	—	—	113
胡萝卜素(μg)		29	1714	—	80	—	—	1351
视黄醇(μg)		0	0	0	0	0	0	0
硫胺素(mg)		0.01	0.03	0.08	0.08	0.02	—	0.20
核黄素(mg)		0.03	0.05	0.08	0.08	0.04	—	0.36
烟酸(mg)		0.22	0.22	0.60	0.60	0.70	—	—
维生素 C(mg)		4.0	5.0	5.0	1.0	18.0	3.4	Tr
总维生素 E(mg)		Tr	0.10	0.05	—	—	0.00	1.37
钙(mg)		36	115	9	22	11	11	180
磷(mg)		35	37	64	56	61	—	38
钾(mg)		15	304	389	—	510	188	115
钠(mg)		313.3	107.6	0.4	—	6.7	3.6	44.0
镁(mg)		15	46	1	—	43	9	58
铁(mg)		0.2	1.0	0.5	0.1	1.0	0.2	1.2
锌(mg)		0.10	0.27	0.33	—	0.50	0.04	0.21
硒(mg)		0.10	—	0.04	—	0.20	0.01	—
铜(mg)		0.02	0.05	0.09	—	0.24	0.03	0.11
锰(mg)		0.06	0.52	1.14	—	0.35	0.16	0.93
备注				上海	北京	兰州	北京	广东

表 12 蔬菜类及其制品——水生蔬菜、薯芋类

食物名称		菱角（龙角）	水芹菜	茭白（鲜）	荸荠（鲜）	藕（莲藕）	山药（鲜）	芋头（毛芋）
食部(%)		57	60	74	78	88	83	88
水分(g)		73.0	96.2	92.2	83.6	86.4	84.8	85.0
能量	kcal	101	13	26	61	47	57	56
	kj	423	54	110	256	200	240	236
蛋白质(g)		4.5	1.4	1.2	1.2	1.2	1.9	1.3
脂肪(g)		0.1	0.2	0.2	0.2	0.2	0.2	0.2
碳水化合物(g)		21.4	1.8	5.9	14.2	11.5	12.4	12.7
不溶性膳食纤维(g)		1.7	0.9	1.9	1.1	2.2	0.8	1.0
胆固醇(mg)		0	0	0	0	0	0	0
总维生素 A(μgRAE)		1	32	3	3	Tr	3	1
胡萝卜素(μg)		10	380	30	20	Tr	20	14
视黄醇(μg)		0	0	0	0	0	0	0
硫胺素(mg)		0.19	0.01	0.02	0.02	0.04	0.05	0.05
核黄素(mg)		0.06	0.19	0.03	0.02	0.01	0.02	0.02
烟酸(mg)		1.50	1.00	0.50	0.70	0.12	0.30	0.28
维生素 C(mg)		13.0	5.0	5.0	7.0	19.0	5.0	1.5
总维生素 E(mg)		—	0.32	0.99	0.65	0.32	0.24	Tr
钙(mg)		7	38	4	4	18	16	11
磷(mg)		93	32	36	44	45	34	50
钾(mg)		437	212	209	306	293	213	25
钠(mg)		5.8	40.9	5.8	15.7	34.3	18.6	5.5
镁(mg)		49	16	8	12	14	20	19
铁(mg)		0.6	6.9	0.4	0.6	0.3	0.3	0.3
锌(mg)		0.62	0.38	0.33	0.34	0.24	0.27	0.19
硒		—	0.81	0.45	0.70	0.17	0.55	0.91
铜(mg)		0.18	0.10	0.06	0.07	0.09	0.24	0.06
锰(mg)		0.38	0.79	0.49	0.11	0.89	0.12	0.30
备注		江苏	上海					

243

（五）菌、藻类

表1 菌、藻类(1)

食物名称	草菇（稻菇）	蘑菇（鲜蘑）	木耳(干，黑木耳)	香菇（鲜）	香菇（干）	银耳（干）	珍珠白蘑（干）
食部(%)	100	99	100	100	95	96	100
水分(g)	92.3	92.4	15.5	91.7	12.3	14.6	12.1
能量 kcal	27	24	265	26	274	261	258
能量 kj	112	100	1 107	107	1 149	1 092	1 084
蛋白质(g)	2.7	2.7	12.1	2.2	20.0	10.0	18.3
脂肪(g)	0.2	0.1	1.5	0.3	1.2	1.4	0.7
碳水化合物(g)	4.3	4.1	65.6	5.2	61.7	67.3	56.3
不溶性膳食纤维(g)	1.6	2.1	29.9	3.3	31.6	30.4	23.3
胆固醇(mg)	0	0	0	0	0	0	0
总维生素A(μgRAE)	—	1	8	—	2	4	—
胡萝卜素(μg)	—	10	100	—	20	50	—
视黄醇(μg)	0	0	0	0	0	0	0
硫胺素(mg)	0.08	0.08	0.17	Tr	0.19	0.05	Tr
核黄素(mg)	0.34	0.35	0.44	0.08	1.26	0.25	0.02
烟酸(mg)	8.00	4.00	2.50	2.00	20.50	5.30	—
维生素C(mg)	—	2.0	—	1.0	5.0	—	—
总维生素E(mg)	0.40	0.56	11.34	—	0.66	1.26	—
钙(mg)	17	6	247	2	83	36	24
磷(mg)	33	94	292	5.3	258	369	28
钾(mg)	179	312	757	20	464	1 588	284
钠(mg)	73.0	8.3	48.5	1.4	11.2	82.1	4.4
镁(mg)	21	11	152	11	147	54	—
铁(mg)	1.3	1.2	97.4	0.3	10.5	4.1	189.8
锌(mg)	0.60	0.92	3.18	0.66	8.57	3.03	3.55
硒	0.02	0.55	3.72	2.58	6.42	2.95	78.52
铜(mg)	0.40	0.49	0.32	0.12	1.03	0.08	1.03
锰(mg)	0.09	0.11	8.86	0.25	5.47	0.17	4.79
备注	广东			上海			河北

表2 菌、藻类(2)

食物名称		茶树菇（干）	鸡腿菇（干）	杏鲍菇	海带（江白菜,昆布）	紫菜（干）	螺旋藻（干）	裙带菜（海木耳）
食部(%)		100	100	100	98	100	100	100
水分(g)		12.2	10.8	89.6	70.5	12.7	6.5	9.2
能量	kcal	309	294	35	90	250	358	219
	kj	1 304	1 239	148	377	1 050	1 515	914
蛋白质(g)		23.1	26.7	1.3	1.8	26.7	64.7	25.0
脂肪(g)		2.6	2.0	0.1	0.1	1.1	3.1	1.7
碳水化合物(g)		56.1	51.8	8.3	23.4	44.1	18.2	41.5
不溶性膳食纤维(g)		—	—	2.1	6.1	21.6	1.0	31.1
胆固醇(mg)		0	0	0	0	0	0	0
总维生素A(μgRAE)		Tr	—	Tr	20	114	3 234	186
胡萝卜素(μg)		Tr	—	Tr	240	1 370	38 810	2 230
视黄醇(μg)		0	0	0	0	0	0	0
硫胺素(mg)		0.32	0.14	0.03	0.01	0.27	0.28	0.02
核黄素(mg)		1.48	1.79	0.14	0.10	1.02	1.41	0.07
烟酸(mg)		39.39	24.99	3.68	0.80	7.30	10.00	Tr
维生素C(mg)		—	—	—	Tr	2.0	Tr	—
总维生素E(mg)		—	5.01	0.60	0.85	1.82	27.11	Tr
钙(mg)		4	9	13	348	264	137	947
磷(mg)		908	764	66	52	350	1 317	305
钾(mg)		2 165	4 053	242	761	1 796	1 506	335
钠(mg)		6.0	68.2	3.5	327.4	710.5	1 624.0	4 411.6
镁(mg)		124	119	9	129	105	402	1 022
铁(mg)		9.3	6.5	0.5	4.7	54.9	88.0	16.4
锌(mg)		8.38	3.95	0.39	0.65	2.47	2.62	2.62
硒		7.24	15.39	1.80	5.84	7.22	5.24	15.88
铜(mg)		2.76	1.40	0.06	0.14	1.68	0.54	0.12
锰(mg)		0.73	0.72	0.04	1.14	4.32	1.24	0.95
备注		江西	广东	河南			云南	辽宁

（六）水果类及其制品

表1 水果类及其制品——仁果、核果类

食物名称		苹果（代表值）	梨（代表值）	鳄梨	沙果	蛇果	桃（代表值）	李子
食部(%)		85	82	100	95	84	89	91
水分(g)		86.1	85.9	74.3	81.3	84.4	88.9	90.0
能量	kcal	53	51	171	70	59	42	38
	kj	227	211	716	292	248	212	157
蛋白质(g)		0.4	0.3	2.0	0.4	0.1	0.6	0.7
脂肪(g)		0.2	0.1	15.3	0.1	0.2	0.1	0.2
碳水化合物(g)		13.7	13.1	7.4	17.8	14.9	10.1	8.7
不溶性膳食纤维(g)		1.7	2.6	2.1	2.0	—	1.0	0.9
胆固醇(mg)		0	0	0	0	0	0	0
总维生素 A(μgRAE)		4	2	31	Tr	1	2	13
胡萝卜素(μg)		50	20	366	Tr	16	20	150
视黄醇(μg)		0	0	0	0	0	0	0
硫胺素(mg)		0.02	0.03	0.11	0.03	0.03	0.01	0.03
核黄素(mg)		0.02	0.03	0.12	—	Tr	0.02	0.02
烟酸(mg)		0.20	0.20	1.90	Tr	0.04	0.30	0.40
维生素 C(mg)		3.0	5.0	8.0	3.0	2.0	10.0	5.0
总维生素 E(mg)		0.43	0.46	—	0.09	Tr	0.71	0.74
钙(mg)		4	7	11	5	5	6	8
磷(mg)		7	14	41	14	21	11	11
钾(mg)		83	85	599	123	14	127	144
钠(mg)		1.3	1.7	10.0	2.1	3.1	1.7	3.8
镁(mg)		4	8	39	9	6	8	10
铁(mg)		0.3	0.4	1.0	1.0	0.1	0.3	0.6
锌(mg)		0.04	0.10	0.42	0.20	0.08	0.14	0.14
硒		0.10	0.29	—	0.48	Tr	0.47	0.23
铜(mg)		0.07	0.10	0.26	0.08	0.02	0.06	0.04
锰(mg)		0.03	0.06	0.23	0.08	0.01	0.07	0.16
备注				USA	青海			

表 2 水果类及其制品——核果、浆果、柑橘类

食物名称		杏	枣（鲜）	樱桃	草莓（凤阳草莓）	橙	蜜橘	柚（文旦）
食部(%)		91	87	80	97	74	76	69
水分(g)		89.4	67.4	88.0	91.3	87.4	88.2	89.0
能量	kcal	38	125	46	32	48	45	42
	kj	160	524	194	134	202	189	177
蛋白质(g)		0.9	1.1	1.1	1.0	0.8	0.8	0.8
脂肪(g)		0.1	0.3	0.2	0.2	0.2	0.4	0.2
碳水化合物(g)		9.1	30.5	10.2	7.1	11.1	10.3	9.5
不溶性膳食纤维(g)		1.3	1.9	0.3	1.1	0.6	1.4	0.4
胆固醇(mg)		0	0	0	0	0	0	0
总维生素A(μgRAE)		38	20	18	3	13	138	1
胡萝卜素(μg)		450	240	210	30	160	1 660	10
视黄醇(μg)		0	0	0	0	0	0	0
硫胺素(mg)		0.02	0.06	0.02	0.02	0.05	0.05	—
核黄素(mg)		0.03	0.09	0.02	0.03	0.04	0.04	0.03
烟酸(mg)		0.60	0.90	0.60	0.30	0.30	0.20	0.30
维生素C(mg)		4.0	243.0	10.0	47.0	33.0	19.0	23.0
总维生素E(mg)		0.95	0.78	2.22	0.71	0.56	0.45	—
钙(mg)		14	22	11	18	20	19	4
磷(mg)		15	23	27	27	22	18	24
钾(mg)		226	375	232	131	159	177	119
钠(mg)		2.3	1.2	8.0	4.2	1.2	1.3	3.0
镁(mg)		11	25	12	12	14	16	4
铁(mg)		0.6	1.2	0.4	1.8	0.4	0.2	0.3
锌(mg)		0.20	1.52	0.23	0.14	0.14	0.10	0.40
硒		0.20	0.80	0.21	0.70	0.31	0.45	0.70
铜(mg)		0.11	0.06	0.10	0.04	0.03	0.07	0.18
锰(mg)		0.06	0.32	0.07	0.49	0.05	0.05	0.08
备注								福建

247

表3 水果类及其制品——热带、亚热带水果(1)

食 物 名 称		菠萝(凤梨)	波罗蜜(木菠萝)	荔枝	人参果	杨梅(树梅)	阳桃	枇杷
食部(%)		68	43	73	88	82	88	62
水分(g)		88.4	73.2	81.9	77.1	92.0	91.4	89.3
能量	kcal	44	105	71	86	30	31	41
	kj	182	438	296	362	125	131	170
蛋白质(g)		0.5	0.2	0.9	0.6	0.8	0.6	0.8
脂肪(g)		0.1	0.3	0.2	0.7	0.2	0.2	0.2
碳水化合物(g)		10.8	25.7	16.6	21.2	6.7	7.4	9.3
不溶性膳食纤维(g)		1.3	0.8	0.5	3.5	1.0	1.2	0.8
胆固醇(mg)		0	0	0	0	0	0	0
总维生素 A(μgRAE)		2	2	1	4	3	2	—
胡萝卜素(μg)		20	18	10	50	40	20	—
视黄醇(μg)		0	0	0	0	0	0	0
硫胺素(mg)		0.04	0.06	0.10	Tr	0.01	0.02	0.01
核黄素(mg)		0.02	0.05	0.04	0.25	0.05	0.03	0.03
烟酸(mg)		0.20	0.70	1.10	0.30	0.30	0.70	0.30
维生素 C(mg)		18.0	9.0	41.0	12.0	9.0	7.0	8.0
总维生素 E(mg)		—	0.52	—	—	0.81	—	0.24
钙(mg)		12	9	2	13	14	4	17
磷(mg)		9	18	24	7	8	18	8
钾(mg)		113	330	151	100	149	128	122
钠(mg)		0.8	11.4	1.7	7.1	0.7	1.4	4.0
镁(mg)		8	24	12	11	10	10	10
铁(mg)		0.6	0.5	0.4	0.2	1.0	0.4	1.1
锌(mg)		0.14	0.12	0.17	0.09	0.14	0.39	0.21
硒		0.24	4.17	0.14	1.86	0.31	0.83	0.72
铜(mg)		0.07	0.12	0.16	0.04	0.02	0.04	0.06
锰(mg)		1.04	0.18	0.09	0.13	0.72	0.36	0.34
备注			广东		广东			

表 4 水果类及其制品——热带、亚热带水果(2)

食物名称		红毛丹	火龙果（红龙果）	榴莲	芒果（大头）	木瓜（番木瓜）	山竹	香蕉（红皮）
食部(%)		79	69	37	68	89	25	70
水分(g)		80.0	84.8	64.5	86.1	91.7	81.2	77.1
能量	kcal	82	55	150	52	30	72	86
	kj	345	234	632	222	128	307	364
蛋白质(g)		1.0	1.1	2.6	0.5	0.6	0.4	1.1
脂肪(g)		1.2	0.2	3.3	0.1	Tr	0.2	0.2
碳水化合物(g)		17.5	13.3	28.3	12.9	7.2	18.0	20.8
不溶性膳食纤维(g)		0.5	1.6	1.7	1.1	0.5	0.4	—
胆固醇(mg)		0	0	0	0	0	0	0
总维生素 A(μgRAE)		Tr	Tr	2	173	—	Tr	3
胡萝卜素(μg)		Tr	Tr	20	2 080	—	Tr	36
视黄醇(μg)		0	0	0	0	0	0	0
硫胺素(mg)		0.01	0.03	0.20	0.03	0.01	0.08	0.02
核黄素(mg)		0.04	0.02	0.13	0.01	0.02	0.02	0.02
烟酸(mg)		0.31	0.22	1.19	0.40	1.30	0.30	0.51
维生素 C(mg)		35.0	3.0	2.8	14.0	31.0	1.2	4.9
总维生素 E(mg)		Tr	0.14	2.28	—	Tr	0.36	0.20
钙(mg)		11	7	4	7	22	11	9
磷(mg)		20	35	38	12	11	9	17
钾(mg)		13	20	261	153	182	48	208
钠(mg)		2.3	2.7	2.9	3.6	10.4	3.8	3.2
镁(mg)		12	30	27	10	17	19	33
铁(mg)		0.3	0.3	0.3	0.5	0.6	0.3	0.2
锌(mg)		0.24	0.29	0.16	0.14	0.12	0.06	0.04
硒		0.11	0.03	3.26	0.25	0.37	0.54	0.07
铜(mg)		0.21	0.04	0.12	0.10	0.03	0.03	0.10
锰(mg)		0.35	0.19	0.22	0.24	0.05	0.10	0.07
备注				泰国	云南	云南		海南

表5 水果类及其制品——瓜果类

食物名称		白金瓜	白兰瓜	哈密瓜	黄河蜜瓜	金塔寺瓜	甜瓜（香瓜）	西瓜（代表值）
食部(%)		70	55	71	56	81	78	59
水分(g)		93.0	93.2	91.0	95.0	96.9	92.9	92.3
能量	kcal	25	23	34	11	10	26	31
	kj	106	96	143	47	41	111	108
蛋白质(g)		0.4	0.6	0.5	0.4	0.6	0.4	0.5
脂肪(g)		—	0.1	0.1	Tr	0.1	0.1	0.3
碳水化合物(g)		6.2	5.3	7.9	4.0	2.0	6.2	6.8
不溶性膳食纤维(g)		0.5	0.8	0.2	3.2	0.7	0.4	0.2
胆固醇(mg)		0	0	0	0	0	0	0
总维生素A(μgRAE)		8	3	77	15	—	3	14
胡萝卜素(μg)		100	40	920	180	—	30	173
视黄醇(μg)		0	0	0	0	0	0	0
硫胺素(mg)		0.05	0.02	—	0.02	Tr	0.02	0.02
核黄素(mg)		0.08	0.03	0.01	0.01	0.03	0.03	0.04
烟酸(mg)		0.70	0.60	—	0.50	0.50	0.30	0.30
维生素C(mg)		17.0	14.0	12.0	15.0	18.0	15.0	5.7
总维生素E(mg)		—	—	—	—	—	0.47	0.11
钙(mg)		12	24	4	—	—	14	7
磷(mg)		13	13	19	—	—	17	12
钾(mg)		182	—	190	—	—	139	97
钠(mg)		1.6	—	26.7	—	—	8.8	3.3
镁(mg)		10	—	19	—	—	11	14
铁(mg)		0.4	0.9	Tr	—	—	0.7	0.4
锌(mg)		0.26	—	0.13	—	—	0.09	0.09
硒		0.37	—	1.10	—	—	0.40	0.09
铜(mg)		0.08	—	0.01	—	—	0.04	0.03
锰(mg)		—	—	0.01	—	—	0.04	0.03
备注		武汉		北京	甘肃	兰州		甘肃

(七)坚果、种子类

食物名称	山核桃(干)	栗子(干,板栗)	松子仁	杏仁	榛子(干)	花生仁(生)	芝麻子(白)
食部(%)	24	73	100	100	27	100	100
水分(g)	2.2	13.4	0.8	5.6	7.4	6.9	5.3
能量 kcal	616	348	718	578	561	574	536
能量 kj	2 576	1 455	3 003	2 419	2 348	2 400	2 244
蛋白质(g)	18.0	5.3	13.4	22.5	20.0	24.8	18.4
脂肪(g)	50.4	1.7	70.6	45.4	44.8	44.3	39.6
碳水化合物(g)	26.2	78.4	12.2	23.9	24.3	21.7	31.5
不溶性膳食纤维(g)	7.4	1.2	10.0	8.0	9.6	5.5	9.8
胆固醇(mg)	0	0	0	0	0	0	0
总维生素 A(μgRAE)	3	3	1	—	4	3	—
胡萝卜素(μg)	30	30	10	—	50	30	—
视黄醇(μg)	0	0	0	0	0	0	0
硫胺素(mg)	0.16	0.08	0.19	0.08	0.62	0.72	0.36
核黄素(mg)	0.09	0.15	0.25	0.56	0.14	0.13	0.26
烟酸(mg)	0.50	0.80	4.00	—	2.50	17.90	3.8
维生素 C(mg)	—	25.0	—	26.0	Tr	2.0	—
总维生素 E(mg)	65.55	11.45	32.79	18.53	36.43	18.09	38.28
钙(mg)	57	—	78	97	104	39	620
磷(mg)	521	—	569	27	422	324	513
钾(mg)	237	—	502	106	1 244	587	266
钠(mg)	250.7	8.5	10.1	8.3	4.7	3.6	32.2
镁(mg)	306	56	116	178	420	178	202
铁(mg)	6.8	1.2	4.3	2.2	6.4	2.1	14.1
锌(mg)	6.42	1.32	4.61	4.30	5.83	2.50	4.21
硒	0.87	—	0.74	15.65	0.78	3.94	4.06
铜(mg)	2.14	1.34	0.95	0.80	3.03	0.95	1.41
锰(mg)	8.16	1.14	6.01	0.77	14.94	1.25	1.17
备注		河北	北京		哈尔滨		

（八）畜肉类及制品

表1 畜肉类及制品——猪

食物名称		猪肉（代表值，fat30g）	猪肉（猪夹心）	猪肉（瘦）	猪大排	猪小排	猪血	猪肝
食部(%)		91	85	100	68	70	100	100
水分(g)		54.9	56.8	71.0	58.8	60.0	85.8	72.6
能量	kcal	331	349	143	264	295	55	126
	kj	1 370	1 437	600	1 095	1 222	234	531
蛋白质(g)		15.1	7.7	20.3	18.3	16.8	12.2	19.2
脂肪(g)		30.1	35.3	6.2	20.4	25.3	0.3	4.7
碳水化合物(g)		0.0	0.0	1.5	1.7	0.0	0.9	1.8
不溶性膳食纤维(g)		0.0	0.0	0.0	0.0	0.0	0.0	0.0
胆固醇(mg)		86	98	81	165	120	51	180
总维生素 A(μgRAE)		15	39	44	12	7	—	6 502
胡萝卜素(μg)		0	0	0	0	0	0	0
视黄醇(μg)		15	39	44	12	7	—	6 502
硫胺素(mg)		0.30	0.14	0.54	0.80	0.31	0.03	0.22
核黄素(mg)		0.13	0.06	0.10	0.15	0.26	0.04	2.02
烟酸(mg)		4.10	2.00	5.30	5.30	4.11	0.30	10.11
维生素 C(mg)		Tr	Tr	Tr	Tr	Tr	—	20.0
总维生素 E(mg)		0.67	0.49	0.34	0.11	0.46	0.20	Tr
钙(mg)		6	5	6	8	14	4	6
磷(mg)		121	67	189	125	101	16	243
钾(mg)		218	53	305	274	222	56	235
钠(mg)		56.8	36.7	57.5	44.5	62.6	56.0	68.6
镁(mg)		16	5	25	17	17	5	24
铁(mg)		1.3	0.8	3.0	0.8	1.1	8.7	23.2
锌(mg)		1.78	0.73	2.99	1.72	2.42	0.28	3.68
硒		7.90	2.22	9.50	10.30	8.46	7.94	26.12
铜(mg)		0.12	0.13	0.11	0.12	Tr	0.10	0.02
锰(mg)		0.03	Tr	0.03	0.05	Tr	0.03	0.01
备注			北京			河北		河北

表2 畜肉类及制品——牛

食 物 名 称		牛肉（代表值，fat9g）	牛肉（牛柳）	牛肉（上脑）	牛肉（牛腩）	牦牛肉	牛肝	牛肉松
食部(%)		100	100	100	100	100	100	100
水分(g)		69.8	73.2	66.4	57.6	70.9	68.7	2.7
能量	kcal	160	107	193	332	119	139	445
	kj	669	452	806	1 375	502	586	1 871
蛋白质(g)		20.0	22.2	17.4	17.1	23.1	19.8	8.2
脂肪(g)		8.7	0.9	12.4	29.3	1.4	3.9	15.7
碳水化合物(g)		0.5	2.4	3.0	0.0	3.4	6.2	67.7
不溶性膳食纤维(g)		0.0	0.0	0.0	0.0	0.0	0.0	0.0
胆固醇(mg)		58	63	56	44	63	1.4	169
总维生素 A(μgRAE)		3	4	Tr	Tr	1	20220	90
胡萝卜素(μg)		0	0	0	0	0	0	—
视黄醇(μg)		3	4	Tr	Tr	1	20 220	90
硫胺素(mg)		0.04	0.05	0.04	0.02	0.05	0.16	0.04
核黄素(mg)		0.11	0.15	0.08	0.06	0.22	1.30	0.11
烟酸(mg)		4.15	7.20	2.28	2.20	4.44	11.90	0.90
维生素 C(mg)		Tr	Tr	Tr	Tr	Tr	—	—
总维生素 E(mg)		0.68	0.80	0.17	Tr	0.68	0.13	18.24
钙(mg)		5	3	—	—	28	4	76
磷(mg)		182	241	—	—	208	252	74
钾(mg)		212	140	—	—	37	185	128
钠(mg)		64.1	75.1	—	—	25.8	45.0	1 945.7
镁(mg)		22	29	—	—	26	22	52
铁(mg)		1.8	4.4	0.7	0.6	3.6	6.6	4.6
锌(mg)		4.70	6.92	4.65	2.69	3.45	5.01	0.55
硒		3.15	2.76	1.84	3.20	0.98	11.99	2.66
铜(mg)		0.05	0.11	0.01	0.01	0.13	1.34	0.05
锰(mg)		0.03	Tr	Tr	Tr	0.08	0.37	0.83
备注			青海	河北	河北	西藏		北京

表3　畜肉类及制品——羊

食物名称	羊肉（代表值，fat7g）	羊肉（里脊）	羊肉（上脑）	羊肉（后腿）	羊肉片	羊肝	羊血
食部(%)	100	100	100	100	100	100	100
水分(g)	72.5	75.4	78.0	75.1	74.9	69.7	85.0
能量 kcal	139	103	94	111	118	134	57
能量 kj	581	435	397	469	495	563	240
蛋白质(g)	18.5	20.5	19.0	20.6	18.0	17.9	6.8
脂肪(g)	6.5	1.6	2.0	3.2	4.0	3.6	0.2
碳水化合物(g)	1.6	1.6	0.0	0.0	2.4	7.4	6.9
不溶性膳食纤维(g)	0.0	0.0	0.0	0.0	0.0	0.0	0.0
胆固醇(mg)	82	107	86	86	86	349	92
总维生素A(μgRAE)	8	5	3	5	16	20 972	—
胡萝卜素(μg)	0	0	0	0	0	0	0
视黄醇(μg)	8	5	3	5	16	20 972	—
硫胺素(mg)	0.07	0.06	0.06	0.06	—	0.21	0.04
核黄素(mg)	0.16	0.20	0.14	0.14	—	1.75	0.09
烟酸(mg)	4.41	5.80	3.30	3.68	—	22.10	0.20
维生素C(mg)	Tr	Tr	Tr	Tr	Tr	—	—
总维生素E(mg)	0.48	0.52	0.44	0.58	0.53	29.93	—
钙(mg)	16	8	3	3	12	8	22
磷(mg)	161	184	164	169	145	299	7
钾(mg)	300	161	359	352	108	241	6
钠(mg)	89.9	74.4	106.6	93.8	92.0	123.0	443.4
镁(mg)	23	22	20	19	9	14	2
铁(mg)	3.9	2.8	2.4	4.0	2.3	7.5	18.3
锌(mg)	3.52	1.98	2.68	3.07	2.14	3.45	0.67
硒	5.95	5.53	6.79	9.06	6.18	17.68	15.68
铜(mg)	0.13	0.15	0.07	0.10	0.12	4.51	0.02
锰(mg)	0.06	0.05	0.02	0.02	0.08	0.26	0.01
备注							

(九) 禽肉类及制品

表1 禽肉类及制品——鸡

食物名称	鸡(代表值)	鸡胸	鸡腿	鸡肝	鸡心	鸡血	鸡肉松
食部(%)	63	100	74	100	100	100	100
水分(g)	70.5	71.7	71.7	74.4	70.8	87.0	4.9
能量 kcal	145	118	146	121	172	49	440
能量 kj	608	499	610	507	717	210	1 848
蛋白质(g)	20.3	24.6	20.2	16.6	15.9	7.8	7.2
脂肪(g)	6.7	1.9	7.2	4.8	11.8	0.2	16.4
碳水化合物(g)	0.9	0.6	0.0	2.8	0.6	4.1	65.8
不溶性膳食纤维(g)	0.0	0.0	0.0	0.0	0.0	0.0	0.0
胆固醇(mg)	106	65	99	356	194	170	81
总维生素A(μgRAE)	92	3	22	10 414	910	56	90
胡萝卜素(μg)	0	0	0	0	0	0	—
视黄醇(μg)	92	3	22	10 414	910	56	90
硫胺素(mg)	0.06	0.07	0.06	0.33	0.46	0.05	0.03
核黄素(mg)	0.07	0.06	0.10	1.10	0.26	0.04	0.11
烟酸(mg)	7.54	11.96	3.25	11.90	11.50	0.10	1.00
维生素C(mg)	Tr	Tr	Tr	—	—	—	—
总维生素E(mg)	1.34	0.41	Tr	1.88	—	0.21	14.58
钙(mg)	13	1	0	7	54	10	76
磷(mg)	166	170	271	263	176	68	83
钾(mg)	249	333	221	222	220	136	109
钠(mg)	62.8	44.8	73.6	92.0	108.4	208.0	1 687.8
镁(mg)	22	28	21	16	11	4	29
铁(mg)	1.8	1.0	1.8	12.0	4.7	25.0	7.1
锌(mg)	1.46	0.26	1.11	2.40	1.94	0.45	0.58
硒	11.92	11.75	9.70	38.55	4.10	12.13	3.07
铜(mg)	0.09	0.01	0.01	0.32	0.27	0.03	0.07
锰(mg)	0.05	0.01	0.01	0.24	0.04	0.03	0.68
备注							北京

表 2 禽肉类及制品——鸭、鹅

食物名称		鸭（代表值）	鸭胸脯肉	鸭肝	鸭血（白鸭）	鹅	鹅肝	鹅血
食部(%)		68	100	100	100	63	100	100
水分(g)		63.9	78.6	76.3	72.6	61.4	70.7	81.8
能量	kcal	240	90	128	108	251	129	74
	kj	996	379	533	457	1 041	542	316
蛋白质(g)		15.5	15.0	14.5	13.6	17.9	15.2	18.6
脂肪(g)		19.7	1.5	7.5	0.4	19.9	3.4	0.0
碳水化合物(g)		0.2	4.0	0.5	12.4	0.0	9.3	0.0
不溶性膳食纤维(g)		0.0	0.0	0.0	0.0	0.0	0.0	0.0
胆固醇(mg)		94	121	341	95	74	285	141
总维生素 A(μgRAE)		52	—	1 040	—	42	6 100	2
胡萝卜素(μg)		0	0	0	0	0	0	0
视黄醇(μg)		52	—	1 040	—	42	6 100	2
硫胺素(mg)		0.08	0.01	0.26	0.06	0.07	0.27	—
核黄素(mg)		0.22	0.07	1.05	0.06	0.23	0.25	—
烟酸(mg)		4.20	4.20	6.90	—	4.90	—	—
维生素 C(mg)		Tr	Tr	18.0	—	Tr	—	—
总维生素 E(mg)		0.27	1.98	1.41	0.34	0.22	0.29	0.13
钙(mg)		6	6	18	5	4	2	4
磷(mg)		122	86	283	87	144	216	89
钾(mg)		191	126	230	166	232	336	163
钠(mg)		69.0	60.2	87.2	173.6	58.8	70.2	80.5
镁(mg)		14	24	18	8	18	11	6
铁(mg)		2.2	4.1	23.1	30.5	3.8	7.8	37.7
锌(mg)		1.33	1.17	3.08	0.50	1.36	3.56	0.47
硒		12.25	12.62	57.27	—	17.68	—	—
铜(mg)		0.21	0.27	1.31	0.06	0.43	7.78	Tr
锰(mg)		0.06	0.01	0.28	0.04	0.04	0.32	Tr
备注			山东		合肥		合肥	江苏

(十) 乳类及制品

表1 乳类及制品——液态乳

食物名称		纯牛奶（代表值，全脂）	调制乳（全脂，强化VA,VD）	鲜牛奶（代表值，全脂）	羊乳	人乳	鲜驴奶	鲜驼奶
食部(%)		100	100	100	100	100	100	100
水分(g)		87.6	89.0	87.1	88.9	87.6	92.1	85.4
能量	kcal	65	51	67	59	65	33	72
	kj	271	215	280	247	274	140	303
蛋白质(g)		3.3	2.7	3.4	1.5	1.3	0.4	3.7
脂肪(g)		3.6	2.0	3.7	3.5	3.4	0.6	3.5
碳水化合物(g)		4.9	5.6	5.1	5.4	7.4	6.5	6.5
不溶性膳食纤维(g)		0.0	—	0.0	0.0	0.0	0.0	0.0
胆固醇(mg)		17	—	21	31	11	Tr	6
总维生素A(μgRAE)		54	66	73	84	11	Tr	65
胡萝卜素(μg)		—						
视黄醇(μg)		54	66	73	84	11	Tr	65
硫胺素(mg)		0.03	0.02	0.02	0.04	0.01	0.00	0.01
核黄素(mg)		0.12	0.08	0.12	0.12	0.05	0.01	0.02
烟酸(mg)		0.11	0.10	—	2.10	0.20	—	—
维生素C(mg)		Tr	3.0	Tr	—	5.0		
总维生素E(mg)		0.13	—	0.07	0.19		0.00	0.00
钙(mg)		107	140	114	82	30	79	50
磷(mg)		90	60	113	98	13	37	60
钾(mg)		180	130	136	135	—	68	175
钠(mg)		63.7	42.6	106.4	20.6		23.9	55.9
镁(mg)		11	14	10	—	32	10	10
铁(mg)		0.3	0.2	0.2	0.5	0.1	0.0	0.1
锌(mg)		0.28	0.38	0.20	0.29	0.28	0.21	0.51
硒		1.34	1.36	—	1.75	—	—	—
铜(mg)		0.01	0.04	Tr	0.04	0.03	0.02	0.01
锰(mg)		0.01	0.03	Tr	—	—	0.00	0.01
备注				浙江	郑州	北京	新疆	新疆

表2 乳类及制品——奶粉、酸奶、奶酪、奶油

食物名称		全脂奶粉（代表值）	全脂奶粉（全脂羊乳粉）	儿童配方奶粉（代表值）	孕产妇配方奶粉（代表值）	酸奶（代表值，全脂）	奶酪（干酪）	奶油
食部(%)		100	100	100	100	100	100	100
水分(g)		2.6	1.4	3.8	3.0	81.0	43.5	0.7
能量	kcal	482	498	454	413	86	328	879
	kj	2 020	2 085	1 907	1 740	363	1 366	3 616
蛋白质(g)		19.9	18.8	19.0	22.0	2.8	25.7	0.7
脂肪(g)		22.3	25.2	17.3	9.8	2.6	23.5	97.0
碳水化合物(g)		50.5	49.0	56.1	60.5	12.9	3.5	0.9
不溶性膳食纤维(g)		—	—	1.1	2.9	—	—	0.0
胆固醇(mg)		79	75	—	—	8	11	209
总维生素A(μgRAE)		380	—	453	524	23	152	297
胡萝卜素(μg)		—	—	82	84	—	—	Tr
视黄醇(μg)		163	—	—	—	23	152	297
硫胺素(mg)		0.13	0.06	0.52	0.88	0.03	0.06	Tr
核黄素(mg)		1.90	1.60	0.81	1.15	0.12	0.91	0.01
烟酸(mg)		0.50	0.90	3.75	6.66	0.09	0.60	0.00
维生素C(mg)		23.6	—	38.6	95.6	1.3	—	Tr
总维生素E(mg)		0.48	0.20	10.00	—	0.12	0.60	1.99
钙(mg)		928	—	705	903	128	799	14
磷(mg)		513	—	493	541	76	326	11
钾(mg)		777	—	797	899	150	75	226
钠(mg)		352.0	—	317.3	334.5	37.3	584.6	268.0
镁(mg)		65	—	50	88	11	57	2
铁(mg)		4.6	—	6.8	13.1	0.3	2.4	1.0
锌(mg)		3.93	—	5.75	7.59	0.43	6.97	0.09
硒(μg)		12.09	—	7.80	8.00	1.30	1.50	0.70
铜(mg)		0.13	—	0.35	0.96	0.04	0.13	0.42
锰(mg)		0.04	—	0.47	1.05	0.01	0.16	Tr
备注			陕西					青海

（十一）蛋类

食 物 名 称	鸡蛋（代表值）	鸡蛋白	鸡蛋黄	鸭蛋	鸭蛋白	鸭蛋黄	鹅蛋
食部(%)	87	100	100	87	100	100	87
水分(g)	75.2	84.4	51.5	70.3	87.7	44.9	69.3
能量 kcal	139	60	328	180	47	378	196
能量 kj	581	254	1 360	748	197	1 565	814
蛋白质(g)	13.1	11.6	15.2	12.6	9.9	14.5	11.1
脂肪(g)	8.6	0.1	28.2	13.0	—	33.8	15.6
碳水化合物(g)	2.4	3.1	3.4	3.1	1.8	4.0	2.8
不溶性膳食纤维(g)	0.0	0.0	0.0	0.0	0.0	0.0	0.0
胆固醇(mg)	648	—	1 510	565	0	1 576	704
总维生素 A(μgRAE)	255	—	438	261	23	1 980	192
胡萝卜素(μg)	—	—	—	—	—	—	—
视黄醇(μg)	216	—	438	261	23	1 980	192
硫胺素(mg)	0.09	0.04	0.33	0.17	0.01	0.28	0.08
核黄素(mg)	0.20	0.31	0.29	0.35	0.07	0.62	0.30
烟酸(mg)	0.20	0.20	0.10	0.20	0.10	—	0.40
维生素 C(mg)	Tr	Tr	Tr	Tr	Tr	Tr	Tr
总维生素 E(mg)	1.14	0.01	5.06	4.98	0.16	12.72	4.50
钙(mg)	56	9	112	62	18	123	34
磷(mg)	130	18	240	226	—	55	130
钾(mg)	154	132	95	135	84	86	74
钠(mg)	131.5	79.4	54.9	106.0	71.2	30.1	90.6
镁(mg)	10	15	41	13	21	22	12
铁(mg)	1.6	1.6	6.5	2.9	0.1	4.9	4.1
锌(mg)	0.89	0.02	3.79	1.67	—	3.09	1.43
硒	13.96	6.97	27.01	15.68	4.00	25.00	27.24
铜(mg)	0.19	0.05	0.28	0.11	0.08	0.16	0.09
锰(mg)	0.03	0.02	0.06	0.04	—	0.10	0.04
备注				河北	河北	广西	河北

（十二）鱼虾蟹贝类

表1 鱼虾蟹贝类——鱼虾

食 物 名 称		银鱼（面条鱼）	黄鱼（大黄鱼）	鲑鱼（大马哈鱼，三文鱼）	鱼丸	海虾	河虾	江虾
食部(%)		100	66	72	100	51	86	100
水分(g)		76.2	77.7	74.1	72.5	79.3	78.1	77.0
能量	kcal	105	97	139	107	79	87	87
	kj	440	407	581	453	333	368	367
蛋白质(g)		17.2	17.7	17.2	11.1	16.8	16.4	10.3
脂肪(g)		4.0	2.5	7.8	1.3	0.6	2.4	0.9
碳水化合物(g)		0.0	0.8	0.0	12.7	1.5	0.0	9.3
不溶性膳食纤维(g)		0.0	0.0	68	0.0	0.0	0.0	0.0
胆固醇(mg)		361	86	0.9	77	117	240	116
总维生素A(μgRAE)		—	10	45	5	Tr	48	102
胡萝卜素(μg)		0	0	0	—	—	—	—
视黄醇(μg)		—	10	45	5	Tr	48	102
硫胺素(mg)		0.03	0.03	0.07	0.02	0.01	0.04	0.04
核黄素(mg)		0.05	0.10	0.18	0.04	0.05	0.03	0.12
烟酸(mg)		0.20	1.90	4.40	Tr	1.90	Tr	2.20
维生素C(mg)		Tr	Tr	Tr	Tr	Tr	Tr	Tr
总维生素E(mg)		1.86	1.13	0.78	0.14	2.79	5.33	11.30
钙(mg)		46	53	13	97	146	325	78
磷(mg)		22	174	154	272	196	186	293
钾(mg)		246	260	361	360	228	329	683
钠(mg)		8.6	120.3	63.3	854.2	302.2	133.8	—
镁(mg)		25	39	36	11	46	60	131
铁(mg)		0.9	0.7	0.3	1.2	3.0	4.0	8.8
锌(mg)		0.16	0.58	1.11	1.59	1.44	2.24	2.71
硒		9.54	42.57	29.47	14.02	56.41	29.65	17.70
铜(mg)		—	0.04	0.03	0.11	0.44	0.64	3.46
锰(mg)		0.07	0.02	0.02	0.08	0.11	0.27	1.21
备注		青岛		哈尔滨				哈尔滨

表2 鱼虾蟹贝类——蟹贝

食物名称		海蟹	河蟹	蟹肉	蟹足棒	牡蛎（海蛎子）	文蛤丸	墨鱼丸
食部(%)		55	42	100	100	100	100	100
水分(g)		77.1	75.8	84.4	67.4	82.0	56.6	71.0
能量	kcal	95	103	62	123	73	211	128
	kj	400	433	260	524	307	884	538
蛋白质(g)		13.8	17.5	11.6	9.0	5.3	16.2	13.4
脂肪(g)		2.3	2.6	1.2	0.6	2.1	9.2	4.7
碳水化合物(g)		4.7	2.3	1.1	20.5	8.2	15.8	8.0
不溶性膳食纤维(g)		0.0	0.0	0.0	0.0	0.0	0.0	4.0
胆固醇(mg)		125	267	65	17	100	65	32
总维生素A(μgRAE)		30	389	—	5	27	2	4
胡萝卜素(μg)		—	—	—	—	—	—	—
视黄醇(μg)		30	389	Tr	5	27	—	4
硫胺素(mg)		0.01	0.06	0.03	Tr	0.01	0.01	0.01
核黄素(mg)		0.10	0.28	0.09	0.04	0.13	0.05	0.03
烟酸(mg)		2.5	1.70	4.30	Tr	1.40	3.79	0.86
维生素C(mg)		Tr	Tr	Tr	Tr	Tr	Tr	—
总维生素E(mg)		2.99	6.09	2.91	0.63	0.81	—	0.50
钙(mg)		208	126	231	144	131	21	24
磷(mg)		142	182	159	117	115	165	120
钾(mg)		232	181	214	164	200	226	275
钠(mg)		260.0	193.5	270.0	1 242.0	462.1	565.0	825.2
镁(mg)		47	23	41	10	65	23	6
铁(mg)		1.6	2.9	1.8	0.6	7.1	8.4	0.9
锌(mg)		3.32	3.68	2.15	0.72	9.39	1.00	0.98
硒		82.65	56.72	33.30	7.56	86.64	—	13.39
铜(mg)		1.67	2.97	1.33	0.08	8.13		0.14
锰(mg)		0.18	0.42	0.31	0.27	0.85		0.09
备注				广东	浙江		台北	

(十三) 油脂类

表1 油脂类(1)

食物名称		菜籽油（青油）	豆油	花生油	葵花子油	色拉油	椰子油	玉米油
食部(%)		100	100	100	100	100	100	100
水分(g)		0.1	0.1	0.1	0.1	0.2	Tr	0.2
能量	kcal	899	899	899	899	898	899	895
	kj	3 761	3 761	3 761	3 761	3 757	3 696	3 745
蛋白质(g)		Tr	Tr	Tr	Tr	Tr	Tr	Tr
脂肪(g)		99.9	99.9	99.9	99.9	99.8	99.9	99.2
碳水化合物(g)		0	0	0	0	0	0	0.5
不溶性膳食纤维(g)		—	—	—	—	—	0	—
胆固醇(mg)		—	—	—	—	64	0	—
总维生素 A(μgRAE)		—	—	—	—	—	0	—
胡萝卜素(μg)		—	—	—	—	—	Tr	—
视黄醇(μg)		—	—	—	—	—	0	—
硫胺素(mg)		Tr	Tr	Tr	Tr	Tr	Tr	Tr
核黄素(mg)		Tr	Tr	Tr	Tr	Tr	Tr	Tr
烟酸(mg)		Tr	Tr	Tr	Tr	Tr	Tr	Tr
维生素 C(mg)		—	—	—	—	—	0	—
总维生素 E(mg)		60.89	93.08	42.06	54.60	24.01	—	50.94
钙(mg)		9	13	12	2	18	Tr	1
磷(mg)		9	7	15	4	1	Tr	18
钾(mg)		2	3	1	1	3	Tr	2
钠(mg)		7.0	4.9	3.5	2.8	5.1	Tr	1.4
镁(mg)		3	3	2	4	1	Tr	3
铁(mg)		3.7	2.0	2.9	1.0	1.7	Tr	1.4
锌(mg)		0.54	1.09	0.48	0.11	0.23	Tr	0.26
硒		—	—	—	—	—	Tr	—
铜(mg)		0.18	0.16	0.15	Tr	0.05	Tr	0.23
锰(mg)		0.11	0.43	0.33	0.02	0.01	Tr	0.04
备注							UK	

表 2 油脂类(2)

食物名称		芝麻油（香油）	棕榈油	橄榄油	牛油（炼）	鸭油（炼）	羊油（炼）	猪油（炼）
食部(%)		100	100	100	100	100	100	100
水分(g)		0.1	Tr	Tr	0.2	0.3	0.1	0.2
能量	kcal	898	900	899	898	897	895	897
	kj	3 757	3 766	3 696	3 691	3 689	3 678	3 689
蛋白质(g)		Tr	—	Tr	Tr	Tr	Tr	Tr
脂肪(g)		99.7	100.0	99.9	99.7	99.7	99.0	99.6
碳水化合物(g)		0.2	0	0	0.1	0.0	0.9	0.2
不溶性膳食纤维(g)		—	—	0	0.0	0.0	0.0	0.0
胆固醇(mg)		—	—	0	135	83	107	93
总维生素 A(μgRAE)		—	9	0	89	71		27
胡萝卜素(μg)		—	110	—	—	—	—	—
视黄醇(μg)		—	—	0	89	71		27
硫胺素(mg)		Tr	—	Tr	Tr	—	—	0.02
核黄素(mg)		Tr	—	Tr	0.03	—	—	0.03
烟酸(mg)		Tr	—	Tr	0.20	—	—	Tr
维生素 C(mg)		—	—	0	—	—	—	—
总维生素 E(mg)		68.53	15.24	—	4.60	—	—	5.21
钙(mg)		9	Tr	Tr	—	—	—	—
磷(mg)		4	8	Tr	—	—	—	—
钾(mg)		Tr	Tr	—	—	—	—	—
钠(mg)		1.1	1.3	Tr	—	—	—	—
镁(mg)		3	Tr	Tr	—	—	—	—
铁(mg)		2.2	3.1	0.4	—	—	—	—
锌(mg)		0.17	0.08	Tr	—	—	—	—
硒		—	—	Tr				
铜(mg)		0.05	Tr	Tr				
锰(mg)		0.76	0.01	Tr				
备注			北京	UK		北京	甘肃	

附录五　国家卫生健康委员会《托育机构保育指导大纲(试行)》

第一章　总　则

一、为贯彻《国务院办公厅关于促进3岁以下婴幼儿照护服务发展的指导意见》,依据国家卫生健康委《托育机构设置标准(试行)》《托育机构管理规范(试行)》,指导托育机构为3岁以下婴幼儿(以下简称婴幼儿)提供科学、规范的照护服务,促进婴幼儿健康成长,特制定本大纲。

二、本大纲适用于经有关部门登记、卫生健康部门备案,为婴幼儿提供全日托、半日托等照护服务的托育机构。提供计时托、临时托等照护服务的托育机构可参照执行。

三、托育机构保育是婴幼儿照护服务的重要组成部分,是生命全周期服务管理的重要内容。通过创设适宜环境,合理安排一日生活和活动,提供生活照料、安全看护、平衡膳食和早期学习机会,促进婴幼儿身体和心理的全面发展。

四、托育机构保育应遵循以下基本原则:

(一)尊重儿童。坚持儿童优先,保障儿童权利。尊重婴幼儿成长特点和规律,关注个体差异,促进每个婴幼儿全面发展。

(二)安全健康。最大限度地保护婴幼儿的安全和健康,切实做好托育机构的安全防护、营养膳食、疾病防控等工作。

(三)积极回应。提供支持性环境,敏感观察婴幼儿,理解其生理和心理需求,并及时给予积极适宜的回应。

(四)科学规范。按照国家和地方相关标准和规范,合理安排婴幼儿的生活和活动,满足婴幼儿生长发育的需要。

第二章　目标与要求

托育机构保育工作应当遵循婴幼儿发展的年龄特点与个体差异,通过多种途径促进婴幼儿身体发育和心理发展。保育重点应当包括营养与喂养、睡眠、生活与卫生习惯、动作、语言、认知、情感与社会性等。

一、营养与喂养

(一)目标

1. 获取安全、营养的食物,达到正常生长发育水平;

2. 养成良好的饮食行为习惯。

（二）保育要点

1. 7—12个月

（1）继续母乳喂养，不能继续母乳喂养的婴儿使用配方奶喂养。

（2）及时添加辅食，从富含铁的泥糊状食物开始，遵循由一种到多种、由少到多、由稀到稠、由细到粗的原则。辅食不添加糖、盐等调味品。

（3）每引入新食物要密切观察婴儿是否有皮疹、呕吐、腹泻等不良反应。

（4）注意观察婴儿所发出的饥饿或饱足的信号，并及时、恰当回应，不强迫喂食。

（5）鼓励婴儿尝试自己进食，培养进餐兴趣。

2. 13—24个月

（1）继续母乳或配方奶喂养，可以引入奶制品作为辅食，每日提供多种类食物。

（2）鼓励和协助幼儿自己进食，关注幼儿以语言、肢体动作等发出进食需求，顺应喂养。

（3）培养幼儿使用水杯喝水的习惯，不提供含糖饮料。

3. 25—36个月

（1）每日提供多种类食物。

（2）引导幼儿认识和喜爱食物，培养幼儿专注进食习惯、选择多种食物的能力。

（3）鼓励幼儿参与协助分餐、摆放餐具等活动。

（三）指导建议

1. 制定膳食计划和科学食谱，为婴幼儿提供与年龄发育特点相适应的食物，规律进餐，为有特殊饮食需求的婴幼儿提供喂养建议。

2. 为婴幼儿创造安静、轻松、愉快的进餐环境，协助婴幼儿进食，并鼓励婴幼儿表达需求、及时回应，顺应喂养，不强迫进食。

3. 有效控制进餐时间，加强进餐看护，避免发生伤害。

二、睡眠

（一）目标

1. 获得充足睡眠；

2. 养成独自入睡和作息规律的良好睡眠习惯。

（二）保育要点

1. 7—12个月

（1）识别婴儿困倦的信号，通过常规睡前活动，培养婴儿独自入睡。

（2）帮助婴儿采用仰卧位或侧卧位姿势入睡，脸和头不被遮盖。

(3) 注意观察婴儿睡眠状态,减少抱睡、摇睡等安抚行为。

2. 13—24个月

(1) 固定幼儿睡眠和唤醒时间,逐渐建立规律的睡眠模式。

(2) 坚持开展睡前活动,确保幼儿进入较安静状态。

(3) 培养幼儿独自入睡的习惯。

3. 25—36个月

(1) 规律作息,每日有充足的午睡时间。

(2) 引导幼儿自主做好睡眠准备,养成良好的睡眠习惯。

(三) 指导建议

1. 为婴幼儿提供良好的睡眠环境和设施,温湿度适宜,白天睡眠不过度遮蔽光线,设立独立床位,保障安全、卫生。

2. 加强睡眠过程巡视与照护,注意观察婴幼儿睡眠时的面色、呼吸、睡姿,避免发生伤害。

3. 关注个体差异及睡眠问题,采取适宜的照护方式。

三、生活与卫生习惯

(一) 目标

1. 学习盥洗、如厕、穿脱衣服等生活技能;

2. 逐步养成良好的生活卫生习惯。

(二) 保育要点

1. 7—12个月

(1) 及时更换尿布,保持臀部和身体干爽清洁。

(2) 生活照护过程中,注重与婴儿互动交流。

(3) 识别及回应婴儿哭闹、四肢活动等表达的需求。

2. 13—24个月

(1) 鼓励幼儿及时表达大小便需求,形成一定的排便规律,逐渐学会自己坐便盆。

(2) 协助和引导幼儿自己洗手、穿脱衣服等。

(3) 引导和帮助幼儿学会咳嗽和打喷嚏的方法。

3. 25—36个月

(1) 培养幼儿主动如厕。

(2) 引导幼儿餐后漱口,使用肥皂或洗手液正确洗手,认识自己的毛巾并擦手。

(3) 鼓励幼儿自己穿脱衣服。

（三）指导建议

1. 保持生活场所的安全卫生，预防异物吸入、烧烫伤、跌落伤、溺水、中毒等伤害发生。

2. 在生活中逐渐养成婴幼儿良好习惯，做好回应性照护，引导其逐步形成规则和安全意识。

3. 注意培养婴幼儿良好的用眼习惯，限制屏幕时间。

4. 注意培养婴幼儿良好的口腔卫生习惯，预防龋齿。

5. 在各生活环节中，做好观察，发现有精神状态不良、烦躁、咳嗽、打喷嚏、呕吐等表现的婴幼儿，要加强看护，必要时及时隔离，并联系家长。

四、动作

（一）目标

1. 掌握基本的大运动技能；

2. 达到良好的精细动作发育水平。

（二）保育要点

1. 7—12个月

（1）鼓励婴儿进行身体活动，尤其是地板上的游戏活动。

（2）鼓励婴儿自主探索从躺位变成坐位，从坐位转为爬行，逐渐到扶站、扶走。

（3）提供适宜的玩具，促进抓、捏、握等精细动作发育。

2. 13—24个月

（1）鼓励幼儿进行形式多样的身体活动，为幼儿提供参加爬、走、跑、钻、踢、跳等活动的机会。

（2）提供多种类活动材料，促进涂画、拼搭、叠套等精细动作发育。

（3）鼓励幼儿自己喝水、用小勺吃饭、自己翻书等。

3. 25—36个月

（1）为幼儿提供参加走直线、跑、跨越低矮障碍物、双脚跳、单足站立、原地单脚跳、上下楼梯等活动的机会。

（2）提供多种类活动材料，促进幼儿搭建、绘画、简单手工制作等精细动作发育。

（3）鼓励幼儿自己用水杯喝水、用勺吃饭、协助收纳等。

（三）指导建议

1. 在各个生活环节中，创造丰富的身体活动环境，确保活动环境和材料安全、卫生。

2. 充分利用日光、空气和水等自然条件，进行身体锻炼，保证充足的户外活动时间。

3. 安排类型丰富的活动和游戏，并保证每日有适宜强度、频次的大运动活动。做好运动中的观察及照护,避免发生伤害。

4. 关注患病婴幼儿。处于急慢性疾病恢复期的婴幼儿,及时调整活动强度和时间;发现运动发育迟缓婴幼儿,给予针对性指导,及时转介。

五、语言

（一）目标

1. 对声音和语言感兴趣,学会正确发音;

2. 学会倾听和理解语言,逐步掌握词汇和简单的句子;

3. 学会运用语言进行交流,表达自己的需求;

4. 愿意听故事、看图书,初步发展早期阅读的兴趣和习惯。

（二）保育要点

1. 7—12个月

（1）经常和婴儿说话,引导其对发音产生兴趣,模仿和学习简单的发音。

（2）向婴儿复述生活中常见物品和动作,帮助其逐渐理解简单的词汇。

（3）引导婴儿使用简单的声音、表情、动作、语言表达自己的需求。

（4）为婴儿选择合适的图画书,朗读简单的故事或儿歌。

2. 13—24个月

（1）培养幼儿正确发音,逐步将语言与实物或动作建立联系。

（2）鼓励幼儿模仿和学习使用词语或短句表达自己的需求。

（3）引导幼儿学会倾听并乐意执行简单的语言指令,积极使用语言进行交流。

（4）提供机会让幼儿多读绘本、多听故事、学念儿歌。

3. 25—36个月

（1）指导幼儿正确地运用词语说出简单的句子。

（2）鼓励幼儿用语言表达自己的需求和感受。

（3）创造条件和机会,使幼儿多听、多看、多说、多问、多想,谈论生活中的所见所闻。

（4）培养幼儿阅读的兴趣和能力,学讲故事、学念儿歌。

（三）指导建议

1. 创设丰富和应答的语言环境,提供正确的语言示范,保持与婴幼儿的交流与沟通,引导其倾听、理解和模仿语言。

2. 为不同月龄婴幼儿提供和阅读适合的儿歌、故事和图画书,培养早期阅读兴趣和习惯。

3. 关注语言发展迟缓的婴幼儿,并给予个别指导。

六、认知

（一）目标

1. 充分运用各种感官探索周围环境，有好奇心和探索欲；

2. 逐步发展注意、观察、记忆、思维等认知能力；

3. 学会想办法解决问题，有初步的想象力和创造力。

（二）保育要点

1. 7—12个月

（1）提供有利于视、听、触摸等材料，激发婴儿的观察兴趣。

（2）鼓励婴儿调动各种感官，感知物体的大小、形状、颜色、材质等。

（3）引导婴儿观察周围的事物，模仿所看到的某些事物的声音和动作。

2. 13—24个月

（1）引导幼儿运用各种感官探索周围环境，逐步发展注意、记忆、思维等认知能力。

（2）鼓励幼儿辨别生活中常见物体的大小、形状、颜色、软硬、冷热等明显特征。

（3）鼓励幼儿在操作、摆弄、模仿等活动中想办法解决问题。

3. 25—36个月

（1）引导幼儿运用各种感官反复持续探索周围环境，逐步巩固和加深对周围事物的认识。

（2）启发幼儿观察辨别生活中常见物体的特征和用途，进行简单的分类，并感受生活中的数学。

（3）培养幼儿在感兴趣的事情上能够保持一定的专注力。

（4）通过各种游戏和活动，鼓励幼儿主动思考、积极提问并大胆猜想，激发幼儿的想象力和创造力。

（三）指导建议

1. 创设环境，促进婴幼儿通过视、听、触摸等多种感觉活动与环境充分互动，丰富认识和记忆经验。

2. 保护婴幼儿对周围事物的好奇心和求知欲，耐心回应婴幼儿的问题，鼓励自己寻找答案。

3. 在确保安全健康的前提下，支持和鼓励婴幼儿的主动探索。

七、情感与社会性

（一）目标

1. 有安全感，能够理解和表达情绪；

2. 有初步的自我意识，逐步发展情绪和行为的自我控制；

3. 与成人和同伴积极互动，发展初步的社会交往能力。

（二）保育要点

1. 7—12个月

（1）观察了解不同月龄婴儿的需要，把握其情绪变化，尊重和满足其爱抚、亲近、搂抱等情感需求。

（2）引导婴儿理解和辨别高兴、喜欢、生气等不同情绪。

（3）敏感察觉婴儿情绪变化，理解其情感需求并及时回应。

（4）创设温暖、愉快的情绪氛围，促进婴儿交往的积极性。

2. 13—24个月

（1）引导幼儿用表情、动作、语言等方式表达自己的情绪。

（2）培养幼儿愉快的情绪，及时肯定和鼓励幼儿适宜的态度和行为。

（3）拓展交往范围，引导幼儿认识他人不同的想法和情绪。

（4）引导幼儿理解并遵守简单的规则。

3. 25—36个月

（1）谈论日常生活中幼儿感兴趣的人和事，引导其通过语言和行为等方式表达情绪情感。

（2）鼓励幼儿进行情绪控制的尝试，指导其学会简单的情绪调节策略。

（3）创设人际交往的机会和条件，使幼儿感受与人交往的愉悦。

（4）帮助幼儿理解和遵守简单的规则，初步学习分享、轮流、等待、协商，尝试解决同伴冲突。

（三）指导建议

1. 观察了解每个婴幼儿独特的沟通方式和情绪表达特点，正确判断其需求，并给予及时、恰当的回应。

2. 与婴幼儿建立信任和稳定的情感联结，使其有安全感。

3. 建立一日生活和活动常规，开展规则游戏，帮助婴幼儿理解和遵守规则，逐步发展规则意识，适应集体生活。

4. 创造机会，支持婴幼儿与同伴和成人的交流互动，体验交往的乐趣。

第三章　组织与实施

一、托育机构是实施保育的场所，应当提供健康、安全、丰富的生活和活动环境，配置符合婴幼儿月龄特点的家具、用具、玩具、图书、游戏材料和安全防护措施，并根据场地条件合理确定收托规模,配备符合要求的保育人员。

二、托育机构负责人负责保育的组织与管理,指导、检查和评估保育人员的工作。

三、托育机构保育人员是保育工作的主要实施者,应当具有良好的职业道德和业务能力,身心健康。负责婴幼儿日常生活照料和活动组织,主动了解和满足婴幼儿不同的发展需求,平等对待每一个婴幼儿,呵护婴幼儿健康成长。

四、保育工作应当根据婴幼儿身心发展特点和规律,制订科学的保育方案,合理安排婴幼儿饮食、饮水、如厕、盥洗、睡眠、游戏等一日生活和活动,支持婴幼儿主动探索、操作体验、互动交流和表达表现,丰富婴幼儿的直接经验。

五、托育机构应当建立信息管理、健康管理、疾病防控和安全防护监控制度,制定安全防护、传染病防控等应急预案,切实做好室内外环境卫生,注意防范和避免伤害,确保婴幼儿的安全和健康。

六、托育机构应当与家庭、社区密切合作,充分整合各方资源支持托育机构保育工作,向家庭、社区宣传科学的育儿理念和方法,提供照护服务和指导服务,帮助家庭增强科学育儿能力。

附录六 食品安全国家标准婴儿配方食品（GB 10765-2021）

1 范围

本标准适用于 0—6 月龄婴儿食用的配方食品。

2 术语和定义

2.1 婴儿配方食品

适用于正常婴儿食用,其能量和营养成分能满足 0—6 月龄婴儿正常营养需要的配方食品。

2.1.1 乳基婴儿配方食品

以乳类及乳蛋白制品为主要蛋白来源,加入适量的维生素、矿物质和（或）其他原料,仅用物理方法生产加工制成的产品。

2.1.2 豆基婴儿配方食品

以大豆及大豆蛋白制品为主要蛋白来源,加入适量的维生素、矿物质和（或）其他原料,仅用物理方法生产加工制成的产品。

3 技术要求

3.1 原料要求

3.1.1 产品中所使用的原料应符合相应的安全标准和(或)相关规定,应保证婴儿的安全,满足其营养需要,不应使用危害婴儿营养与健康的物质。

3.1.2 所使用的原料和食品添加剂不应含有麸质。

3.1.3 不应使用氢化油脂。

3.1.4 不应使用经辐照处理过的原料。

3.2 感官要求

婴儿配方食品的色泽、滋味、气味、组织状态、冲调性应符合相应产品的特性,不应有正常视力可见的外来异物。

3.3 必需成分

3.3.1 产品中所有必需成分对婴儿的生长和发育是必需的。

3.3.2 产品在即食状态下每 100 mL 所含的能量应在 250 kJ(60 kcal)—295 kJ(70 kcal)范围。能量的计算按每 100 mL 产品中蛋白质、脂肪、碳水化合物的含量,分别乘以能量系数 17 kJ/g、37 kJ/g、17 kJ/g(膳食纤维的能量系数为 8 kJ/g),所得之和为千焦/100 毫升(kJ/100 mL)值,再除以 4.184 为千卡/100 毫升(kcal/100 mL)值。

3.3.3 产品中每 100 kJ(100 kcal)所含蛋白质、脂肪和碳水化合物的量应符合表 1 的规定。

3.3.4 婴儿配方食品不应使用果糖和蔗糖作为碳水化合物的来源,可适当添加葡萄糖聚合物(其中淀粉经预糊化后才可加入)。对乳基婴儿配方食品,碳水化合物的来源应首选乳糖(乳糖占碳水化合物含量应≥90%)。

表 1 蛋白质、脂肪和碳水化合物指标

营养素	指标				检测方法
	每 100 千焦		每 100 千卡		
	最小值	最大值	最小值	最大值	
蛋白质[a] 　乳基婴儿配方食品/克 　豆基婴儿配方食品/克	 0.43 0.53	 0.72 0.72	 1.8 2.2	 3.0 3.0	GB 5009.5
脂肪[b]/克 　其中:亚油酸/克 　　　α-亚麻酸/毫克 　　　亚油酸与α-亚麻酸比值	1.05 0.07 12 5:1	1.43 0.33 N.S.[c] 15:1	4.4 0.3 50 5:1	6.0 1.4 N.S.[c] 15:1	GB 5009.6 GB 5009.168 —
碳水化合物[d]/g	2.2	3.3	9.0	14.0	—

续 表

营 养 素	指 标				检测方法
	每100 千焦		每100 千卡		
	最小值	最大值	最小值	最大值	

^a 蛋白质含量的计算,应按氮(N)×6.25计;乳基婴儿配方食品中乳清蛋白含量应≥60%(可按原料添加量计算)。为改善婴儿配方食品的蛋白质质量或提高其营养价值,可参考附录A中必需与半必需氨基酸的含量添加L型单体氨基酸,其来源应符合附录B的规定。

^b 终产品脂肪中月桂酸和肉豆蔻酸(十四烷酸)总量≤总脂肪酸的20%;反式脂肪酸含量≤总脂肪酸的3%;芥酸含量≤总脂肪酸的1%;总脂肪酸指C4—C24脂肪酸的总和。

^c N.S.为没有特别说明。

^d 碳水化合物的含量 A_1,按式(1)计算:

$$A_1 = 100 - (A_2 + A_3 + A_4 + A_5 + A_6) \quad \cdots\cdots (1)$$

式中:
A_1——碳水化合物的含量,单位为克每100克(克/100克);
A_2——蛋白质的含量,单位为克每100克(克/100克);
A_3——脂肪的含量,单位为克每100克(克/100克);
A_4——水分的含量,单位为克每100克(克/100克);
A_5——灰分的含量,单位为克每100克(克/100克);
A_6——膳食纤维的含量(可按低聚糖和(或)多聚糖的添加量计),单位为克每100克(克/100克)。

3.3.5 维生素应符合表2的规定。

表 2 维生素指标

营 养 素	指 标				检测方法
	每100 kJ		每100 kcal		
	最小值	最大值	最小值	最大值	
维生素 A/μg RE[a]	14	36	60	150	GB 5009.82
维生素 D/μg[b]	0.48	1.20	2.0	5.0	GB 5009.82
维生素 E/mg α-TE[c]	0.12	1.20	0.5	5.0	
维生素 K_1/μg	0.96	6.45	4.0	27.0	GB 5009.158
维生素 B_1/μg	14	72	60	300	GB 5009.84
维生素 B_2/μg	19	120	80	500	GB 5009.85
维生素 B_6/μg	8.4	41.8	35	175	GB 5009.154
维生素 B_{12}/μg	0.024	0.359	0.10	1.50	GB 5413.14
烟酸(烟酰胺)[d]/μg	96	359	400	1 500	GB 5009.89
叶酸/μg	2.9	12.0	12	50	GB 5009.211
泛酸/μg	96	478	400	2 000	GB 5009.210
维生素 C/mg	2.4	16.7	10	70	GB 5413.18
生物素/μg	0.36	2.39	1.5	10.0	GB 5009.259
胆碱/mg	4.8	23.9	20	100	GB 5413.20

^a RE为视黄醇当量。1 μg RE=1 μg 全反式视黄醇(维生素 A)= 3.33 IU 维生素 A。维生素 A 只包括预先形成的视黄醇,在计算和声称维生素A活性时不包括任何类胡萝卜素组分。

^b 钙化醇,1 μg 维生素 D=40 IU 维生素 D。

^c 1 mg d-α-生育酚=1 mg α-TE(α-生育酚当量);1 mg dl-α-生育酚=0.74 mg α-TE(α-生育酚当量)。

^d 烟酸不包括前体形式。

3.3.6 矿物质应符合表3的规定。

表3 矿物质指标

营养素	指标				检测方法
	每100 kJ		每100 kcal		
	最小值	最大值	最小值	最大值	
钠/mg	7	14	30	59	GB 5009.91
钾/mg	17	43	70	180	
铜/μg	14.3	28.7	60	120	GB 5009.13
镁/mg	1.2	3.6	5.0	15.0	GB 5009.241
铁/mg 　乳基 　豆基	 0.10 0.15	 0.36 0.36	 0.42 0.63	 1.50 1.50	GB 5009.90
锌/mg 　乳基 　豆基	 0.12 0.18	 0.36 0.36	 0.50 0.75	 1.50 1.50	GB 5009.14
锰/μg	0.72	23.90	3.0	100.0	GB 5009.242
钙/mg	12	35	50	146	GB 5009.92
磷/mg 　乳基 　豆基	 6 7	 24 24	 25 30	 100 100	GB 5009.87
钙磷比值	1:1	2:1	1:1	2:1	—
碘/μg	3.6	14.1	15	59	GB 5009.267
氯/mg	12	38	50	159	GB 5009.44
硒/μg	0.72	2.06	3.0	8.6	GB 5009.93

3.4 可选择成分

3.4.1 除3.3中必需成分外,如果在产品中选择添加或标签中标示含有表4中的一种或多种成分,其含量应符合表4的规定。

3.4.2 如果在产品中添加除表4之外的其他物质,应符合国家相关规定。

表4 可选择成分指标

可选择成分	指标				检测方法
	每100 kJ		每100 kcal		
	最小值	最大值	最小值	最大值	
肌醇/mg	1.0	9.6	4	40	GB 5009.270
牛磺酸/mg	0.8	4.0	3.5	16.7	GB 5009.169
左旋肉碱/mg	0.3	N.S.[b]	1.3	N.S.[b]	GB 29989
二十二碳六烯酸(DHA)[a]/mg	3.6	9.6	15	40	GB 5009.168
二十碳四烯酸(AA/ARA)/mg	N.S.[b]	19.1	N.S.[b]	80	GB 5009.168

续表

可选择成分	指标				检测方法
	每100 kJ		每100 kcal		
	最小值	最大值	最小值	最大值	

[a] 如果婴儿配方食品中添加了二十二碳六烯酸(22∶6n-3),至少要添加相同量的二十碳四烯酸(20∶4n-6)。二十碳五烯酸(20∶5n-3)的量不应超过二十二碳六烯酸的量。
[b] N.S.为没有特别说明。

3.5 其他指标

应符合表5的规定。

表5 其他指标

项　　目		指　　标	检测方法
水分/%[a]	≤	5.0	GB 5009.3
灰分 　乳基固态产品/% 　乳基液态产品(按总干物质计)/% 　豆基固态产品/% 　豆基液态产品(按总干物质计)/%	≤ ≤ ≤ ≤	4.0 4.2 5.0 5.3	GB 5009.4
杂质度(限乳基婴儿配方食品) 　固态产品/(mg/kg) 　液态产品/(mg/8 L)	≤ ≤	12 2	GB 5413.30

[a] 仅限于固态产品。

3.6 污染物限量

应符合GB 2762的规定。

3.7 真菌毒素限量

应符合GB 2761的规定。

3.8 微生物限量

3.8.1 固态产品的致病菌限量应符合GB 29921的规定,其他微生物指标应符合表6的要求。

3.8.2 液态产品应符合商业无菌的要求,按GB 4789.26规定的方法检验。

表6 微生物限量指标

项　　目	采样方案[a] 及限量(若非指定,均以CFU/g或CFU/mL表示)				检测方法
	n	c	m	M	
菌落总数[b]	5	2	1 000	10 000	GB 4789.2
大肠菌群	5	2	10	100	GB 4789.3 平板计数法

[a] 样品的分析及处理按GB 4789.1和GB 4789.18执行。
[b] 不适用于添加活性菌种(好氧和兼性厌氧菌)的产品[产品中的活菌数应≥10^6 CFU/g(mL)]。

275

3.9 食品添加剂和营养强化剂

3.9.1 食品添加剂和营养强化剂的使用应符合 GB 2760 和 GB 14880 的规定。

3.9.2 食品添加剂和营养强化剂的质量应符合相应的标准和(或)有关规定。

3.10 脲酶活性

豆基婴儿配方食品中脲酶活性应符合表 7 的规定。

表 7 脲酶活性指标

项 目	指 标	检 测 方 法
脲酶活性定性测定	阴性	GB 5413.31[a]

[a] 液态产品的取样量应根据干物质含量进行折算。

4 其他

4.1 标签

4.1.1 产品标签应符合 GB 13432 和(或)有关规定,必需成分和可选择成分含量标识应增加"100 千焦（100 kJ）"含量的标示。

4.1.2 标签中应注明产品的类别、属性(如乳基或豆基产品以及产品状态)和适用年龄。

4.1.3 婴儿配方食品应标明:"对于 0—6 月龄的婴儿最理想的食品是母乳,在母乳不足或无母乳时可食用本产品"。

4.1.4 标签上不能有婴儿和妇女的形象,不能使用"人乳化""母乳化"或近似术语表述。

4.2 使用说明

4.2.1 有关产品使用、配制指导说明及图解、贮存条件应在标签上明确说明。当包装最大表面积小于 100 cm^2 或产品质量小于 100 g 时,可以不标示图解。

4.2.2 指导说明应对不当配制和使用不当可能引起的健康危害给予警示说明。

4.3 包装

可以使用符合食品安全国家标准的二氧化碳和(或)氮气作为包装介质。

附录 A
推荐的婴儿配方食品中必需与半必需氨基酸含量值

A.1 参照已发表的有代表性的中国人乳中必需与半必需氨基酸含量数据及有关氮含量和(或)蛋白质含量的数据,并考虑一定的变异范围,计算出推荐的婴儿配方食品中必需与半必需氨基酸含量低限值(mg/gN)。

A.2 根据我国人乳中每种氨基酸的低限值(mg/gN),计算蛋白质含量最低时(1.8 g/100 kcal)婴儿配方食品每 100 kcal 相对应的氨基酸含量,计算方法为人乳中每克氮的氨基酸毫克数除以氮转换系数 6.25 再乘以 1.8,同时参考国际食品法典委员会相应标准中的规定,结果参见表 A.1。建议婴儿配方食品中所含的必需和半必需氨基酸含量值不低于表 A.1 中的推荐值。

A.3 在计算时,可以将酪氨酸和苯丙氨酸的浓度相加;如果蛋氨酸和半胱氨酸的比例不足 2:1 时,也可以将两者相加。

表 A.1 推荐的婴儿配方食品中必需与半必需氨基酸含量值

氨 基 酸	指 标	
	mg/gN	mg/100 kcal
半胱氨酸	131	38
组氨酸	141	41
异亮氨酸	319	92
亮氨酸	586	169
赖氨酸	395	114
蛋氨酸	85	24
苯丙氨酸	282	81
苏氨酸	268	77
色氨酸	114	33
酪氨酸	259	75
缬氨酸	315	90

附录 B

可用于婴儿配方食品中的单体氨基酸

可用于婴儿配方食品中的单体氨基酸见表 B.1。

表 B.1 可用于婴儿配方食品中的单体氨基酸[a]

序号	氨基酸	化合物来源	化学名称	分子式	相对分子质量	比旋光度 α(20℃,D)	pH	纯度 % ≥	干燥减重 % ≤	灼烧残渣 % ≤	铅 mg/kg ≤	砷 mg/kg ≤
1	半胱氨酸	L-半胱氨酸	L-α-氨基-β-巯基丙酸	$C_3H_7NO_2S$	121.16	+8.3 — +9.5	4.5—5.5	98.5	0.5	0.1	0.3	0.2
		L-半胱氨酸盐酸盐—水合物	L-2-氨基-3-巯基丙酸盐酸盐—水合物	$C_3H_7NO_2S \cdot HCl \cdot H_2O$	175.64	+5.5 — +7.0	1.5—2.0	98.5	8.0—12	0.1	0.3	0.2
		L-半胱氨酸盐酸盐	L-2-氨基-3-巯基丙酸盐酸盐	$C_3H_7NO_2S \cdot HCl$	157.62	+5.6 — +8.9	1.5—2.0	98.5	2.0	0.1	0.3	0.2
		L-胱氨酸	L-3,3'-二硫双(2-氨基丙酸)	$C_6H_{12}N_2O_4S_2$	240.3	−215 — 230	5.0—6.5	98.5	0.2	0.2	0.3	0.2
2	组氨酸	L-组氨酸	α-氨基 β-咪唑基丙酸	$C_6H_9N_3O_2$	155.15	+12.0 — +12.8	7.0—8.5	98.5	0.2	0.1	0.3	0.2
		L-盐酸组氨酸—水合物	L-2-氨基-3-咪唑基丙酸盐酸盐—水合物	$C_6H_9N_3O_2 \cdot HCl \cdot H_2O$	209.63	+8.5 — +10.5	3.5—4.5	98.5	0.2	0.2	0.3	0.2
3	异亮氨酸	L-异亮氨酸	L-2-氨基-3-甲基戊酸	$C_6H_{13}NO_2$	131.17	+38.9 — +41.8	5.5—6.5	98.5	0.2	0.1	0.3	0.2
4	亮氨酸	L-亮氨酸	L-2-氨基-4-甲基戊酸	$C_6H_{13}NO_2$	131.17	+14.9 — +16.0	5.5—6.5	98.5	0.2	0.2	0.3	0.2
5	赖氨酸	L-盐酸赖氨酸	L-2,6-二氨基己酸盐酸盐	$C_6H_{14}N_2O_2 \cdot HCl$	182.65	+20.4 — +21.5	5.0—6.0	98.5	0.4	0.1	0.3	0.2
		L-赖氨酸醋酸盐	L-2,6-二氨基己酸醋酸盐	$C_6H_{14}N_2O_2 \cdot C_2H_4O_2$	206.24	+8.5 — +10.0	6.5—7.5	98.5	0.3	0.2	0.3	0.2
6	蛋氨酸	L-蛋氨酸	2-氨基-4-甲硫基丁酸	$C_5H_{11}NO_2S$	149.21	+21.0 — +25.0	5.6—6.1	98.5	0.5	0.1	0.3	0.2
		N-乙酰基-L-甲硫氨酸	N-乙酰基-2-氨基-4-甲硫基丁酸	$C_7H_{13}NO_3S$	191.25	−18.0 — −22.0	—	98.5	0.2	0.2	0.3	0.2
7	苯丙氨酸	L-苯丙氨酸	L-2-氨基-3-苯丙酸	$C_9H_{11}NO_2$	165.19	−33.0 — −35.0	5.4—6.0	98.5	0.2	0.1	0.3	0.2
8	苏氨酸	L-苏氨酸	L-2-氨基-3-羟基丁酸	$C_4H_9NO_3$	119.12	−26.0 — −29.0	5.0—6.5	98.5	0.2	0.2	0.3	0.2
9	色氨酸	L-色氨酸	L-2-氨基-3-吲哚基-1-丙酸	$C_{11}H_{12}N_2O_2$	204.23	−30.0 — −32.5	5.4—6.4	98.5	0.2	0.1	0.3	0.2
10	酪氨酸	L-酪氨酸	S-氨基-3(4-羟基苯基)-丙酸	$C_9H_{11}NO_3$	181.19	−11.3 — −12.1	5.0—6.5	98.5	0.2	0.2	0.3	0.2
11	缬氨酸	L-缬氨酸	L-2-氨基-3-甲基丁酸	$C_5H_{11}NO_2$	117.15	+26.6 — +28.8	5.5—6.5	98.5	0.2	0.1	0.3	0.2

[a] 不得使用非食用的动植物原料作为单体氨基酸的来源。

附录七 食品安全国家标准较大婴儿配方食品(GB 10766－2021)

1 范围

本标准适用于6—12月龄较大婴儿食用的配方食品。

2 术语和定义

2.1 较大婴儿配方食品

适用于正常较大婴儿食用,其能量和营养成分能满足6—12月龄较大婴儿部分营养需要的配方食品。

2.2 乳基较大婴儿配方食品

以乳类及乳蛋白制品为主要蛋白来源,加入适量的维生素、矿物质和(或)其他原料,仅用物理方法生产加工制成的产品。

2.3 豆基较大婴儿配方食品

以大豆及大豆蛋白制品为主要蛋白来源,加入适量的维生素、矿物质和(或)其他原料,仅用物理方法生产加工制成的产品。

3 技术要求

3.1 原料要求

3.1.1 产品中所使用的原料应符合相应的安全标准和(或)相关规定,应保证较大婴儿的安全,满足其营养需要,不应使用危害较大婴儿营养与健康的物质。

3.1.2 所使用的原料和食品添加剂不应含有麸质。

3.1.3 不应使用氢化油脂。

3.1.4 不应使用经辐照处理过的原料。

3.2 感官要求

较大婴儿配方食品的色泽、滋味、气味、组织状态、冲调性应符合相应产品的特性,不应有正常视力可见的外来异物。

3.3 必需成分

3.3.1 产品中所有必需成分对较大婴儿的生长和发育是必需的。

3.3.2 产品在即食状态下每 100 mL 所含的能量应在 250 kJ（60 kcal）—314 kJ（75 kcal）。能量的计算按每 100 mL 产品中蛋白质、脂肪、碳水化合物的含量，分别乘以能量系数 17 kJ/g、37 kJ/g、17 kJ/g（膳食纤维的能量系数为 8 kJ/g），所得之和为千焦/100 毫升（kJ/100 mL）值，再除以 4.184 为千卡/100 毫升（kcal/100 mL）值。

3.3.3 产品中每 100 kJ（100 kcal）所含蛋白质、脂肪和碳水化合物的量应符合表 1 的规定。

3.3.4 较大婴儿配方食品不应使用果糖和蔗糖作为碳水化合物的来源，可适当添加葡萄糖聚合物（其中淀粉经预糊化后才可加入），对乳基较大婴儿配方食品，碳水化合物的来源应首选乳糖（乳糖占碳水化合物含量应≥90%）。

表 1 蛋白质、脂肪和碳水化合物指标

营养素	指标				检测方法
	每 100 kJ		每 100 kcal		
	最小值	最大值	最小值	最大值	
蛋白质[a] 　乳基较大婴儿配方食品/g 　豆基较大婴儿配方食品/g	 0.43 0.53	 0.84 0.84	 1.8 2.2	 3.5 3.5	GB 5009.5
脂肪[b]/g 其中：亚油酸/g 　　　α-亚麻酸/mg 　　　亚油酸与α-亚麻酸比值	0.84 0.07 12 5∶1	1.43 0.33 N.S.[c] 15∶1	3.5 0.3 50 5∶1	6.0 1.4 N.S.[c] 15∶1	GB 5009.6 GB 5009.168 —
碳水化合物[d]/g	2.2	3.3	9.0	14.0	—

[a] 蛋白质含量的计算，应按氮(N)×6.25 计。乳基较大婴儿配方食品中乳清蛋白含量应≥40%（可按原料添加量计算）。为改善较大婴儿配方食品的蛋白质质量或提高其营养价值，可参考附录 A 中必需与半必需氨基酸的含量添加 L 型单体氨基酸，其来源应符合附录 B 的规定。
[b] 终产品脂肪中月桂酸和肉豆蔻酸（十四烷酸）总量≤总脂肪酸的 20%；反式脂肪酸含量≤总脂肪酸的 3%；芥酸含量≤总脂肪酸的 1%；总脂肪酸指 C4—C24 脂肪酸的总和。
[c] 没有特别说明。
[d] 碳水化合物的含量 A_1，按式(1)计算：

$$A_1 = 100 - (A_2 + A_3 + A_4 + A_5 + A_6) \cdots\cdots\cdots\cdots\cdots\cdots (1)$$

式中：
A_1——碳水化合物的含量，单位为克每 100 克(g/100 g)；
A_2——蛋白质的含量，单位为克每 100 克(g/100 g)；
A_3——脂肪的含量，单位为克每 100 克(g/100 g)；
A_4——水分的含量，单位为克每 100 克(g/100 g)；
A_5——灰分的含量，单位为克每 100 克(g/100 g)；
A_6——膳食纤维的含量[可按低聚糖和(或)多聚糖的添加量计]，单位为克每 100 克(g/100 g)。

3.3.5 维生素：应符合表 2 的规定。

表 2 维生素指标

营养素	指标				检测方法
	每 100 kJ		每 100 kcal		
	最小值	最大值	最小值	最大值	
维生素 A/(μg RE)[a]	18	43	75	180	GB 5009.82
维生素 D/μg[b]	0.48	1.20	2.0	5.0	
维生素 E/(mg α-TE)[c]	0.14	1.20	0.6	5.0	
维生素 K_1/μg	0.96	6.45	4.0	27.0	GB 5009.158
维生素 B_1/μg	14	72	60	300	GB 5009.84
维生素 B_2/μg	19	120	80	500	GB 5009.85
维生素 B_6/μg	11.0	41.8	46	175	GB 5009.154
维生素 B_{12}/μg	0.041	0.359	0.17	1.50	GB 5413.14
烟酸(烟酰胺)[d]/μg	110	359	460	1 500	GB 5009.89
叶酸/μg	2.4	12.0	10	50	GB 5009.211
泛酸/μg	96	478	400	2 000	GB 5009.210
维生素 C/mg	2.4	16.7	10	70	GB 5413.18
生物素/μg	0.41	2.39	1.7	10.0	GB 5009.259
胆碱/mg	4.8	23.9	20	100	GB 5413.20

[a] RE 为视黄醇当量。1 μg RE＝1 μg 全反式视黄醇(维生素 A)＝3.33 IU 维生素 A。维生素 A 只包括预先形成的视黄醇,在计算和声称维生素 A 活性时不包括任何类胡萝卜素组分。
[b] 钙化醇,1 μg 维生素 D＝40 IU 维生素 D。
[c] 1 mg d-α-生育酚＝1 mg α-TE(α-生育酚当量);1 mg dl-α-生育酚当量＝0.74 mg α-TE(α-生育酚当量)。
[d] 烟酸不包括前体形式。

3.3.6 矿物质：应符合表 3 的规定。

表 3 矿物质指标

营养素	指标				检测方法
	每 100 kJ		每 100 kcal		
	最小值	最大值	最小值	最大值	
钠/mg	N.S.[a]	20	N.S.[a]	84	GB 5009.91
钾/mg	18	54	75	225	
铜/μg	8.4	28.7	35	120	GB 5009.13
镁/mg	1.2	3.6	5.0	15.0	GB 5009.241

铁/mg
  乳基
  豆基
	
	0.24
	0.36
		
		0.48
		0.48
			
			1.0
			1.5
				
				2.0
				2.0
					GB 5009.90

续　表

营养素	指标				检测方法
	每100 kJ		每100 kcal		
	最小值	最大值	最小值	最大值	
锌/mg 　　乳基 　　豆基	 0.12 0.18	 0.36 0.36	 0.50 0.75	 1.50 1.50	GB 5009.14
锰/μg	0.24	23.90	1.0	100.0	GB 5009.242
钙/mg	17	43	71	180	GB 5009.92
磷/mg 　　乳基 　　豆基	 8 10	 26 26	 35 42	 110 110	GB 5009.87
钙磷比值	1.2∶1	2∶1	1.2∶1	2∶1	—
碘/μg	3.6	14.1	15	59	GB 5009.267
氯/mg	N.S.ᵃ	52	N.S.ᵃ	218	GB 5009.44
硒/μg	0.48	2.06	2.0	8.6	GB 5009.93

ᵃ　N.S.为没有特别说明。

3.4　可选择成分

3.4.1　除3.3中必需成分外,如果在产品中选择添加或标签中标示含有表4中的一种或多种成分,其含量应符合表4的规定。

3.4.2　如果在产品中添加除表4之外的其他物质,应符合国家相关规定。

表4　可选择成分指标

可选择成分	指标				检测方法
	每100 kJ		每100 kcal		
	最小值	最大值	最小值	最大值	
肌醇/mg	1.0	9.6	4	40	GB 5009.270
牛磺酸/mg	0.8	4.0	3.5	16.7	GB 5009.169
左旋肉碱/mg	0.3	N.S.ᵇ	1.3	N.S.ᵇ	GB 29989
二十二碳六烯酸(DHA)ᵃ/mg	3.6	9.6	15	40	GB 5009.168
二十碳四烯酸(AA/ARA)/mg	N.S.ᵇ	19.1	N.S.ᵇ	80	GB 5009.168

ᵃ　如果较大婴儿配方食品中添加了二十二碳六烯酸(22∶6 n-3),至少要添加相同量的二十碳四烯酸(20∶4 n-6)。二十碳五烯酸(20∶5 n-3)的量不应超过二十二碳六烯酸的量。
ᵇ　N.S.为没有特别说明。

3.5　其他指标

应符合表5的规定。

表 5 其他指标

项 目		指 标	检测方法
水分/%[a]	≤	5.0	GB 5009.3
灰分 　乳基固态产品/% 　乳基液态产品(按总干物质计)/% 　豆基固态产品/% 　豆基液态产品(按总干物质计)/%	≤ ≤ ≤ ≤	4.0 4.2 5.0 5.3	GB 5009.4
杂质度(限乳基较大婴儿配方食品) 　固态产品/(mg/kg) 　液态产品/(mg/8 L)	≤ ≤	12 2	GB 5413.30

[a] 仅限于固态产品。

3.6 污染物限量

应符合 GB 2762 的规定。

3.7 真菌毒素限量

应符合 GB 2761 的规定。

3.8 微生物限量

3.8.1 固态产品的致病菌限量应符合 GB 29921 的规定,其他微生物指标应符合表 6 的要求。

3.8.2 液态产品应符合商业无菌的要求,按 GB 4789.26 规定的方法检验。

表 6 微生物限量指标

项 目	采样方案[a] 及限量(若非指定,均以 CFU/g 或 CFU/mL 表示)				检测方法
	n	c	m	M	
菌落总数[b]	5	2	1 000	10 000	GB 4789.2
大肠菌群	5	2	10	100	GB 4789.3 平板计数法

[a] 样品的分析及处理按 GB 4789.1 和 GB 4789.18 执行。
[b] 不适用于添加活性菌种(好氧和兼性厌氧菌)的产品[产品中的活菌数应≥10^6 CFU/g 或≥10^6 CFU/mL]。

3.9 食品添加剂和营养强化剂

3.9.1 食品添加剂和营养强化剂的使用应符合 GB 2760 和 GB 14880 的规定。

3.9.2 食品添加剂和营养强化剂的质量应符合相应的标准和/或有关规定。

3.10 脲酶活性

豆基较大婴儿配方食品中脲酶活性应符合表 7 的规定。

表 7 脲酶活性指标

项 目	指 标	检 测 方 法
脲酶活性定性测定	阴性	GB 5413.31[a]
[a] 液态产品的取样量应根据干物质含量进行折算。		

4 其他

4.1 标签

4.1.1 产品标签应符合 GB 13432 和(或)有关规定,必需成分和可选择成分含量标识应增加"100 千焦(100 kJ)"含量的标示。

4.1.2 标签中应注明产品的类别、属性(如乳基或豆基产品以及产品状态)和适用年龄。同时,应标明"须配合添加辅助食品"。

4.1.3 标签上不能有婴儿和妇女的形象,不能使用"人乳化""母乳化"或近似术语表述。

4.2 使用说明

4.2.1 有关产品使用、配制指导说明及图解、贮存条件应在标签上明确说明。当包装最大表面积小于 100 cm^2 或产品质量小于 100 g 时,可以不标示图解。

4.2.2 指导说明应对不当配制和使用不当可能引起的健康危害给予警示说明。

4.3 包装

可以使用符合食品安全国家标准的二氧化碳和(或)氮气作为包装介质。

附录 A

推荐的较大婴儿配方食品中必需与半必需氨基酸含量值

A.1 参照已发表的有代表性的中国人乳中必需与半必需氨基酸含量数据及有关氮含量和(或)蛋白质含量的数据,并考虑一定的变异范围,计算出推荐的较大婴儿配方食品中必需与半必需氨基酸含量低限值(mg/g N)。

A.2 根据我国人乳中每种氨基酸的低限值(mg/g N),计算蛋白质含量最低时(1.8 g/100 kcal)较大婴儿配方食品每 100 kcal 相对应的氨基酸含量,计算方法为人乳中每克氮的氨基酸毫克数除以氮转换系数 6.25 再乘以 1.8,同时参考国际食品法典委员会相应标准中的规定,结果参见表 A.1。建议较大婴儿配方食品中所含的必需和半必需氨基酸含量值不低于表 A.1 中的推荐值。

A.3 在计算时,可以将酪氨酸和苯丙氨酸的浓度相加;如果蛋氨酸和半胱氨酸的比例不足 2∶1 时,也可以将两者相加。

表 A.1 推荐的较大婴儿配方食品中必需与半必需氨基酸含量值

氨基酸	指标	
	mg/gN	mg/100 kcal
半胱氨酸	131	38
组氨酸	141	41
异亮氨酸	319	92
亮氨酸	586	169
赖氨酸	395	114
蛋氨酸	85	24
苯丙氨酸	282	81
苏氨酸	268	77
色氨酸	114	33
酪氨酸	259	75
缬氨酸	315	90

附录 B

可用于较大婴儿配方食品中的单体氨基酸

表 B.1 可用于较大婴儿配方食品中的单体氨基酸[a]

序号	氨基酸	化合物来源	化学名称	分子式	相对分子质量	比旋光度 α(20℃,D)	pH	纯度 % ≥	干燥减重 % ≤	灼烧残渣 % ≤	铅 mg/kg ≤	砷 mg/kg ≤
1	半胱氨酸	L-半胱氨酸	L-α-氨基-β-巯基丙酸	$C_3H_7NO_2S$	121.16	+8.3 — +9.5	4.5—5.5	98.5	0.5	0.1	0.3	0.2
		L-半胱氨酸盐酸盐一水物	L-2-氨基-3-巯基丙酸盐酸盐一水物	$C_3H_7NO_2S \cdot HCl \cdot H_2O$	175.64	+5.5 — +7.0	1.5—2.0	98.5	8.0—12	0.1	0.3	0.2
		L-半胱氨酸盐酸盐	L-2-氨基-3-巯基丙酸盐酸盐	$C_3H_7NO_2S \cdot HCl$	157.62	+5.6 — +8.9	1.5—2.0	98.5	2.0	0.1	0.3	0.2
		L-胱氨酸	L-3,3′-二硫双(2-氨基丙酸)	$C_6H_{12}N_2O_4S_2$	240.3	−215 — −230	5.0—6.5	98.5	0.2	0.1	0.3	0.2
2	组氨酸	L-组氨酸	α-氨基-β-咪唑基丙酸	$C_6H_9N_3O_2$	155.15	+12.0 — +12.8	7.0—8.5	98.5	0.2	0.2	0.3	0.2
		L-盐酸组氨酸一水物	L-2-氨基-3-咪唑基丙酸盐酸盐	$C_6H_9N_3O_2 \cdot HCl \cdot H_2O$	209.63	+8.5 — +10.5	3.5—4.5	98.5	0.2	0.1	0.3	0.2
3	异亮氨酸	L-异亮氨酸	L-2-氨基-3-甲基戊酸	$C_6H_{13}NO_2$	131.17	+38.9 — +41.8	5.5—6.5	98.5	0.2	0.2	0.3	0.2
4	亮氨酸	L-亮氨酸	L-2-氨基-4-甲基戊酸	$C_6H_{13}NO_2$	131.17	+14.9 — +16.0	5.5—6.5	98.5	0.4	0.1	0.3	0.2
5	赖氨酸	L-盐酸赖氨酸	L-2,6-二氨基己酸盐酸盐	$C_6H_{14}N_2O_2 \cdot HCl$	182.65	+20.4 — +21.5	5.0—6.0	98.5	0.3	0.2	0.3	0.2
		L-赖氨酸醋酸盐	L-2,6-二氨基己酸醋酸盐	$C_6H_{14}N_2O_2 \cdot C_2H_4O_2$	206.24	+8.5 — +10.0	6.5—7.5	98.5	0.2	0.1	0.3	0.2
6	蛋氨酸	L-蛋氨酸	2-氨基-4-甲巯基丁酸	$C_5H_{11}NO_2S$	149.21	+21.0 — +25.0	5.6—6.1	98.5	0.5	0.2	0.3	0.2
		N-乙酰基-L-甲硫氨酸	N-乙酰-2-氨基-4-甲硫基丁酸	$C_7H_{13}NO_3S$	191.25	−18.0 — −22.0	—	98.5	0.5	0.1	0.3	0.2
7	苯丙氨酸	L-苯丙氨酸	L-2-氨基-3-苯丙酸	$C_9H_{11}NO_2$	165.19	−33.0 — −35.0	5.4—6.0	98.5	0.2	0.1	0.3	0.2
8	苏氨酸	L-苏氨酸	L-2-氨基-3-羟基丁酸	$C_4H_9NO_3$	119.12	−26.0 — −29.0	5.0—6.5	98.5	0.2	0.1	0.3	0.2
9	色氨酸	L-色氨酸	L-2-氨基-3-吲哚基-1-丙酸	$C_{11}H_{12}N_2O_2$	204.23	−30.0 — −32.5	5.4—6.4	98.5	0.2	0.1	0.3	0.2
10	酪氨酸	L-酪氨酸	S-氨基-3(4-羟基苯基)-丙酸	$C_9H_{11}NO_3$	181.19	−11.3 — −12.1	5.0—6.5	98.5	0.2	0.2	0.3	0.2
11	缬氨酸	L-缬氨酸	L-2-氨基-3-甲基丁酸	$C_5H_{11}NO_2$	117.15	+26.6 — +28.8	5.5—6.5	98.5	0.2	0.1	0.3	0.2

[a] 不得使用非食用的动植物原料作为单体氨基酸的来源。

附录八　食品安全国家标准幼儿配方食品（GB 10767－2021）

1　范围
本标准适用于12—36月龄幼儿食用的配方食品。

2　术语和定义
2.1　幼儿配方食品
以乳类及乳蛋白制品和(或)大豆及大豆蛋白制品为主要蛋白来源,加入适量的维生素、矿物质和(或)其他原料,仅用物理方法生产加工制成的产品。适用于幼儿食用,其能量和营养成分能满足正常幼儿的部分营养需要。

3　技术要求
3.1　原料要求
3.1.1　产品中所使用的原料应符合相应的安全标准和(或)相关规定,应保证幼儿的安全,满足其营养需要,不应使用危害幼儿营养与健康的物质。

3.1.2　不应使用氢化油脂。

3.1.3　不应使用经辐照处理过的原料。

3.2　感官要求
幼儿配方食品的色泽、滋味、气味、组织状态、冲调性应符合相应产品的特性,不应有正常视力可见的外来异物。

3.3　必需成分
3.3.1　产品中所有必需成分对幼儿的生长和发育是必需的。

3.3.2　产品在即食状态下每100 mL所含的能量应在250 kJ(60 kcal)—334 kJ(80 kcal)范围。能量的计算按每100 mL产品中蛋白质、脂肪、碳水化合物的含量,分别乘以能量系数17 kJ/g、37 kJ/g、17 kJ/g(膳食纤维的能量系数为8 kJ/g),所得之和为千焦/100毫升(kJ/100 mL)值,再除以4.184为千卡/100毫升(kcal/100 mL)值。

3.3.3　产品中每100 kJ(100 kcal)所含蛋白质、脂肪和碳水化合物的量应符合表1的规定。

表 1 蛋白质、脂肪和碳水化合物指标

营养素	指标				检测方法
	每 100 kJ		每 100 kcal		
	最小值	最大值	最小值	最大值	
蛋白质[a]/g	0.43	0.96	1.8	4.0	GB 5009.5
脂肪[b]/g	0.84	1.43	3.5	6.0	GB 5009.6
其中:亚油酸/g	0.07	0.33	0.3	1.4	GB 5009.168
α-亚麻酸/mg	12	N.S.[c]	50	N.S.[c]	
亚油酸与α-亚麻酸比值	5∶1	15∶1	5∶1	15∶1	—
碳水化合物[d,e]/g	1.8	3.6	7.5	15.0	—

[a] 蛋白质含量的计算,应按氮(N)×6.25 计。
[b] 反式脂肪酸含量≤总脂肪酸的 3%。总脂肪酸指 C4—C24 脂肪酸的总和。
[c] N.S. 为没有特别说明。
[d] 对于乳基幼儿配方食品(无乳糖和低乳糖产品除外),乳糖占碳水化合物含量应≥50%。(固态无乳糖配方食品中乳糖含量应≤0.5 g/100 g;固态低乳糖配方食品中乳糖含量应≤2 g/100 g。)
[e] 碳水化合物的含量 A_1,按式(1)计算:

$$A_1 = 100 - (A_2 + A_3 + A_4 + A_5 + A_6) \quad \cdots\cdots (1)$$

式中:
A_1——碳水化合物的含量,单位为克每 100 克(g/100 g);
A_2——蛋白质的含量,单位为克每 100 克(g/100 g);
A_3——脂肪的含量,单位为克每 100 克(g/100 g);
A_4——水分的含量,单位为克每 100 克(g/100 g);
A_5——灰分的含量,单位为克每 100 克(g/100 g);
A_6——膳食纤维的含量[可按低聚糖和(或)多聚糖的添加量计],单位为克每 100 克(g/100 g)。

3.3.4 维生素

应符合表 2 的规定。

表 2 维生素指标

营养素	指标				检测方法
	每 100 kJ		每 100 kcal		
	最小值	最大值	最小值	最大值	
维生素 A[a]/μg RE	18	43	75	180	GB 5009.82
维生素 D[b]/μg	0.48	1.20	2.0	5.0	GB 5009.82
维生素 E[c]/mg α-TE	0.14	1.20	0.6	5.0	GB 5009.82
维生素 K_1/μg	0.96	6.45	4.0	27.0	GB 5009.158
维生素 B_1/μg	14	72	60	300	GB 5009.84
维生素 B_2/μg	19	155	80	650	GB 5009.85
维生素 B_6/μg	11.0	41.8	46	175	GB 5009.154
维生素 B_{12}/μg	0.041	0.478	0.17	2.00	GB 5413.14

续表

营养素	指 标				检测方法
	每 100 kJ		每 100 kcal		
	最小值	最大值	最小值	最大值	
烟酸(烟酰胺)[d]/μg	110	359	460	1 500	GB 5009.89
叶酸/μg	2.4	12.0	10	50	GB 5009.211
泛酸/μg	96	478	400	2 000	GB 5009.210
维生素 C/mg	2.4	16.7	10	70	GB 5413.18
生物素/μg	0.41	2.39	1.7	10.0	GB 5009.259

[a] RE 为视黄醇当量。1 μg RE＝1 μg 全反式视黄醇(维生素 A)＝3.33 IU 维生素 A。维生素 A 只包括预先形成的视黄醇,在计算和声称维生素 A 活性时不包括任何类胡萝卜素组分。
[b] 钙化醇,1 μg 维生素 D＝40 IU 维生素 D。
[c] 1 mg d-α-生育酚＝1 mg α-TE(α-生育酚当量);1 mg dl-α-生育酚＝0.74 mg α-TE(α-生育酚当量)。
[d] 烟酸不包括前体形式。

3.3.5 矿物质

应符合表 3 的规定。

表 3 矿物质指标

营养素	指 标				检测方法
	每 100 kJ		每 100 kcal		
	最小值	最大值	最小值	最大值	
钠/mg	N.S.[a]	20	N.S.[a]	84	GB 5009.91
钾/mg	18	69	75	290	
铜/μg	6.9	34.9	29	146	GB 5009.13
镁/mg	1.4	4.3	6.0	18.0	GB 5009.241
铁/mg	0.24	0.60	1.0	2.5	GB 5009.90
锌/mg	0.10	0.31	0.40	1.30	GB 5009.14
钙/mg	17	50	71	210	GB 5009.92
磷/mg	8	26	35	110	GB 5009.87
钙磷比值	1.2∶1	2∶1	1.2∶1	2∶1	—
碘/μg	1.4	14.1	6	59	GB 5009.267
氯/mg	N.S.[a]	52	N.S.[a]	218	GB 5009.44

[a] N.S. 为没有特别说明。

3.4 可选择成分

3.4.1 除了 3.3 中必需成分外,如果在产品中选择添加或标签中标示含有表 4 中的一种或多种成分,其含量应符合表 4 的规定。

3.4.2 如果在产品中添加除表 4 之外的其他物质,应符合国家相关规定。

表 4 可选择成分指标

可选择成分	指 标				检测方法
	每 100 kJ		每 100 kcal		
	最小值	最大值	最小值	最大值	
硒/μg	0.48	2.06	2.0	8.6	GB 5009.93
胆碱/mg	4.8	23.9	20	100	GB 5413.20
锰/μg	0.24	23.90	1.0	100.0	GB 5009.242
肌醇/mg	1.0	9.6	4	40	GB 5009.270
牛磺酸/mg	0.8	4.0	3.5	16.7	GB 5009.169
左旋肉碱/mg	0.3	N.S.[a]	1.3	N.S.[a]	GB 29989
二十二碳六烯酸(DHA)/mg	N.S.[a]	9.6	N.S.[a]	40	GB 5009.168
二十碳四烯酸(AA/ARA)/mg	N.S.[a]	19.1	N.S.[a]	80	GB 5009.168
[a] N.S.为没有特别说明。					

3.5 其他指标

应符合表 5 的规定。

表 5 其他指标

项 目		指 标	检测方法
水分[a]/%	≤	5.0	GB 5009.3
灰分 固态产品/% 液态产品(按总干物质计)/%	≤ ≤	5.0 5.3	GB 5009.4
杂质度[b] 固态产品/(mg/kg) 液态产品/(mg/8 L)	≤ ≤	12 2	GB 5413.30
[a] 仅限于固态产品。 [b] 不适用于添加蔬菜和水果的产品。			

3.6 污染物限量

应符合 GB 2762 的规定。

3.7 真菌毒素限量

应符合 GB 2761 的规定。

3.8 微生物限量

3.8.1 固态产品的致病菌限量应符合 GB 29921 的规定,其他微生物指标应符合表 6

的要求。

3.8.2 液态产品应符合商业无菌的要求,按 GB 4789.26 规定的方法检验。

表6 微生物限量指标

项 目	采样方案[a]及限量(若非指定,均以 CFU/g 或 CFU/mL 表示)				检测方法
	n	c	m	M	
菌落总数[b]	5	2	1 000	10 000	GB 4789.2
大肠菌群	5	2	10	100	GB 4789.3 平板计数法

[a] 样品的分析及处理按 GB 4789.1 和 GB 4789.18 执行。
[b] 不适用于添加活性菌种(好氧和兼性厌氧菌)的产品[产品中的活菌数应≥10^6 CFU/g(mL)]。

3.9 食品添加剂和营养强化剂

3.9.1 食品添加剂和营养强化剂的使用应符合 GB 2760 和 GB 14880 的规定。

3.9.2 食品添加剂和营养强化剂的质量应符合相应的标准和(或)有关规定。

3.10 脲酶活性

以大豆或大豆制品作为蛋白质来源的产品中脲酶活性应符合表7的规定。

表7 脲酶活性指标

项 目	指 标	检测方法
脲酶活性定性测定	阴性	GB 5413.31[a]

[a] 液态产品的取样量应根据干物质含量进行折算。

4 其他

4.1 标签

4.1.1 产品标签应符合 GB 13432 和(或)有关规定,必需成分和可选择成分含量标识应增加"100 千焦(100 kJ)"含量的标示。

4.1.2 标签中应注明产品的类别、属性(如产品状态)和适用年龄。

4.2 使用说明

4.2.1 有关产品使用、配制指导说明及图解、贮存条件应在标签上明确说明。当包装最大表面积小于 100 cm^2 或产品质量小于 100 g 时,可以不标示图解。

4.2.2 指导说明应对不当配制和使用不当可能引起的健康危害给予警示说明。

4.3 包装

可以使用符合食品安全国家标准的二氧化碳和(或)氮气作为包装介质。

附录九　食品安全国家标准膨化食品(GB 17401-2014)

1　范围

本标准适用于预包装膨化食品。

2　术语和定义

2.1　膨化食品

以谷类、薯类、豆类、果蔬类或坚果籽类等为主要原料,采用膨化工艺制成的组织疏松或松脆的食品。

2.2　膨化

原料受热或压差变化后使体积膨胀或组织疏松的过程。

2.3　含油型膨化食品

用食用油脂煎炸或产品中添加和(或)喷洒食用油脂的膨化食品。

2.4　非含油型膨化食品

产品中不添加或不喷洒食用油脂的膨化食品。

3　技术要求

3.1　原料要求

原料应符合相应的食品标准和有关规定。

3.2　感官要求

感官要求应符合表1的规定。

表1　感官要求

项　目	要　求	检　验　方　法
色泽	具有产品应有的色泽	取适量试样置于白色瓷盘中,在自然光下观察色泽和状态;闻其气味,用温开水漱口,品尝滋味
滋味、气味	具有产品应有的滋味、气味,无异味	
状态	无霉变,无正常视力可见的外来异物	

3.3　理化指标

理化指标应符合表2的规定。

表 2 理化指标

项 目		指 标		检验方法
		含油型	非含油型	
水分/(g/100 g)	≤	7		GB 5009.3
酸价(以脂肪计)(KOH)/(mg/g)	≤	5	—	GB/T 5009.56
过氧化值(以脂肪计)/(g/100 g)	≤	0.25	—	GB/T 5009.56

3.4 污染物限量和真菌毒素限量

3.4.1 污染物限量应符合 GB 2762 的规定。

3.4.2 真菌毒素限量应符合 GB 2761 的规定。

3.5 微生物限量

3.5.1 致病菌限量应符合 GB 29921 中熟制粮食制品类的规定。

3.5.2 微生物限量应符合表 3 的规定。

表 3 微生物限量

项 目	采样方案[a] 及限量(若非指定,均以 CFU/g 表示)				检验方法
	n	c	m	M	
菌落总数	5	2	10^4	10^5	GB 4789.2
大肠菌群	5	2	10	10^2	GB 4789.3 平板计数法
[a] 样品的采集及处理按 GB 4789.1 执行。					

3.6 食品添加剂和营养强化剂

3.6.1 食品添加剂的使用应符合 GB 2760 的规定。

3.6.2 营养强化剂的使用应符合 GB 14880 的规定。

4 其他

包装袋内不应放置任何与食品直接接触的非食用物品(放入的非食用物品如有独立包装,则为非直接接触。其包装材料应符合国家食品包装材料有关标准要求。非食用物品上应标注"非食用"字样),但与食用方式有关且符合相关要求的餐饮具等物品除外。

附录十 食品安全国家标准保健食品(GB 16740−2014)

1 范围

本标准适用于各类保健食品。

2 术语和定义

2.1 保健食品

声称并具有特定保健功能或者以补充维生素、矿物质为目的的食品。即适用于特定人群食用,具有调节机体功能,不以治疗疾病为目的,并且对人体不产生任何急性、亚急性或慢性危害的食品。

3 技术要求

3.1 原料和辅料

原料和辅料应符合相应食品标准和有关规定。

3.2 感官要求

感官要求应符合表1的规定。

表1 感官要求

项目	要求	检验方法
色泽	内容物、包衣或囊皮具有该产品应有的色泽	取适量试样置于50 mL烧杯或白色瓷盘中,在自然光下观察色泽和状态。嗅其气味,用温开水漱口,品其滋味
滋味、气味	具有产品应有的滋味和气味,无异味	
状态	内容物具有产品应有的状态,无正常视力可见外来异物	

3.3 理化指标

理化指标应符合相应类属食品的食品安全国家标准的规定。

3.4 污染物限量

污染物限量应符合 GB 2762 中相应类属食品的规定,无相应类属食品的应符合表2的规定。

表2 污染物限量

项目	指标	检验方法
铅[a](Pb)/(mg/kg)	2.0	GB 5009.12
总砷[b](As)/(mg/kg)	1.0	GB/T 5009.11
总汞[c](Hg)/(mg/kg)	0.3	GB/T 5009.17
[a] 袋泡茶剂的铅≤5.0 mg/kg;液态产品的铅≤0.5 mg/kg;婴幼儿固态或半固态保健食品的铅≤0.3 mg/kg;婴幼儿液态保健食品的铅≤0.02 mg/kg。		
[b] 液态产品的总砷≤0.3 mg/kg;婴幼儿保健食品的总砷≤0.3 mg/kg。		
[c] 液态产品(婴幼儿保健食品除外)不测总汞;婴幼儿保健食品的总汞≤0.02 mg/kg。		

3.5 真菌毒素限量

真菌毒素限量应符合 GB 2761 中相应类属食品的规定和(或)有关规定。

3.6 微生物限量

微生物限量应符合 GB 29921 中相应类属食品和相应类属食品的食品安全国家标准的规定,无相应类属食品规定的应符合表 3 的规定。

表 3 微生物限量

项　目		采样方案[a] 及限量		检 验 方 法
		液态产品	固态或半固态产品	
菌落总数[b](CFU/g 或 mL)	≤	10^3	$3×10^4$	GB 4789.2
大肠菌群(MPN/g 或 mL)	≤	0.43	0.92	GB 4789.3 MPN 计数法
霉菌和酵母(CFU/g 或 mL)	≤	50		GB 4789.15
金黄色葡萄球菌	≤	0/25 g(mL)		GB 4789.10
沙门氏菌	≤	0/25 g(mL)		GB 4789.4
[a] 样品的采样及处理按 GB 4789.1 执行。				
[b] 不适用于终产品含有活性菌种(好氧和兼性厌氧益生菌)的产品。				

3.7 食品添加剂和营养强化剂

3.7.1 食品添加剂的使用应符合 GB 2760 的规定。

3.7.2 营养强化剂的使用应符合 GB 14880 和(或)有关规定。

4 其他

标签标识应符合有关规定。

附录十一　食品安全国家标准坚果与籽类食品(GB 19300－2014)

1 范围

本标准适用于生干和熟制的坚果与籽类食品。

2 术语和定义

2.1 坚果与籽类食品

以坚果、籽类或其籽仁等为主要原料,经加工制成的食品。

2.1.1 坚果

具有坚硬外壳的木本类植物的籽粒,包括核桃、板栗、杏核、扁桃核、山核桃、开心果、香榧、夏威夷果、松籽等。

2.1.2 籽类

瓜、果、蔬菜、油料等植物的籽粒,包括葵花籽、西瓜籽、南瓜籽、花生、蚕豆、豌豆、大豆等。

2.1.3 籽仁(含果仁)

坚果、籽类去除外壳后的部分。

2.2 生干坚果与籽类食品

经过清洗、筛选、或去壳、或干燥等处理,未经熟制工艺加工的坚果与籽类食品。

2.3 熟制坚果与籽类食品

以坚果、籽类或其籽仁为主要原料,添加或不添加辅料,经烘炒、油炸、蒸煮或其他等熟制加工工艺制成的食品。

注:熟制坚果与籽类食品也是传统称谓的炒货食品。

2.4 霉变粒

外壳或籽仁出现霉斑的颗粒。

3 分类

根据加工方式不同分为:生干坚果与籽类食品、熟制坚果与籽类食品。

4 技术要求

4.1 原料要求

原料应符合相应的食品标准和有关规定。

4.2 感官要求

感官要求应符合表1的规定。

表1 感官要求

项　　目	要　　求	检　验　方　法
滋味、气味	不应有酸败等异味	取适量样品,将样品置于清洁、干燥的白瓷盘中,在自然光下观察,嗅其气味,品其滋味。霉变粒以粒数比计,具体检验方法见附录A
霉变粒/% 　　带壳产品　　≤ 　　去壳产品　　≤	 2.0 0.5	
杂质	无正常视力可见外来异物	

4.3 理化指标

理化指标应符合表2的规定。

表 2 理化指标

项 目	指 标				检 验 方 法
	生 干		熟 制		
	坚果	籽类	葵花籽	其他	
过氧化值[a]（以脂肪计）/(g/100 g) ≤	0.08	0.40	0.80	0.50	样品前处理见附录 B，按 GB/T 5009.37 中规定的方法测定
酸价[a]（以脂肪计）(KOH)/(mg/g) ≤	3				
[a] 脂肪含量低的蚕豆、板栗类食品，其酸价、过氧化值不作要求。					

4.4 污染物限量和真菌毒素限量

4.4.1 污染物限量应符合 GB 2762 的规定，其中豆类食品应符合 GB 2762 中对豆类及其制品的规定，其他品种应符合 GB 2762 中坚果及籽类的规定。

4.4.2 真菌毒素限量应符合 GB 2761 的规定，其中豆类食品应符合 GB 2761 中对豆类及其制品的规定，其他品种应符合 GB 2761 中对坚果及籽类的规定。

4.5 农药残留限量

生干坚果与籽类食品农药残留限量应符合 GB 2763 的规定。

4.6 微生物限量

4.6.1 致病菌限量应符合 GB 29921 的规定。

4.6.2 熟制坚果与籽类食品及直接食用的生干坚果与籽类食品的微生物限量应符合表 3 规定。

表 3 微生物限量

项 目	采样方案[a] 及限量（若非指定，均以 CFU/g 表示）				检 验 方 法
	n	c	m	M	
大肠菌群	5	2	10	10^2	GB 4789.3 平板计数法
霉菌[b] ≤	25				GB 4789.15
[a] 样品的采集及处理按 GB 4789.1 执行。					
[b] 仅适用于烘炒工艺加工的熟制坚果与籽类食品。					

4.7 食品添加剂

食品添加剂的使用应符合 GB 2760 的规定。

附录 A
霉变粒检验方法

小粒和中粒的坚果与籽类食品抽样 1 kg—2 kg,大粒和特大粒的坚果与籽类食品抽样 3 kg—5 kg,用四分法从抽样样品中取 200 粒(参考质量范围见表 A.1),挑出霉变颗粒,计数为 n_1。其中带壳的应先挑出外壳霉变颗粒,剩下颗粒剥开后,查看并挑出霉变籽仁,再将外壳霉变颗粒加上籽仁霉变颗粒,合计为带壳产品霉变颗粒。不带壳的直接查看并挑出霉变籽仁。按式(A.1)计算霉变粒指标:

$$f=\frac{n_1}{200}\times 100\% \quad\quad\quad\quad\quad\quad\quad\quad\quad\quad (A.1)$$

式中:

f——产品的霉变粒指标,%;

n_1——霉变粒数。

表 A.1 霉变粒检验试样参考用量表

坚果与籽类食品名称	200 粒参考质量范围/g
小粒:葵花籽、西瓜籽、南瓜籽、豌豆、青豆、松籽等	30 —100
中粒:杏核、扁桃核、开心果、花生、蚕豆、腰果、榛子等	100—500
大粒:板栗、山核桃(小)、夏威夷果等	550—1 100
特大粒:核桃(大)、碧根果、鲍鱼果等	1 500—3 000

附录 B
酸价、过氧化值检测样品前处理方法

B.1 去壳

带壳坚果与籽类,应剥去外壳,取其可食部分,其中带绿色内膜的籽仁(如南瓜籽、瓜蒌籽等)应去除籽仁表面黏附着的绿色内膜。

去除绿色内膜的方法:将去壳后的籽仁用三级水喷洒其表面,5 min 后,用手搓去绿色内膜,将去除干净绿色内膜的籽仁放在 50 ℃的烘箱内烘至 45 min。

B.2 油脂提取

将适量试样粉碎后置于具塞锥形瓶中,加沸程 30 ℃—60 ℃石油醚 100 mL,振摇 1 min 放置 12 h,经盛有无水硫酸钠的漏斗过滤,滤液于 60 ℃水浴上,挥尽石油醚,以备待用。提取油的量应满足 GB/T 5009.37 的测定要求。

参考文献

1. 陈飒英.科学育儿全书[M].北京:金盾出版社,2016.
2. 戴德银,黄茂涛,张德云.常见病诊断与用药[M].北京:化学工业出版社,2016.
3. 葛可佑.中国营养师培训教材[M].北京:人民卫生出版社,2005.
4. 解放军总医院营养科.临床营养培训手册[M].北京:化学工业出版社,2016.
5. 蒋一芳.0—3岁婴幼儿营养与喂养[M].上海:复旦大学出版社,2011.
6. 李海芸,江琳.幼儿营养与幼儿园膳食管理[M].北京:北京师范大学出版社,2015.
7. 潘琳艳,史平,林梅.婴幼儿便秘的家庭预防及健康指导[J].科技展望,2016,26(29):271.
8. 让蔚青,刘烈刚.妇幼营养学[M].北京:人民卫生出版社,2014.
9. 史慧静.学前儿童卫生与保育[M].上海:复旦大学出版社,2013.
10. 苏怡香.儿童营养及相关疾病[M].北京:人民卫生出版社,2016.
11. 王素青.中国大学慕课"营养学".武汉大学,"学习强国"平台.
12. 谢宏,储小军.婴幼儿营养与科学喂养[M].杭州:浙江工商大学出版社,2016.
13. 徐秀香,李华伟.儿童感冒后的饮食护理[J].职业与健康,2003,19(5):148.
14. 杨明,马彦玲.3岁儿童营养不良的相关影响因素及干预措施分析[J].中国当代医药,2014,21(18):151-152,168.
15. 杨月欣.中国食物成分表2004第二册[M].北京:北京大学医学出版社,2005.
16. 杨月欣.中国食物成分表标准版第6版(第一册、第二册)[M].北京:北京大学医学出版社,2018,2019.
17. 中国就业培训技术指导中心.公共营养师(基础知识)[M].北京:中国劳动社会保障出版社,2012.
18. 周浪,陆银华.营养调理与婴幼儿反复呼吸道感染的治疗与预防[J].求医问药,2011,9(8):104.
19. 曾果."婴幼儿营养"四川大学,"学习强国"平台.
20. 中国营养学会.中国居民膳食营养素参考摄入量(2013版)[M].北京:科学出版社,

2020.

21. 中国营养学会.中国居民膳食指南(2016)[M].北京：人民卫生出版社,2016.

22. 曾云皓.婴幼儿家庭科学育儿指导手册[M].上海：科学技术出版社,2019.

23. 张泽生.食品营养学[M].北京：中国轻工业出版社,2020.